U0239836

记
号
/M/A/R/K/

真知　卓思　洞见

断食抗癌法

［美］瓦尔特·隆哥（Valter Longo）著

董丹 译

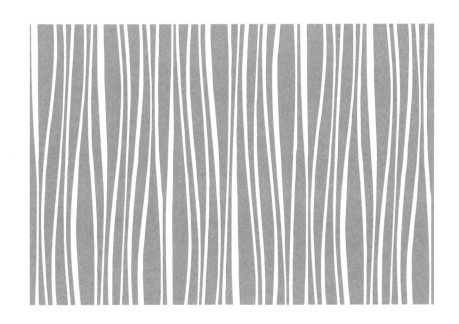

北京科学技术出版社

著作权合同登记号　图字：01-2025-1035

图书在版编目（CIP）数据

断食抗癌法 / (美) 瓦尔特·隆哥 (Valter Longo)

著；董丹译 . -- 北京：北京科学技术出版社，2025.

ISBN 978-7-5714-4455-6

Ⅰ . R730.59

中国国家版本馆 CIP 数据核字第 2025M5K532 号

选题策划：记　号		邮政编码：100035	
策划编辑：马春华　李照珂		电　　话：0086-10-66135495（总编室）	
责任编辑：武环静		0086-10-66113227（发行部）	
责任校对：贾　荣		网　　址：www.bkydw.cn	
封面设计：吴梦涵		印　　刷：北京顶佳世纪印刷有限公司	
图文制作：刘永坤		开　　本：710 mm × 1000 mm　1/16	
责任印制：吕　越		字　　数：272 千字	
出 版 人：曾庆宇		印　　张：19.5	
出版发行：北京科学技术出版社		版　　次：2025 年 5 月第 1 版	
社　　址：北京西直门南大街 16 号		印　　次：2025 年 5 月第 1 次印刷	
ISBN 978-7-5714-4455-6			

定　　价：89.00 元

致路易吉·斯帕尼奥尔，
他致力于搜寻能改变数百万意大利人人生的故事，
致他未能度过的 100 岁，致他勇敢活过的 60 年。
致所有为健康长寿生活而战的人。

声 明

AVVERTENZA

我尽可能确保本书中的信息在出版时是准确的、最新的。对书中任何错误或遗漏，对个人或团体对书中信息的任何误用或误解，以及认为根据本书信息行事而遭受的健康、财产或其他方面的损失或伤害，作者和出版商均不承担责任。本书提供的任何建议或意见，都不能取代医疗建议。如果读者对自己的健康状况有疑虑，应该寻求专业的医疗建议。

患者应当与主治医生一起做出关于治疗方法的选择和决定，因为主治医生具有专业的知识和能力，且知晓患者的基本情况。本书目的为科普，在任何情况下都不能仅凭借木书内容修改医生的处方。

关于药物和类似成分及其用途、安全性的信息是不断变化的，需要对其加以解释说明，并根据每位患者的独特性和临床情况加以评估。

癌症研究已经取得巨大进展，但研究癌症治疗方法的进展却缓慢得多。出于这个原因，我认为有必要采取一种新的癌症治疗方法，由肿瘤学家领导一个由综合医学专业医生、分子生物学家、营养学家，以及心理学家（可能的话）组成的团队，以便为患者量身定制治疗方案，特别是那些按照标准疗法治疗无效的患者。这个"肿瘤学团队"的目标是治愈癌症或阻止其进展，同时也要防止疗法产生不良反应或是损害健康的细胞、系统和器官。

注意：本书呈现的数据是在动物研究或临床研究中获得的，尚未形成定论。因此，患者须在评估自身状况之后，在医疗专家，最好是肿瘤科医生的监督下开展周期性的模拟断食饮食［dieta mima-digiuno（DMD）］[*]。这样做能够防止营养不良，而营养不良是急性和慢性疾病的一个负面预后因素。

---

* 原书使用意大利文写作，故本书中部分名词后括注也使用意大利文。

2012 年，权威医学期刊《新英格兰医学杂志》（*New England Journal of Medicine*）请我评论一篇关于肿瘤（neoplasia）形成实验模型的论文，文章研究的是细胞的异常生长，这种生长可能是良性的，也可能是恶性的。文章中的研究显示，适时、合理使用断食法能够阻止癌细胞生长，提高癌细胞对化疗药物的敏感性。《新英格兰医学杂志》的编辑特别关注的是，小鼠和癌细胞的实验结果能否在不久后在癌症患者身上生效。简而言之，编辑让我做的事就像用水晶球占卜未来，不过这个水晶球是由新陈代谢（metabolismo）和免疫系统的复杂机制构成的。我对这一领域有所了解，认识该领域顶尖研究团队及带头人瓦尔特·隆哥（Valter Longo）教授。这次邀约评论为我提供了一个机会，让我可以更深入地研究这一治疗肿瘤病变（malattia neoplastica）的创新方法的原因和机制。

我必须承认，要将断食或模拟断食饮食纳入肿瘤患者的管理，临床视野是非常重要的。一般来说，医生都接受过以药物为中心的教育，也就是专注于使用药物对抗疾病；而对食物和断食的强大代谢作用知之甚少，所以很难承认它们在管理肿瘤患者方面的作用。此外，就我自己而言，我所接受的临床和科学培训关注预防和治疗肿瘤患者的营养不良。因此，在最初浅显的评估中，我拥有的临床和科学能力似乎不但与肿瘤学中的断食实践无关，甚至还与其对立。2012 年，隆哥教授受邀参加于西班牙巴塞罗那举行的欧洲临床营养和代谢协会（European Society for Clinical Nutrition and Metabolism, ESPEN）大会，我仍然记得他在会上的遭遇。我没有在现场听他的演讲，但我听到传言，说提问环节发生了愤怒的争论。这也许导致了隆哥教授没有参加在当晚举行的社交晚宴，因为他害怕自己的菜里面被放了泻药——我敢肯定你们能明白是怎么回事（事实上，隆哥总是对我说，他没有参加晚宴只不过是因为将入场券放错了地方）。

科学的发展，尤其是医学的进步伴随着假设、验证和偶然的成功。这意味着，没有什么定理能在宇宙的每个角落都起作用。人们只有在物理学中才能得出普遍规律。因此，推进医学发展及改善患者健康状况的最好方式，不是接受没有证实的断言，哪怕这断言来自地位不可动摇的权威，而是应该永远以怀疑和批判精神检视每一条证据，无论这些证据多么奇怪，多么令人惊讶。我带着这种精神重读了眼前《新英格兰医学杂志》中的这篇文章，有两点很清楚：首先，文章展示的科学证据很可靠；其次，在癌症患者的长期临床诊疗过程中，有将保护营养状况与周期性断食或模拟断食饮食结合的可能，而前者正是安全实施后者的保障。总之，我持"谨慎乐观"的态度，同时对正在开展的这些测试断食和模拟断食饮食有效性的临床研究有信心。

从那时到现在已有将近 10 年，断食和模拟断食饮食对管理肿瘤患者的作用不再是一个禁忌话题。多年前的实验研究现在有了临床数据支持，这些数据来源于健康的人和癌症患者。一些肿瘤中心已经在考虑将传统疗法和代谢疗法结合起来，将其至少应用于治疗某些癌症。此外，抗癌的总体形势已经变得更加复杂，需要创新策略。任何药物必须经监管机构批准才能上市，事实上，许多抗肿瘤药物（farmaci antineoplastici，即抗癌药物）的疗效，明显低于向监管机构［如美国食品药品监督管理局（FDA）和欧洲药品管理局（EMA）］申请批准的研究中所展示的疗效。很多新药价格昂贵，因此需要改进它们的疗效。最后，近期的统计数据似乎显示，癌症死亡率在逐渐降低，但癌症及可能因治疗导致的残疾却在增加。这种情况凸显了患者生活质量的重要性，而生活质量是一个在批准新药的过程中经常被遗忘或低估的参数。

　　这本书绝对不是要代表肿瘤疾病管理的新准则，而只是想宣扬一群科学家几年来所做的工作，因为有了他们的工作成果，人们可以考虑为肿瘤患者提供另一种选择。关于断食和模拟断食饮食的科学证据是坚实有力的，但肯定还不能被列入标准疗法。然而，断食和模拟断食饮食确实使我们能够考虑另一种选择，可以补充标准疗法，且得到了国际指南的认可。鉴于断食和食物的代谢效力，建议患者在与肿瘤医生讨论后再决定是否采用这一方法。肿瘤学中的断食和模拟断食饮食并不是万能药，也不能保证能控制疾病或缓解病情。书中写道：临床上某些肿瘤对这种方法的反应程度比其他肿瘤的要高，但有效性在任何情况下都没有覆盖100%的病例。因此，应考虑在医学监督下将断食和标准疗法结合起来，作为一种选择，以增加患者从抗肿瘤药物中获益的可能性。我们可能对超市里5%的折扣漠不关心，但也许癌症患者更希望存在5%的治愈机会。

　　我想以一个更个人化的方式结束序言，还是取自《新英格兰医学杂志》上发表的评论。在那篇文章之后，我结识了隆哥教授，我们开始合作，并成了朋友。我相信隆哥和我都有这样的认识：富有成效的合作是基于对对方专业知识的认可和尊重。与一个完成了你所做之事的人合作，或者与一个没有能力挑战你的想法的人合作，是不会有什么成效的。正如在生活中，多样性和尊重有助于取得巨大的成就。我相信在治疗肿瘤患者和其他疾病患者的方法中融入断食和模拟断食饮食是有潜力的，但只有经临床试验验证，才会有最终的结论。我们正在努力设计这些试验，并为其募集资金。

　　现在，我想拥有一个水晶球，看看100年后会发生什么。

亚历山德罗·拉维亚诺（Alessandro Laviano）

意大利罗马大学转化医学和精准医学系内科副教授

目　录

CHAPTER
TWO

第二章
基因与癌症

CHAPTER
THREE

第三章
营养、断食与癌症的预防

CHAPTER
FOUR

第四章
运动和体育锻炼在预防及治疗癌症中的作用

CHAPTER
FIVE

第五章
断食、营养与乳腺癌

CHAPTER

SIX

第六章
断食、营养与妇科癌症

CHAPTER

SEVEN

第七章
断食、营养与前列腺癌

CHAPTER
EIGHT

第八章
断食、营养与结直肠癌

CHAPTER
NINE

第九章
断食、营养与肺癌

CHAPTER
THIRTEEN

第十三章
断食、营养与肾癌

　　我还在美国加利福尼亚大学洛杉矶分校读博士时，很好奇从家门口快速驶过的消防车都会开去哪儿，于是有一天，我决定跟上去看看。我开车跟着消防车行驶了几千米，来到一个十字路口，看到一个可能是为了避让汽车从自行车上摔下来的人，当时现场已经来了两辆警车和一辆救护车。

　　"难以置信，"我想，"一个人从自行车上摔了下来，短短几分钟内，一辆消防车、两辆警车、一辆救护车都赶来了！"

　　多年以后，一位年轻女士对我说，她去医院见了一位肿瘤专家，专家草草告诉她，她得了晚期乳腺癌，可能无法治愈，这让我想起了追消防车的那天。问诊的时间很短，除了肿瘤医生，这位女士没有见到其他人。为了一个从自行车上摔下来的人，人们尚且大费周章，付出如此多的人力物力，而对这位可能会死于肿瘤的女士，怎么能够满足于仅仅做半小时的问诊？医疗队伍里的其他人去哪儿了？临床分子生物（肿瘤）学家[*]、肿瘤营养学家、心理学家等等又去哪儿了？今天，一些医院已经开始提供更完善的服务，但大多数肿瘤患者能见到一名忙碌的肿瘤专家就知足了。

　　那时我想，肿瘤专家就像首先赶到事故现场的警察，但专家清楚地知道救护团队的其他成员永远不会到位，因为成本太高了。即使不考虑成本，

---

[*] 分子肿瘤学的生物学家在分子水平研究癌症的化学特性。

临床分子生物学家和专门研究营养的临床研究员也像专门研究癌症的心理学家一样稀缺。说到这里，我作为一个研究如何保持年轻和健康的生物化学家和"年轻态学研究者"，开始思考这位女士能不能避免患癌。我在意大利利古里亚大区及南部长大，成长过程中认识的大多数人都没有得过癌症，但为什么那位女士和现今几乎半数的美国人，以及包括意大利在内的许多其他国家的人会患癌？我当时正跟随罗伊·沃尔福德（Roy Walford）学习，他是世界范围内营养学（nutritecnologia）、衰老和癌症研究领域的权威专家。我知道小鼠的寿命大约为两年半，它们在一岁半左右开始得癌症，而人却很少在这个年纪患癌。如果到目前为止患癌的罪魁祸首，即最大的风险因素是衰老，那为什么所有人都在谈论预防癌症？

我在讲座开始时经常提出一个问题："如果我们能够根治癌症，各位认为我们平均可以多活多少年？"我得到的回答从 10 年到 25 年不等，当我告诉听众实际上答案是 3~4 年时，大家都很惊讶。最近我将这个问题和答案讲给了世界上著名的癌症研究专家之一，他反问道："那我们现在是不是应该停止研究癌症，各回各家？"我当然不是这个意思，我在美国洛杉矶的南加州大学诺里斯综合癌症中心（USC Norris Comprehensive Cancer Center）和意大利米兰分子肿瘤研究所（IFOM）工作，大半时间致力于癌症研究。实际上，我想表达的意思是人们也需要关注年轻态学（iuventologia），即研究青年时期和所谓的健康期，即一个人保持年轻和健康的生命时期，而不是仅仅关注癌症预防。我认为，我们应该把注意力放在如何延缓衰老上，因为众多疾病和功能障碍的最大风险因素是衰老，而不仅仅是癌症。

几年前，在一次讲座中，一位听众发言说："隆哥教授，我认识一位女士，她每天上午 11 点左右都会喝一杯白兰地，在 103 岁时住进了养老院，并被告知由于健康原因不能再继续喝白兰地，之后不久，这位女士就过世了。"会场一阵哄笑，大家以为我会为养老院辩护，说他们不让她喝酒是正确的。所以，当我说养老院不应该这样做，事实上适度饮酒（每天少于一杯）对长寿没有影响或有一点积极的关联时，听众很惊讶。主持会议的记者插话说，酒精是患癌的风险因素之一，所以还是要避免饮酒。这种说法只针对某些类型的癌症，对于大多数癌症，适度饮酒（例如每周少于 5 杯酒）的致癌风险要么非常低，要么为零。更重要的是，我们需要考虑酒精如何影响"年轻态"，而不仅仅是其如何导致患癌。举个例子，我们假设一种食物或饮料可以降低人们患癌的风险，同时对糖尿病、心血管疾病或阿尔茨海默病有强大的保护作用，或者简单来说，它使一个人更快乐，并让人愿意努力活得更健康、更长久，那么在我看来，我们可以将这种食物或饮料推荐给大多数人，而对家族有因酒精而患癌的高风险人群，比如头颈癌患者，则不建议摄入这类食物或饮料。[1]

因此，我们需要"干预衰老"，或者更进一步，延长年轻期（一个人保持年轻的时期）和健康期。如此一来，我们不仅可以优化预防肿瘤的措施，还可以预防产生与衰老有关的所有疾病和功能障碍。来自韦尔巴尼亚的埃玛·莫拉诺（Emma Morano）曾是世界上最长寿的人，活到了 117 岁。我观察了莫拉诺很多年，她刚过 100 岁时打电话给她的医生卡洛·巴瓦（Carlo Bava），说她很担心，准备不再吃红肉了。医生问她为什么，她回答道："一个记者跟我说吃红肉致癌。"如果红肉的致癌风险因素处于百岁老人莫拉诺夫人关注列表的最底部，那么对成年人来说就不是这样了。在未来的很长一段时间里，癌症都将是全世界普遍和致命的疾病之一，能否找到合适的团队和疗法关乎患者的生死。据美国癌症协会（American Cancer Society, ACS）的数据，美国人患癌风险为 40%，因癌症死亡的概率是 20%。[2] 不止美国面临这个问题，欧洲国家的数据也很接近。据英国癌症研究基金会（Cancer Research UK）的数据，大约 50% 的英国居民会或早或晚地患癌。[3] 就意大利而言，意大利肿瘤医学协会（AIOM）联合意大利癌症登记协会（AIRTUM）指出，50% 的男性和超过 30% 的女性可能会患癌。[4]

为什么我们能够降低心血管疾病的风险，减少与这类疾病和许多其他疾病有关的死亡，但在防治癌症方面却没有那么成功？答案在于导致癌症发生的分子机制。

1. 肿瘤可以源自许多细胞类型，从而产生在某些方面相似但在其他方面截然不同的疾病类型。

2. 一个肿瘤块内从来不会只存在一种类型的细胞，而是存在多种类型的细胞，每种类型的细胞都可能对某一特定疗法产生反应，也可能没有反应。

3. 即使一种癌症疗法能够有效打击99.9%的癌细胞，那0.1%的幸存癌细胞也会产生新的肿瘤块，而这些新肿瘤块通常比之前的肿瘤块更难对付。

4. 肿瘤块可能含有干细胞（cellule staminali），即使采取了有效的治疗方法，这些干细胞也会继续产生新的癌细胞。

一个"没有合谋者的阴谋"

为什么会有这么多人长肿瘤呢？答案部分在于我所说的"没有合谋者的阴谋"，这是我为描述这种情况而创造的一个新说法。

很多人的目标是牟利，而非保护人们的健康，这就是为什么食品行业、烟草行业、石油公司、汽车行业，以及媒体、医院甚至医生都参与了这个"没有合谋者的阴谋"，各行各业非但没有制止这种情况，反而在很大程度上造成了如今的局面。"没有合谋者"是因为，首先，销售薯片、汉堡或含糖饮料的公司的首席执行官不会与销售糖尿病药物的制药公司的首席执行官合谋，让人们保持肥胖和患病状态；其次，大多数医生给患者开治疗糖尿病的药都是出于好意，因为他们不知道还能做什么，也因为他们做不了别的事。例如，长期以来我们都知道，"西方"饮食由于富含动物脂肪（grassi）、蛋白质（proteina）和糖类，热量高，会导致肥胖、糖尿病和心血管疾病，以及增加罹患癌症、神经退行性疾病等的风险。我在我的第一本书《长寿饮食》（*La Dieta della Longevità*）中解释过，针对以上情况有一个解决方案，即采用长寿饮食法（dieta della Longevità）和适当的生活方式，这个方案不是基于我自己的观点提出的，而是建立在不同领域的数百项研究基础之上，这些领域集合了我对"长寿的五大支柱"的定义：流行病学研究、临床研究、长寿的基础研究、百岁老人的研究和复杂系统研究。长寿饮食法不仅经过科学证实，还以世界上百岁老人比例较高的地区的饮食为基础，人们因此可以根据数百年来形成的传统和习惯采用这种饮食法，不需要做出大的改变。

那为什么世界不朝着这个方向转变？为什么人们不珍惜更健康、更长寿、更省钱的营养来源和生活方式呢（美国近 20% 的国内生产总值用于医疗保健）？

第一，大多数医生的培训重点是治疗疾病。幸运的话，他们会在培训期间参加一门营养学课程，以及有关"营养与健康长寿"的入门课程。

第二，大量食品公司和制药公司从"信息混乱"中获益。信息混乱实际上让不健康的食物免受批评，也导致药物仍旧是缓解身体不适与治疗疾病的唯一途径。这些公司聘请数百名来自学界的顾问，通过广告施加巨大的影响——它们在广告投放中占据了绝大部分份额。我指出这点，不是说所有的食品公司和制药公司都这么做，但是这么做的公司大量存在，足以让大众无法分辨哪些是健康的食物，哪些不是；让人们弄不清预防和治疗疾病的方法。请注意，我绝不是反对药物，只是反对无用的药物或是那些被称为"创可贴疗法"的药物，它们无法从根源上解决问题。事实上，在本书中，我提倡使用有效的抗癌药物，很少会只推荐模拟断食饮食。

第三，相比人们长寿健康，医疗机构能从慢性疾病中赚更多的钱。这并不意味着医疗机构是有意为之，但这种刺激因素并不利于患者康复。

第四，科学家经常使用"单一支柱"策略（例如完全依赖流行病学或基础研究），并一直寻求创新。他们因此倾向于各自为政，而不是以健康为目标联合起来。此外，科学家往往不愿意与患者打交道，也很少参与治疗，这对科学研究来说可能是好事，但对患者来说却非常糟糕。

第五，记者们往往难以看清以上几点，并担心报道可能会引起食品业和制药业、医生和医院等方面的反应。

为什么我说这是"没有合谋者的阴谋"？因为我们所有人，包括我自己，都接受了现实，成为这个体系的一部分。这个体系给我们提供了工作，也让私营公司和医院赚得盆满钵满。那么，这是谁的责任呢？这是我们所有人的责任，是我们默许了这个体系。解决这一问题需要依据可靠的信息来源，例如大学、在营养学和健康期研究方面受过专业培训的医生、专门从事年轻态学领域工作且与医生保持合作的营养师；例如不因人们缠绵病榻而获利，而是从让人们保持年轻和健康中获利的医院；还有食品和营养技术公司，这些公司努力发展，将客户的健康长寿及环境可持续性作为第一目标。

然而，大众有一个普遍的误解，即改变这一体系就等于失业，等于降低医生的工资，等于使食品公司和制药公司破产。正如电动汽车的销售热潮并没有威胁汽车工业，而是改良了汽车的性能。也正如我们所提倡的各种形式的断食与其他类型的断食也许是世界上实践最广泛的营养方式，但它们并没有导致就业机会减少或经济收缩；相反，这些断食方法带来了积极的变化，推动了很多食品公司研发出更健康的食品。此处我想提及德国一位肉类企业家，他很满意素食者数量的上升，事实上，由于销售素食汉堡，他的利润增加了，因为素食汉堡的利润率比肉质汉堡的利润率高。

医生与生物学家团队

近年来，人们越来越热衷"站队"：右派或左派，素食者或肉食者，传统医学或替代医学。我们正在忘记，大多数人只是想要尽可能健康、幸福地生活，想要长寿，而不是关注自己属于哪支"队伍"。我认为这源自我们对归属的需求，人们不是属于这个团体，就是属于那个派系。如果我们搁置"派系"观念，以使命为核心，专注实质性的东西，除了技术，还考虑传统、历史、科学和环境等因素，我们就能以较低的代价取得较大的成就。我们现在知道，只需单一基因突变或有针对性的饮食干预，就能大幅降低小鼠、猴子和人类的癌症及糖尿病发病率，同时也会减少认知能力的衰退。为了将这些发现和知识传递给尽可能多的人，我们需要不同类型的"队伍"，这些队伍更多致力于解决问题，而不是捍卫某种观点。

我在《长寿饮食》中就强调了诊所的重要性，在诊所内部，医生、分子生物学家、营养学家、心理学家等组成多学科团队一起工作，解决复杂的医疗问题。此后，我在美国洛杉矶和意大利米兰开设了两家诊所，正是这么实践的。在洛杉矶的创新治疗基金会诊所，医生们和我、分子生物学研究员、营养学家密切合作，与专门治疗癌症、糖尿病、心血管疾病和其他疾病的外聘医生并肩作战，这些医生主治的多是晚期疾病。我必须承认，最开始的六个月非常艰难，包括患者在内的每个人都在抱怨，因为我们正在尝试的这种方法，虽然曾与不同医院的医生一起合作实践过，但要在诊所内部从零开始实施则更困难。我们面临一些挑战性的问题，如确定团队中每个成员的角色（我必须向医生保证，治疗仍由他们负责），以及每个人应该花多少时间与患者相处。但我们最后成功克服了这些困难，我相信，我们正在做的事情很快就会极大改善治疗质量。

旧的癌症疗法与新的癌症疗法

我在《长寿饮食》中写到，首先要找到能够选择正确方向的"合适"专家，然后要找到临床医生团队，确保你遵循既定方向且不违反任何医疗实践规则，或是偏离标准疗法，这两点很重要。如果你是一名癌症患者，你肯定希望这个专家和临床医生团队能给你以下帮助：第一，最好的治疗方法；第二，在尽可能短的时间内进行治疗，不良反应少且没有长期影响。

简而言之，你希望这个团队能保证你不仅被治愈，而且能健康长寿。这对癌症晚期患者来说很难实现，但对那些癌症早期患者却不是那么困难。

最近我参加了一个研讨会，见到了一些世界权威肿瘤医院的院长。我站在患者的立场，强调我们需要注意癌症疗法的不良反应而不是只关注抗癌时，所有人几乎异口同声："我们要先关注治疗肿瘤，不良反应是次要问题。"这话令我印象深刻，我知道这些人正在战斗，他们的武器很少，而且武器还会杀死很多健康的细胞，伤害正常的组织，但这是赢得这场战斗的唯一方法。只是在很多情况下，有时可以说在大部分情况下，他们会输。

几年前，我写信给世界知名的肿瘤学大会的组织者，抱怨没有专门的会议讨论癌症治疗对患者的伤害，并提议就此议题组织一次会议，对方拒绝了我。如此重量级的大会都没有设置专门讨论如何保护患者的环节。因为很少有诊所和医院为患者提供全方位的护理和多学科的团队，最大限度地提高患者治愈的概率和健康长寿的可能，所以人们不仅需要了解营养供应和模拟断食饮食如何影响治疗，还要了解能够优化治疗效果的体系有哪些特点。为了让我所说的"长寿革命"成功，医生必须接受这一体系，营养师则要协助医生将其付诸实践；记者必须想办法向大众传达全面的信息，将患者的生命放在首位，而不是关注收视率或订阅率；最后，企业家必须创建公司或开发新产品和服务，促进人们健康长寿，同时也能盈利。

为什么我们有必要做出上述改变，特别是那些涉及临床的改变？因为所有类型的肿瘤都有一个"分子弱点"，即它们的发展需要大量的营养物质，同时细胞也在不断地变异。因此，肿瘤医生局限于标准疗法来对抗癌症，相当于打仗时只让士兵杀戮：步兵射击，空军高空轰炸，炮兵远距离轰炸。然而，近100年来，战争由于情报学的引入变得复杂精细，例如图灵发明了一台能破译德军密码的计算机。当时，世界各地都在进行热兵器战争，尽管军事领导层持怀疑态度，但图灵这样的科学家凭借其"另类思维"的能力赢得了一场战争。

也许你已经听够了这些关于战争的言论，想着："说重点吧，癌症能不能治愈？"我的回答是肯定的，有些癌症是可以治好的。但患者是在 25 岁时死于淋巴瘤［linfoma，一种影响淋巴系统（sistema linfatico）的血癌］，还是在 32 岁时死于腺癌（adenocarcinoma，一种出现在不同器官的腺体癌），又或者活到 100 岁，关键在于采用怎样的传统疗法和综合疗法。不幸的是，综合疗法（癌症标准疗法的补充疗法）的实施阻碍重重。

首先，大部分"替代疗法"都与"庸医"挂钩。例如，最近发表的一些研究成果关注结合模拟断食饮食注射大剂量维生素 C（Vitamina C），用于治疗小鼠的某种类型的肿瘤（所谓的 *KRAS* 突变肿瘤，即负责蛋白质合成的 *KRAS* 基因发生突变，存在于结直肠癌或胰腺癌等肿瘤中），其中一项研究由我和一个专家团队完成。[5] 然而，之后许多人开始声称或相信维生素 C 片剂可以有效治疗人类的任何一种癌症。这就是庸医的事例。事实上，一些临床研究已表明，口服维生素 C 没有任何疗效，我们的动物实验也显示注射维生素 C 没有任何疗效，除非它与模拟断食饮食相结合，而且归根结底，这种治疗方法只对特定肿瘤（*KRAS* 突变肿瘤）有疗效。

其次，大部分肿瘤医生倾向于将所有综合疗法及其实施途径看作不入流的医术，在很多情况下，他们都没有读过相关的研究，也从不尝试了解这些疗法的依据。有人说肿瘤医生工作繁重，不能指望他们每次都尝试理解科学家的建议。这话有一定道理，但面对没有有效疗法的晚期肿瘤，我认为肿瘤医生应该花时间关注一下综合疗法，这些疗法有充足的实验室证据和临床试验支持，安全且很可能有效。回到维生素 C 的例子，如果一个肿瘤医生在治疗存在 *KRAS* 基因突变（mutazioni del gene *KRAS*）的结肠癌患者时，治疗方法无效，他可以向患者说明有一种正在临床试验的治疗方法，或者他可以读些关于这种疗法的文章，和专家讨论，或是遵照所谓的同情用药原则，结合标准疗法和注射维生素 C。

美国食品药品监督管理局对同情用药原则是这么描述的："有时称为'同情使用'……它是一种潜在途径，当没有类似的或令人满意的替代治疗方案时，患有危及生命的重病患者可以通过这种途径获得实验性治疗（可以是药物、生物或医疗设备），在临床试验之外接受治疗。"[6] 对肿瘤医生来说，采取同情用药就需要对此负责，且需要付出自己的一部分时间精力，这不是一条轻松的路。但法律规定了同情用药的使用情形，因为它可能会带来改变，还可能是很大的改变。在意大利，有几家优秀的癌症治疗中心与我合作实践了这类综合干预措施，作为临床可行性研究的一部分。该研究的开展基于伦理委员会批准的临床诊疗方案，涉及不同类型的癌症患者。在综合疗法被列入标准疗法之前，这是理想的解决方案，但对于大多数肿瘤医生，实践上述方法非常困难，也很少有人实践。

本书写了什么

本书汲取了我30年抗衰老研究及15年抗癌研究的经验，受益于我与欧美多家高资质的医疗研究机构发起或完成的癌症预防及治疗临床试验，这些试验无一例外都将患者放在首位。本书亦受益于我们在美国洛杉矶的创新治疗基金会诊所和意大利米兰的瓦尔特·隆哥基金会诊所获得的经验，我们曾帮助且仍在帮助成千上万癌症患者在接受标准疗法治疗的同时进行营养干预或其他综合干预措施。

本书前几章的主题是癌症预防，比较简单，因为主要讲的是营养和长寿，但给出的建议并不平庸，这些建议旨在达到抗癌和抗衰老的效果，同时避免营养不良，确保人们能够在实践中感到愉悦，进而终身坚持。我给出的建议不像人们每天挂在嘴边的那些话，如"少吃或适量""像你的祖母那样吃饭""像旧石器时代的人那样吃饭"，抑或是"低碳饮食""照着地中海饮食法吃饭"。我的建议就是多吃一些，但限制在一定数量的自己喜欢的食物范围内，这样既能保持标准体重，又遵循传统饮食，还符合营养学原理，这是基于流行病学研究、临床研究、长寿的基础研究、百岁老人的研究，以及参考年轻态学得出的结论。我要让大家明白，肥胖和断食不是现代社会的现象，而是人类演化的正常阶段，是为了度过漫长的冬天或食物短缺时期的必要条件。我们只有了解人类的起源和演化及其分子基础，才能更好地实现健康长寿和预防癌症。

关于癌症及治疗方法的几章较为复杂，讨论了许多我们研究过的和正在研究的癌症类型。我们从观察一个癌细胞和一个赘生物的演变出发。我们曾认为癌细胞与正常细胞一样聪明或更聪明，但事实相反，癌细胞是"糊涂"的，它们的确可能会成为致命的敌人，但前提是我们为它们提供所需的所有营养，或者我们不了解肿瘤包含许多不同类型的细胞，但只有某些类型的细胞会抵抗很多种治疗。这就是为什么抗癌必须使用更复杂的工具，更加关注我们多年前描述的差异的应激抵抗（resistenza differenziale allo stress, DSR）和差异的应激敏感性（sensibilità differenziale allo stress, DSS），或者换句话说，就是创造条件，使癌细胞更易对治疗方案产生反应，而健康的细胞和器官对治疗方案更有抵抗力。从细胞数据出发，我认为如果能使肿瘤细胞（cellule neoplastiche，即癌细胞）对治疗的敏感性提高 10 倍，健康细胞对治疗的抵抗力提高 10 倍，我们就可能治愈大多数癌症。我们已在小鼠身上成功验证了这点（详见后文），所以这是一个有希望实现的目标，即便我们或那些致力于研究其他多种疗法的人想要达成这一目标十分困难。

因此，为抗击癌症，我们必须将标准疗法，如免疫疗法（immunoterapia）或激素疗法，与营养疗法结合起来。营养的变化应该使血液对癌细胞产生抑制作用，从而使靶向治疗能够成功杀灭所有癌细胞。各位要警惕那些不考虑在使用标准疗法的同时进行营养干预的肿瘤医生，因为目前我们有把握认为，营养及其对代谢的影响可以对治疗效果起到关键作用。其实人们已经掌握了类似的知识，100 年前，奥托·瓦尔堡（Otto Warburg）将癌细胞描述为糖的大量消耗者和乳酸的生产者，这一发现让他获得了 1931 年的诺贝尔奖。

本书的意图并不是要忽视或否定肿瘤医生的出色工作（有时是英雄式的付出），而是为他们提供工具、补充动力，增加生存和康复的患者数量，同时减少患者短期和长期不良反应。为此，我在撰写所有章节时都听取了肿瘤医生和其他长于特定癌症治疗的临床医生的意见，并加入了一些患者的亲身经历，希望能推动肿瘤医生探索营养干预措施，将其应用于癌症治疗。

　　总之，本书描述了一系列的变化，这些变化不仅有助于预防癌症，也有助于预防其他疾病，目的在于对抗衰老。我讨论的基础同样是长寿的五大支柱。想要健康长寿并非易事，但任何要达成这一目标的人都应能理解并遵循本书提供的准则。如果你已被诊断患有癌症或曾患过癌症，我们在美国洛杉矶的创新治疗基金会诊所和意大利米兰的瓦尔特·隆哥基金会诊所的团队已经准备好协助你应用我在书中谈到的内容。我也请你寻找那些思想开放、愿意走新路的肿瘤医生，这样不仅能战胜癌症，还能让你健康到老。

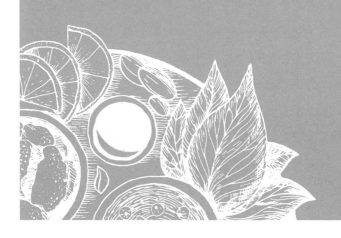

饿死癌症，给养患者

了解敌人才能战胜敌人

1994 年，我刚刚离开美国加利福尼亚大学洛杉矶分校病理学系罗伊·沃尔福德的实验室，加入了化学和生物化学系的化学家琼·瓦伦丁（Joan Valentine）和遗传学家、微生物学家伊迪丝·格拉拉（Edith Gralla）的实验室。我曾和沃尔福德一起研究人类和小鼠的热量限制，但是时候研究基本原理了。在沃尔福德的实验室时，我意识到我不适合医学的"一手"世界，我和医学生一起上病理学课程，病理学主任要求我不戴口罩进入研究尸体的解剖室，接着把一名刚刚死于癌症的 45 岁男子的肺递给我，并问道："你看到了什么？"

当时我正在攻读病理学博士学位，但我无意像主任的其他学生那样攻读医学专业学位。主任的行为是一种挑战，他希望我知难而退，但事情并未如他所料。在美国陆军接受了 5 年艰苦训练的我不打算顺他的意。我先是看了看解剖台上这个 45 岁的男人，然后看了看我正拿在手中的他的肺，一口气说出了我的观察结果，包括那些最细微的部分。鉴于我那时是一个二年级的博士生，其实并没有看出很多东西。

这是一名死于肺癌的吸烟者，那个场景对我影响很大，虽然当时的我可能不愿承认它的冲击力有那么大。因为死者正值壮年，因为那个房间里的气味，还因为当病理学主任把死者的肺放在我手里时，我意识到生命是多么脆弱，意识到我们研究的真正目的是什么，我感受到为自己设定一个目标、改变思维方式，以及拥有一个使命是多么重要，我们不仅仅是为了成为成功的科学家而工作。如果有人告诉这个 45 岁男人如何通过戒烟来预防癌症，又或者采取一种可以保护他免受吸烟后果影响的饮食方案，那他今天可能还活着。如果 30 年前就发现免疫疗法或其他有效疗法，也许他也会活着。那次事件让我两天吃不下东西，几个星期没有吃肉，而且从此走上了鱼素饮食（dieta pescetariana）的道路。

癌细胞杀死了那个 45 岁的男人，也杀死了我的祖父，成了我的头号敌人。我当时所在的加利福尼亚大学洛杉矶分校医院一直是美国顶尖医院，也是世界领先的癌症治疗和研究中心之一，是大多数从事衰老研究和癌症研究的年轻研究员梦寐以求的地方。然而，我的直觉告诉我，我的头号敌人保守的秘密之深，比病理学系大多数研究员的研究深入得多，要了解这个敌人，我必须了解它从哪里来，它是如何演化的，它为什么会有这些变化。我想到了我在生物化学系史蒂文·克拉克（Steven Clarke）实验室所做的细菌断食的研究，那时我决定研究一种与人类更接近的生物体：面包师常用的酿酒酵母。尽管酿酒酵母是一种单细胞生物，但它与我们一样是真核生物（细胞中有一个包在膜中的核），因此与我们更接近。

我常觉得基础科学家和医生之间的对立，以及双方互相轻视的样子很有趣。1992 年，我问生物化学系博士生的协调员，我是否可以去沃尔福德的实验室工作，他答道："我们压根儿不知道他们在楼下做些什么。"两年后我回到生物化学系，医生和临床研究人员都很疑惑，不知道我为什么决定把时间浪费在细菌和酵母上，因为我本可以在医院里直接在小鼠和患者的身上研究这种疾病。即便如此，我也认为基础科学家和医生只有合作才能切实地解决问题。我没有动摇，回到了我的起点，几个月内，我观察到一个非常奇怪的现象：酵母菌先是死亡，然后似乎又苏醒了，它们"再生"了。（图 1.1）

癌症的起源

我将酵母菌"再生"的发现展示给我的研究主管，他们感到不解。这些生物体要么复活，要么生长，但我们没有给它们任何食物，它们为什么

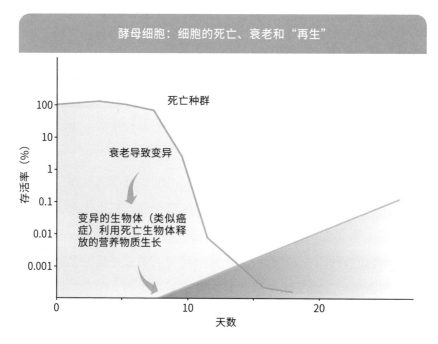

图 1.1　酵母菌随着年龄增长老化，导致 DNA 发生突变。其中一些变异可以让变异的生物体能够利用死亡生物体释放的营养物质生长，然后种群"再生"，因为尽管一些生物体死亡，但其他生物体会增殖（修改自：Fabrizio et al.，*Journal of Cell Biology*，2004）

能长得这么快？为了寻求答案，我花费了 10 年时间来研究这个问题，直到 2004 年我成为南加州大学的教授后，成果才发表。南加州大学是一所私立大学，与加利福尼亚大学洛杉矶分校同为洛杉矶的顶尖大学，以研究衰老问题著称。酵母菌的老化和死亡是一种"利他性死亡"，在此过程中，它们产生了数百万个 DNA 突变，其中只有一些突变能使单个生物体在食物匮乏的条件下繁荣生长。另外，它们利用死亡或濒临死亡的生物体所释放的营养物质来生长，这实际上是同类细胞的吞食行为。一方面，借助保拉·法布里奇奥（Paola Fabrizio）等人的实验室研究，我们首次论证了衰老可能是一个程序化的利他性过程，正如达尔文和华莱士在 150 年前假设但未能证明的那样。另一方面，我们已经确定了由于一系列自然变化导致类似癌症生长的案例之一。那么，我们是不是有可能找到了癌症的起源？

就像癌细胞一样，酵母细胞没有收到指令也在生长。通常情况下，食物短缺时细胞会收到停止生长的信号，但酵母细胞仍然会继续生长。有一项事实突出强调了上述情况是"癌症的起源"的可能性，即所有导致类似癌症生长过程的突变都发生在类似癌症的基因（即可能导致癌症的突变基因）中，这些基因对人体内肿瘤的生长和生存至关重要。这种现象有两种解释：第一，癌症的发生是某些生长基因［癌基因（oncogeni）］随机突变的结果，突变导致了细胞不受控制地生长；第二，突变是针对特定需求的反应，在酵母菌实验中，是生物体为适应而做出的反应，生物体获得了在通常无法生存的条件下生存和生长的能力，因此，要么突变，要么死亡。

鉴于在人体内，癌细胞的失控性生长起不到积极的适应性的作用，因此导致癌症的突变可能是随机的，也可能是由与年龄增长有关的管理不善导致，也可能与生物作用的过程推进有关。例如，免疫系统用自由基（radicali liberi）杀死细菌，同样，自由基也可能会给DNA造成巨大损伤，使DNA发生突变，癌细胞可能由此产生。免疫系统的作用本是一个积极的现象，而衰老可能会转变这个过程，导致促使肿瘤生长的突变发生，即致癌基因和肿瘤抑制基因（oncosoppressori）的突变，前者是刺激细胞增殖的基因，后者是抑制细胞生长的基因。一旦二者发生突变，就会产生肿瘤。实际上，致癌基因的突变为癌症的滋生提供了动力，而肿瘤抑制基因的突变则消除或削弱了能够阻止癌症发展的"路障"。关于致癌基因突变有一点很重要（后文我将再次提到），即突变发生在加速衰老过程的基因（*Ras*、*AKT*、*TOR*、*PKA*等）中，如果这些基因被灭活，就会延长不同类型的生物体的生命。

更加杂乱

综上所述，癌细胞能够突变并发生其他变化，这个过程不仅特别适合它们的生长，还能令它们在通常不应生存的条件下存活。此外，癌细胞处在一个永久"加速"的状态中，对 DNA 和人体造成了大量损伤，同时在很多情况下，癌细胞都能够适应和生存，直到获得所有必要的营养物质。然而，人体内所有细胞，或者至少大多数健康的细胞都能够适应对来自外界的一些甚至全部营养物质的摄入限制，而癌细胞则没有这种能力，事实上，它们随着每次突变或永久性变化而变得越来越杂乱。女性乳房或男性前列腺的上皮细胞（cellule epiteliali）是数十亿年演化的结果，可以适应广泛的营养条件，包括宿主（患者）正在断食的环境，而癌细胞却越来越依赖从患者身上获取过量的每一种营养物质。

大多数医院和大多数营养师在面对肿瘤患者时会怎么做呢？他们会让患者多吃，什么都吃，希望这些过剩的食物能够弥补疾病和治疗导致的体重下降和肌肉量减少。虽然在某些情况下，这种过度饮食可能利于患者肌肉量上升或体重增加，但实际上受益的总是癌细胞。如果我们考虑到一个人需要完全断食大约两个月才会危及生命，那么很明显，长期断食即使不能杀死所有癌细胞，也会杀死大部分。那么，真正的挑战其实是在远离杀死患者的时间点之前杀死所有的癌细胞；同样重要的是，要在削弱对抗癌症至关重要的系统（如免疫系统、神经系统等）之前杀死癌细胞。

癌症是人类利他性死亡计划的一部分吗？

有一个另类的疯狂假设：癌症就像 DNA 突变和酵母菌中的利他性死亡一样，是利他性死亡计划的一部分，其目的是杀死个体，以便将食物资源留给种群中的年轻成员。我记得我第一次在意大利的一个会议上提出这一理论时，一位令人尊敬的英国同事反对道："你甚至还没有开始证明群体选择。"他指的是一个有机体出于利他性原因死亡，意味着"群体选择"或群体为他人（包括后代）的利益做出牺牲。这一假设认定癌症可能是一项计划的一部分，该计划的目的是杀死我们以节省资源。检验这个假设需要很多年，也许需要几十年的研究，且不能保证可以成功证实，所以我决定暂时把这个假设放在一边。我认为这是一个有趣的研究领域，可能会在将来探索这一领域。

魔 盾

在回到生物化学系研究衰老和疾病的基本原理后，我集中精力探索控制衰老过程的基因，还研究了面包酵母的 DNA 损伤（见第二章）。10 年后，在洛杉矶儿童医院，我遇到了一个患有晚期神经母细胞瘤（neuroblastoma）的小女孩。神经母细胞瘤是一种由未成熟神经细胞发展而成的癌症，出现在肾上腺（ghiandole surrenali）或腹部、胸部和脊柱附近的神经组织中。这次相遇让我回想起在加利福尼亚大学洛杉矶分校病理学系的日子，以及那个 45 岁就死于癌症的男人。就在这段时间里，借助在加利福尼亚大学洛杉矶分校和南加州大学的工作，我和我的研究团队已经成为我们所称的"抗压性"专家，"抗压性"即保护细胞，使细胞在更大或极大程度上不受毒素（tossine）影响的基因和机制。我认为，癌症研究人员熟知 DNA 中的突变和细胞损伤如何影响癌细胞，但不知道或没有兴趣知道如何保护健康细胞。由于我们刚刚发现，癌基因不仅赋予癌细胞不服从指令和持续生长的能力，也会削弱癌细胞，使癌细胞更易受到毒素影响。所以我想知道是否应该从这一点出发，将健康细胞与癌细胞区分开。

我与小组同事保拉·法布里奇奥一起发表了系列文章，都是关于我们用酵母为模型做的实验，实验目的是确定加速衰老过程的基因。实验室的另一位客座研究员马里奥·米里索拉（Mario Mirisola）帮助我确定了加速衰老并使细胞变弱的基因与特定营养物质之间的联系。我们因此发现，加速细胞衰老的基因与在癌症中发挥核心作用的基因（癌基因）相同。

当我开始研究癌症时，所有的研究人员都在寻找能够发现并只摧毁癌细胞的"魔力子弹"。我不记得我产生那个想法的确切时间，但我给一位同事，同时也是一位著名的衰老研究专家打电话，向她提出了我的理论。我告诉她："我想我已经找到了一种区分癌细胞和健康细胞的方法。这不是一颗魔力子弹，而是一块魔盾。"

这位同事对我的话没有任何概念。

我提出的想法，也就是我后来所说的差异的应激抵抗，是基于这样一个事实：如果我们让一个有机体停止进食，它就会进入"不生长"和"高度保护"模式。这正是我所说的"盾"的含义。但癌细胞不听指令，即使有机体不进食它们也会继续生长，因为癌基因被固定在"永远开启"的位置（图 1.2）。

打个比方，想象一下在布匿战争的战场上，将罗马士兵和迦太基士兵混在一起，让他们穿着同样的军服。肿瘤治疗常见的方法是寻找只杀死迦太基人而不伤及罗马人的"魔箭"（子弹）。这很困难，因为在 50 米外埋伏的弓箭手的眼中，所有士兵看起来都差不多。假设在射箭之前，弓箭手用拉丁语命令士兵下蹲，用盾牌保护自己，只有罗马人能听懂这个命令并下蹲，而迦太基人则会继续站着，被箭射中。

在这个假想的历史场景中，罗马人是健康细胞，迦太基人是癌细胞，弓箭手是肿瘤医生，箭是化疗。如果我们在对癌症患者进行化疗（chemioterapia）前剥夺其营养，正常细胞会做出反应，升起保护盾，而癌细胞会无视自保的命令，保持脆弱的状态，这样我们就有可能消灭更多的癌细胞，减少对健康细胞的损害。

为了证明这一假设，我们提取了一种酵母细胞，并在其中生成了一个类似于致癌基因突变的突变类型，称为 Rasval19，从而生成了一个行为类似癌细胞的酵母细胞群，然后我们将这一细胞群与其他没有癌基因的细胞混合，让它们接受各种化疗药物的治疗，并模拟断食的条件。这些细胞混

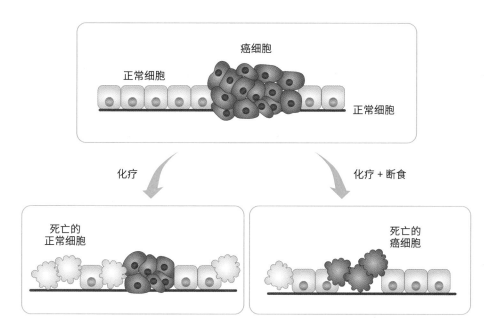

图 1.2 差异的应激抵抗是指健康细胞与癌细胞在断食时接受包括化疗在内的毒素疗法时的不同表现。在断食条件下，健康细胞会减缓或停止生长，以这种方式保护自己，形成一种保护盾，使自身即使在缺乏营养的条件下也能生存几天；癌细胞与健康细胞不同，它们不听指令，会继续生长和寻找食物，又不会自保。这个过程会导致癌细胞吸收它们能找到的任何东西，包括化疗药物，从而死亡（修改自：Nencioni et al., *Nature Reviews Cancer*, 2018）

合在同一试管中，就像患者血液和组织中混有健康细胞与癌细胞一样，化疗杀死了 100% 的类癌细胞，而没有杀死任何健康细胞（图 1.3）。

我将在第二章中谈到我们在小鼠身上开展的第一项癌症研究，它非常简单，从本质上说，它是之前微生物研究的一个衍生品。我请洛杉矶实验室的博士生李昌汉（Changhan Lee，音）和热那亚的研究员莉齐娅·拉法盖洛（Lizzia Raffaghello）完成了一个新的实验：让癌症模型小鼠断食两到三天，只喝水，之后再进行化疗，重复以上过程几个周期。我记得当我第一次向一位儿童医院的医生介绍这个实验时，他困惑地看着我，显然是想知道为什么我要做这种实验。

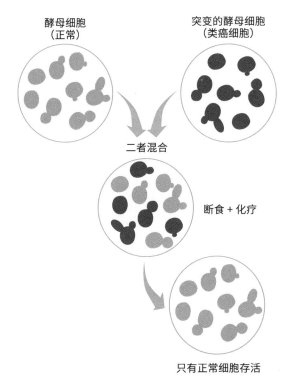

图 1.3　酵母类癌细胞（Rasval19 突变）与健康细胞混合在一起，并暴露在化疗和模拟断食的条件下，二者表现不同。化疗杀死了 100% 的类癌细胞，放过了所有的健康细胞（修改自：L. Raffaghello et al., *Proceedings of the National Academy of Sciences of the United States of America*, 2008）

　　结果令人惊讶。实际上几乎所有经历断食的小鼠都活了下来，而且行动正常，尽管它们接受了大剂量的化疗药物，而那些被正常喂养的小鼠在化疗后情况不佳，几乎不能行动。在接下来的几周里，65% 没有接受断食的小鼠死亡，而那些接受断食的小鼠几乎全部存活。我们用各种化疗药物重复这个实验，结果相同。正如我所希望和预测的那样，断食总是导致差异的应激抵抗，即保护健康细胞，使其免受多种毒素伤害，而不是保护癌细胞。那是 2006 年，我们意识到这种方法从临床角度来看有很大的潜力，但要说服医学界考虑这种方法并不容易。

致动物权利活动家

我在之前的书中解释过，偶尔会有动物权利活动家与我联系，问我为什么要以研究的名义让小鼠遭受痛苦和死亡。

以下是我的回复。

首先，我们尽量用细胞和微生物来开展研究，但无论如何，在开展人体试验之前，在小鼠身上进行测试仍然重要且必要，这样才能改进我们的研究，并帮助全世界的患者。

其次，强制断食不是一个残忍的过程，因为小鼠在没有食物的条件下也可以存活数天，就像人一样；而且断食对它们是有益的，因为断食可以预防疾病，它们可以健康地活得更久。

我知道让小鼠接受化疗会使它们痛苦，我对此并不是无动于衷，但我还没有想到其他拯救人类生命的方法。这就是为什么我们将动物研究限制在必要的最低限度，而且一般来说，研究只限于那些对患者来说是致命的或毁灭性的晚期疾病。

几年前，我在给一位活动家的回信中问她："如果你的至亲快死了，必须在小鼠身上测试唯一能挽救他生命的治疗方法，你会允许实验还是选择让亲人死去？"

虽然我知道许多活动家仍会表示不同意，但我要求他们如实回答，并考虑他们的行为的后果。如果人们决定禁止所有动物实验，包括那些研究重大疾病所需的实验，我们就不应该使用任何药物，甚至不使用阿司匹林和抗生素，并要求我们的家人也这样做。

我认为，只有在对人开展临床试验之前，才应该进行动物实验，目的是研究重疾和晚期疾病。不幸的是，在没有替代方案的情况下，这些动物实验是一种必要的"恶"。

小鼠的抗癌疗法

我们可以回顾军事史上的另一场战争，我认为用这场战争描述抗癌过程非常合适，因而经常用其举例。1812 年，拿破仑率超过 45 万人的军队入侵俄国。拿破仑的军队向莫斯科推进时，没有遇到任何抵抗。俄国军队没有战斗，而是撤退，在敌人到达之前烧毁村庄和城镇。

拿破仑很惊讶。入侵始于 6 月，但直到 12 月，俄国人都没有正面对抗。他们实施战略性撤退的目的是削弱法军的力量，冬天到来，法军在饥寒交迫中坚持了几个月，已是强弩之末。这时俄国人发起了最后一击，战争结束时，法国军队的死亡人数达到了 40 万。

癌细胞就像拿破仑的军队：停下是更理智的做法，但它们仍继续前进。癌细胞需要充足的营养来存活，我已经提过，医生对癌症患者的营养建议是"正常饮食或比正常饮食吃得更多"。直觉上讲这个建议是有道理的，就像 1812 年，俄国军队本可以在夏天不愁后勤补给的时候与入侵者作战。相反，俄国人一直消耗法国人，直到后者在寒冷、饥饿和备战之中精疲力竭。同理，小鼠（或人）接受断食后，癌细胞更容易受到化疗或其他类型疗法的攻击。

我提出断食会产生"魔盾"的想法时，也想到了进化生物学的一个基本原理：大多数基因突变是有害的，但一般只在某些条件下才会有负面影响。如前所述，癌细胞 DNA 序列的突变增加了它们的生长能力，同时也使它们很难在不舒适的条件中生存，例如遭受食物短缺和化疗的双重攻击时。

人们是否有可能将这一理论付诸实践？我们的研究与其他研究人员的研究都表明，断食不仅能保护健康细胞，还能使对抗黑色素瘤（melanoma）、乳腺癌、前列腺癌、肺癌、结直肠癌、神经母细胞瘤、白血病（leucemia）和其他癌症的疗法的毒性（tossicità）大大增加。在一些案例中，甚至只采取周期性断食（或模拟断食饮食）就能在抗击癌症方面与化疗一样有效，但分别单独实施这两种策略并不是最佳选择，只有结合断食或模拟断食饮食及针对特定癌症部分有效的标准疗法，才能取得长期效果。在小鼠研究中，即使是在疾病的晚期阶段，即肿瘤转移（metastasi）之后，结合断食和靶向治疗也能够治愈一部分小鼠。并非所有小鼠都能痊愈，但我的团队和其他研究团队都判断，不同类型的肿瘤的治愈率都在20%~60%。

在后文中，我将利用实验室实验和临床研究的结果，描述断食和模拟断食饮食在对抗不同类型癌症方面的效果。

模拟断食饮食及通过免疫系统抑制癌细胞

在治疗及某些情况下能够治愈癌症的新疗法中，免疫疗法或许是最有希望的一种疗法，它依靠免疫系统来抑制癌细胞。在美国、意大利和西班牙进行的一系列非常有前景的临床研究和动物模型研究中，我的团队和其他研究人员已证明，模拟断食饮食可以产生类似免疫疗法产生的效果[1]。一些针对乳腺癌、皮肤癌和肺癌的研究表明，断食或模拟断食饮食能发挥三种基本功能：第一，削弱癌细胞，并削弱防止癌细胞受到免疫系统细胞攻击的保护盾；第二，促进免疫系统生成新细胞，这些新细胞对肿瘤的攻击性更强[2]；第三，增加免疫疗法的有效性。

在之后的章节中我会再次提及这一话题。

模拟断食饮食和化疗中使用的类固醇

在治疗癌症时，某些皮质类固醇（corticosteroidi，即激素），如泼尼松龙（prednisolone）、甲基泼尼松龙（metilprednisolone）和地塞米松（dexametasone），经常与化疗联合使用。我们在最近发表的一篇文章中表明，给小鼠注射地塞米松会增加化疗药物多柔比星（doxorubicina）的毒性作用，因为地塞米松会使血液中的葡萄糖（glucosio）水平升高。[3]我们将在后文看到，葡萄糖不仅会加速细胞老化，当细胞接触毒素时，葡萄糖还会削弱细胞能力。

因此，通过提高血糖水平，皮质类固醇削弱了小鼠的健康细胞，同时可能增强了癌细胞。但如果地塞米松和化疗与模拟断食饮食相结合，这种影响就会被抵消。

我们的研究结果表明，在化疗期间不应使用皮质类固醇，除非没有可行的替代品。事实上，与血糖正常的患者相比，化疗患者血糖过高会增加感染风险及死亡风险。[4] 小鼠研究数据和初步临床数据都表明，类固醇激素会提高血糖水平，与化疗结合使用是有害的。

应用于人类癌症疗法中的断食和模拟断食饮食

2008 年，我和团队第一次发表了表明断食对接受化疗的小鼠有强大保护作用的研究结果。研究结果发表之后，媒体热烈报道了通过断食建立的"魔盾"能够保护肿瘤患者。《洛杉矶时报》上一篇讨论这一研究的文章引起了该市法官诺拉·奎因（Nora Quinn）的注意，彼时她刚刚被确诊乳腺癌，将要接受化疗。文章登出后不久，诺拉的一个朋友打电话告诉我，诺拉已经断食 8 天了。我很震惊。"这太疯狂了，"我回道，"请告诉你的朋友，立即恢复进食！"

随着消息传开，很多患者决定自行开展模拟断食饮食，这很危险。幸运的是，诺拉对与化疗同时开展的短期断食（digiuno a breve termine）反应非常好，并且没有出现治疗通常会产生的不良反应。很高兴告诉各位读者，最近我收到了诺拉的消息，她的癌症没有复发。你们可以在第五章看到她的故事。

另一个很早就采用模拟断食饮食的病例是法国航空公司飞行员让-雅克·特罗雄（Jean-Jacques Trochon）。他被确诊肾癌，并已扩散到肺部，他读了我们的小鼠实验研究，并与我联系，询问应该如何在接受化疗前断食。

在肿瘤医生的协助下，让－雅克严格遵循我的所有指示，将模拟断食饮食与另一位研究人员研发的基于植物原料的疗法相结合。两年后，让－雅克恢复了正常的工作生活。我在第十三章中收录了他的故事。

这些零散的事例当然不足以论证癌症疗法联合模拟断食饮食能够治愈癌症，但结合小鼠研究和临床试验的数据，我们看到了一个有潜力的策略，它能使标准疗法更加有效，同时减少其不良反应。

自从我们发表了对小鼠开展断食和化疗联合治疗的研究成果后，很多动物模型研究者和临床试验研究者陆续发表了使用模拟断食饮食或纯水断食治疗不同类型的癌症的文章，并在许多情况下将它们与标准疗法相结合。事实上，我们还让部分白血病早期患者参加了一项包含模拟断食饮食，但没有加入任何药物治疗的临床试验，因为在疾病的这一阶段，标准疗法会采用所谓的"观察性等待法"。

在后面的章节里，我将在罗米娜·伊内斯·切尔维尼（Romina Inès Cervigni）博士、克里斯蒂娜·维拉（Cristina Villa）博士、美国创新治疗基金会诊所的长寿和健康跨度诊所成员、意大利瓦尔特·隆哥基金会诊所的团队人员，以及多所高校的肿瘤医生、其他专业医生的帮助下，展示以下主题的现有可用数据：第一，将断食和模拟断食饮食应用于预防和治疗各种类型的癌症；第二，日常营养和其他与提高标准药物疗法疗效有关的营养疗法。在某些情况下，我们能够利用丰富的动物模型研究和临床研究数据；而在其他情况下，我们只使用动物模型研究数据。我试图以一种对患者、医疗专业人员和肿瘤医生来说都很清楚的方式来阐述论点，且这种方式会最大限度保障患者的安全。例如，在某些情况下，我们关于断食和模拟断食饮食结合化疗治疗特定肿瘤的疗效数据极其有限，但我们手头的临床数据非常丰富，可以证明无论患者确诊的是哪种癌症，这种特殊组合对接受各种化疗的患者都是安全的。

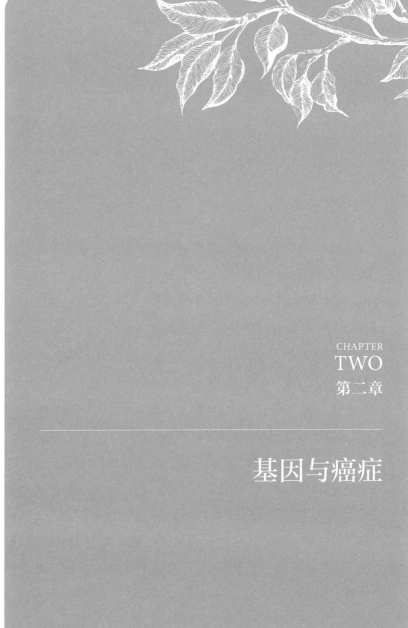

基因与癌症

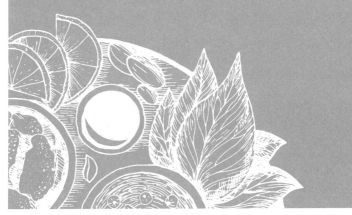

癌症是什么

在上一章中，我提到了癌症可能的起源，以及人们普遍认为癌细胞狡猾且强大，而事实却相反，它们是混乱的、脆弱的，但癌细胞可以快速生长并保护自己。此外，在肿瘤块中存在的一大群癌细胞中，有的癌细胞可以存活并生长，让人们很难对付肿瘤。

癌细胞的哪些特征使之具有迷惑性且致命？道格拉斯·哈纳汉（Douglas Hanahan）和罗伯特·温伯格（Robert Weinberg）在题为《癌症的印记》[1]的著名文章中描述了这些特征。

我们来看看癌细胞的这 6 个特征。

第一，持续增殖。这意味着所有的癌细胞实际上都可以做到空间和时间上的持续增殖，而健康细胞则做不到这两个维度的无限增殖。促成或直接导致这一特征的是突变，它使某些生长基因（癌基因）始终保持活跃。癌基因由促进细胞正常生长和加速老化的基因（如 *Ra*、*AKT*、*PKA* 基因）转化而来。想象一下你的汽车一直是快速行驶状态，而城市公路上行驶着成千上万辆汽车，司机们都尽可能努力地留在行车道上，想多活一段时间。你还能想象到，任何一辆汽车发生事故，停了下来，都会造成别的车辆失控。城市显然将被毁掉，癌症就是这么摧毁人体的。有些人可能会想，为什么就算踩了刹车，汽车也不会停下来？人们可以踩刹车让汽车停下，但癌细胞缺乏与汽车的刹车装置相当的设置，即肿瘤抑制基因。正是这些基因的突变导致了癌细胞的下一个特征：不服从停止生长的命令。

第二，不服从停止生长的命令。为了防止癌基因和其他因素产生癌细胞，我们身体的健康细胞有肿瘤抑制基因，如 *asp53* 及与视网膜母细胞瘤相关的基因。肿瘤抑制基因的功能包括阻止细胞分裂（即生成另一个细胞），以及抑制那些被损坏到对身体其他器官构成危险的细胞。还是拿汽车打比方，假设有一辆不停加速且刹车失灵的汽车，如果这辆车出现在一个室内停车场，那么这辆车和其他失控的汽车要想对城市造成严重的破坏，就得离开停车场。这就要说到癌细胞的下一个特征：入侵其他区域的能力。

第三，侵袭性和转移。正常情况下，细胞停留在某一组织内，要么是因为它们收到了机械信号（被其他细胞挤压或阻挡），要么是因为它们接触到了不能激发其生长的因素。然而，癌细胞不服从这些信号，会侵入它们通常被阻止进入的组织和区域，其中侵入血管的癌细胞会特别危险。血管就像高速公路，能让癌细胞到达身体各处，这种现象称为"转移"。一旦肿瘤启动这一进程，治疗就会变得更加困难，这是因为转移性的癌细胞可以获得新的突变或特征。为了应对这种极端危险的情况，演化赋予了我们复制性衰老（senescenza replicative），即细胞生成新细胞的能力会衰退。

第四，复制性衰老战术。癌细胞不仅要对付肿瘤抑制基因，想方设法跨越很难逾越的距离，还必须尽力与某种时钟战斗，这个时钟规定了每个细胞能够产生的最大细胞数量。时钟的一部分由端粒（telomeri）的长度控制，端粒是存在于染色体末端的一小段 DNA。如果端粒足够长，细胞就可以继续生成新的细胞；一旦端粒缩短，细胞就会停止生长，这样的细胞被定义为"衰老细胞"，简单来说就是细胞变老了。回到汽车的例子上，我们可以把端粒想象成轮胎：当轮胎磨损后，汽车就不能再行驶了。癌细胞绕过这一障碍的方法之一是激活一种叫作端粒酶（telomerasi）的酶，这种酶可以让端粒保持足够的长度，使细胞继续生长。

第五，血管生成（angiogenesi）。正如失控的汽车会在某个时刻耗尽汽油，癌细胞也会很快耗尽它们的燃料，因此需要不断地补充营养。本书的主要议题之一正是正常细胞和癌细胞在利用营养物质方面的差异，但此处我们谈论的是癌细胞促进血管生成的能力，血管生成即生成新的血管，使血液流向肿瘤块，为癌细胞提供能量，以便其持续扩散。

第六，抵抗细胞死亡。我已经在前文提及，我们体内有一种程序性的细胞死亡机制，称为细胞凋亡（apoptosi），其目的是杀死受损细胞。癌细胞拥有的一个强大工具是拒绝死亡，它能够阻断细胞的死亡机制。这是癌细胞生存的重要工具，部分抗癌药物的设计初衷正是为了打破癌细胞这种对抗程序性死亡的保护功能，从而使癌细胞最终死亡。

除了上述特征，我们正在证实，癌细胞可以在炎症过程中茁壮成长，而且癌细胞可以获得抵御免疫系统细胞的能力，能够不被后者识别。最后，由于 DNA 的新突变和改变，癌细胞持续演化，它们能够改变自身的新陈代谢。因此，肿瘤块中的一些细胞能够在治疗中存活下来。

断食能针对癌细胞的大部分特征发挥作用

断食能够阻断癌细胞改变自身和躲避治疗机制毒性的能力，是一种"万能药"，应与标准疗法一同使用。断食通常能够使标准疗法更有效，可以对抗的癌细胞类型很广泛，目前已在小鼠和乳腺癌女性患者身上证实了这一点。在此需要补充一点，断食和模拟断食饮食对很多导致肿瘤发生的因素起作用：炎症、阻断免疫应答、缺少对生长抑制信号的反应且不受其影响。实际上，断食和模拟断食饮食已被证明有效，至少在小鼠身上有效，在患者的早期临床试验中也有效，具体效果如下。

1. 阻断大量癌细胞的逃逸路径，限制营养物质和生长因子的供应。

2. 减轻炎症。

3. 增强免疫系统识别不同类型癌细胞的能力。

4. 将癌细胞自身不能停止生长和不受生长信号影响的特征转变成对付癌细胞的武器。因为在断食期间，阻止生长对细胞生存非常重要，不停止生长的癌细胞死亡的可能性更大。癌细胞就像一个人在烈日下的沙漠中不停奔跑，完全不找阴凉或是水源。

　　5. 通过产生激活癌细胞自杀过程的活性氧分子（molecole reattive dell'ossigeno）来促进细胞凋亡（程序性细胞死亡），同时减少了阻碍这种死亡的因素（生长因子等）。

控制癌症的基因

在微生物里

在上一章中，我解释了某些 DNA 基因改变如何导致单细胞生物体在人们不希望它生长的条件下生长，这种行为类似于癌细胞的行为。有趣的是，酵母中的突变与人类肿瘤发展和生长的基础发生在相同类型的基因上：致癌基因［或发生 DNA 突变前的原癌基因（proto-oncogene）］。我在前文已经说明，大多数癌症的生存和生长需要依靠这种 DNA 的突变。

20 多年前，科学家就已经很清楚，衰老基因（那些会因断食而失活的基因）会非常有效地加速 DNA 损伤和突变，也能促进肿瘤的生长。通过使衰老基因失活，我们能够显著减少 DNA 突变和肿瘤的生长。同样是这些基因，一旦下述信号通路（vie di segnalazione）被阻断，就会使酵母细胞寿命更长：蛋白质、氨基酸代谢途径（vie metaboliche）中的 SCH9 / S6K-TOR 和糖类代谢途径中的 Ras-PKA。氨基酸（amminoacidi）、蛋白质和糖类的水平越高，这些代谢途径的活动就越多，DNA 增长、损伤及突变的程度越高。我们为了维持生长和活跃而吃的食物，即含有糖类和蛋白质的食物，也会使酵母细胞老化、破坏其 DNA 并引发类似肿瘤的异常生长。

因此，如果这些由糖类、氨基酸和蛋白质引发的衰老基因是活跃的，那么生物体就会努力生长发育，也会扩大繁殖。为了达到这一目标，生物体必须从保护自身中获取能量，与此同时衰老过程的推进速度也会加快。

在新生物体产生的过程中，对"母生物体"的DNA和其他成分造成的损伤无关紧要，因为在繁殖过程和向"子生物体"过渡的过程中，大部分损伤将被清除，使得"子生物体"能够开始完全健康的生活。

断食使蛋白质和糖类摄入大幅减少，迫使生物体采取保护模式，但不仅仅是这样：正如我们发现的那样，它还可以作为一个"过滤器"，在新的生物体出生之前，启动某些在繁殖过程中发生的清洁和修复过程，而不需要生物体真的繁殖。换句话说，断食也许为包括人类在内的所有生物体提供了一个非常古老的机会，可以消除受损成分，包括癌细胞和癌细胞的成分；在类似同类细胞自相吞食的过程中，将癌细胞作为能源使用；在下一阶段，当食物数量恢复正常时，激活干细胞，用年轻、健康的细胞替代癌细胞。

在小鼠体内

那么小鼠呢？如果降低蛋白质和糖类激活的基因［胰岛素样生长因子-1（IGF-1）、S6K-TOR和PKA］的水平，它们也能活得更久，肿瘤的发生率还能明显下降。

有一项研究比较了两组各45只小鼠的死亡原因，第一组小鼠的生长因子（控制蛋白质和糖类的基因）水平非常低，第二组是正常小鼠。结果显示，正常小鼠组中87%的小鼠死于癌症，而在生长因子水平非常低的第一组小鼠中，死亡率下降到40%，其中淋巴瘤和乳腺癌的发病率下降尤其明显。[2] 同样，在另一项研究中，生长因子水平低的小鼠组中，癌症死亡率为42%，约为正常小鼠组死亡率（83%）的一半。[3]

因此，一些研究指出，控制蛋白质和糖类基因的生长因子水平低的小鼠的癌症发病率是正常小鼠癌症发病率的一半。除此之外，正常小鼠的肿瘤会在更短的时间内发展到大约2倍，而生长因子水平低的小鼠相比前者寿命至少延长40%。如果我们再把这增加的40%的时长考虑在内，生长因子水平低的小鼠平均每月的癌症发病率是正常小鼠发病率的三分之一。

这并不是巧合，本书其他章节也会指出，生长因子（S6K-TOR和

Ras / AC / PKA）控制着胰岛素（insulina）水平和类似基因的水平，在酵母和小鼠组都是如此。[4]

我们如果观察生长因子水平低的小鼠的肿瘤发展过程，会发现在这些案例中，肿瘤的生长速度要比未经改造的小鼠的速度慢得多（图 2.1）。我们推断，小鼠是否罹患肿瘤不仅取决于这些基因，还取决于癌细胞在形成后是否能够生存和生长。

需要强调的是，许多实验室已用大量不同种类的样品对酵母和小鼠进行了实验，得出了相似的结果。例如，在缺乏生长激素基因（GHD）的小鼠和缺乏生长激素受体基因（GHRD）的小鼠身上进行实验，结果类似，即癌症发病率降低。用一个比喻来解释这种差异，我们可以说缺乏相关基因的小鼠没有生长的"钥匙"，而缺乏受体（recettori）的小鼠则没有

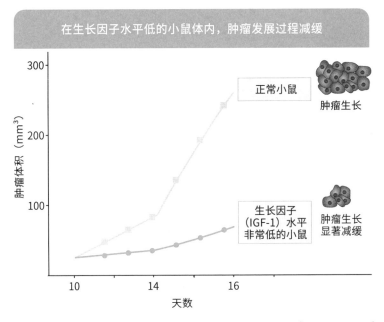

图 2.1　与正常小鼠的肿瘤发展速度相比，缺乏生长激素受体（recettori dell'ormone della crescita，GHR）且生长因子（IGF-1）水平很低的小鼠的黑色素瘤发展速度大幅减缓。这使我们了解到，生长激素受体和 IGF-1 不仅促进了肿瘤的形成，可能还促进了它们的发展

"锁"。这些研究结果表明，在单细胞生物、小鼠和人体内，生长因子对癌症发病率和肿瘤生长过程的影响可能类似（见下一节）。

在人体内

2003 年，我和南加州大学的凯莱布·芬奇（Caleb Finch）一起为《科学》（Science）期刊写了一篇文章，题为《进化医学：从矮小模型系统到健康的百岁老人？》（"Evolutionary Medicine: From Dwarf Model Systems to Healthy Centenarians?"）。我记得我和编辑卡特里娜·克尔纳（Katrina Kelner）就"进化医学"一词讨论了很久，那时我认为，我们在文章里提出的方法可以改变人们对医学的看法，即更加关注营养和遗传学，增加人们健康长寿的可能性，而不是注重延缓疾病发展的药物。我的论点是："为什么我们关注的是在确诊后贴上'创可贴'以延缓疾病发展，而不将这份精力转移到以长寿为核心的方案上？这种方案可以让小鼠活得更久，而且大大降低其生病的概率。"

小鼠和人类都是哺乳动物，但由于演化为人类配备了非常复杂的抗衰老和抗癌装置，让人类能够预防癌症发生，生存时间是小鼠的 30 倍。卡特里娜和我争论得很激烈，因为"进化医学"这个词根本不能说服她，但我来自意大利南部，总是善于与人激烈地争辩。最后，她允许我不改标题。《科学》的编辑们甚至非常喜欢这个想法，他们用一整期的篇幅来介绍衰老问题，《科学》的主编亲自撰写了一篇题为《衰老研究：起点的终点》（"Research on Aging: The End of the Beginning"）的文章，其中有一张图片取自我们的文章。（图 2.2）

主编的文章中还有一张图出自理查德·米勒（Richard Miller）的一篇题为《延长寿命：科学前景和政治阻碍》（"Extending Life: Scientific Prospects and Political Obstacles"）的文章，用于解释在人口统计学研究的基础上，衰老研究可能是回报最大的，如果投资这一领域，获得的健康寿命将超过治疗癌症、心脏病、中风和糖尿病所延长寿命的总和。（图 2.3）

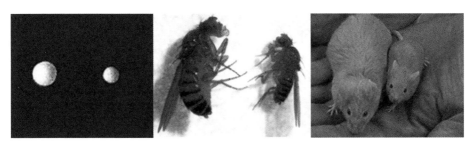

图 2.2 三幅图中依次为酵母菌、蠓虫和小鼠。三幅图中左侧是没有发生突变的酵母菌、蠓虫和小鼠，用作对照比较；右侧是矮小的酵母菌、蠓虫和小鼠，它们的生长基因水平发生了突变，因此导致体形较小。然而，这些突变对延长它们的寿命起到了重要作用：发生突变的矮小酵母菌的存活时间是正常酵母菌的 3 倍，它们的 DNA 受到保护；矮小的蠓虫的寿命是正常蠓虫的 2 倍，发生突变的小鼠的寿命比正常小鼠长 40%，且肿瘤数量减半（Longo et al.，*Science*，2003）

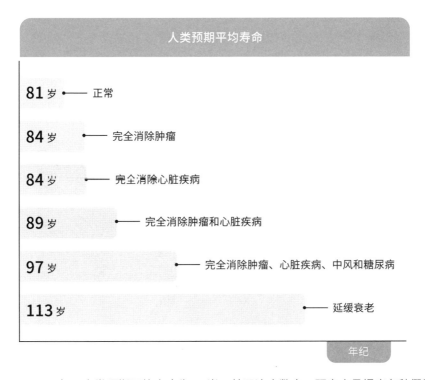

图 2.3 1985 年，人类预期平均寿命为 81 岁。基于这个数字，研究人员提出各种假设，探讨如果完全消除特定疾病，人类平均寿命会有多长。而如果能够像在小鼠研究中那样延缓衰老的过程，人类的平均寿命理论上能够达到 113 岁（修改自：Miller，*The Milbank Quarterly*，2002）

我说这一点，并不是要贬低癌症或糖尿病研究的重要性，而是想肯定用衰老研究作为它们的补充的重要性。

今天，我从《科学》杂志的编辑那里借用了"起点的终点"这一说法，指的是对营养学、遗传学、癌症预防和治疗的研究。然而，在 2003 年，情况还不是这样，所以那时我开始寻找生长基因突变的人，他们能够抵抗与衰老及与年龄有关的疾病。是否在某个地方，有人像长寿的健康小鼠一样，存在生长激素或生长激素受体的缺陷？我写信给以色列的儿科内分泌学家兹维·拉龙（Zvi Laron），他告诉我在克罗地亚克尔克岛上有一群高寿老人患有生长激素受体缺陷［就叫拉龙综合征（sindrome di Laron）］，他们90 岁时还非常健康，没有患上癌症或任何其他疾病。但这些人的数量还不足以确定生长激素受体缺陷是否能让人免于衰老和疾病的影响。幸运的是，2004 年我向哈西·科恩（Hassy Cohen）透露了我这个不太可能的想法，

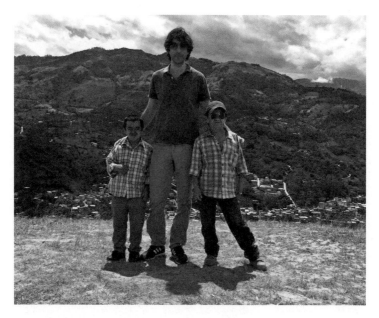

图 2.4　我在厄瓜多尔和两个患有拉龙综合征的人合影。拉龙综合征的特点是生长因子水平低，这导致他们身材矮小。然而，就是这一基因缺陷保护他们免受各种疾病（包括癌症和糖尿病）的侵害，尽管这些人往往没有养成健康的饮食或生活方式

他当时是加利福尼亚大学洛杉矶分校儿科内分泌诊所的负责人，他对我说："你知道谁在研究有这种基因突变的人吗？他叫海梅·格瓦拉（Jaime Guevara），也是一名儿科内分泌学家，多年来他一直在研究生长激素受体基因突变的儿童的生长问题，也就是所谓的 GHRD 儿童。"我简直不敢相信自己的耳朵，完美！我在几小时内就给格瓦拉博士写了信，几个月后我邀请他在洛杉矶做了一次讲座。因为格瓦拉研究的是关于儿童生长，当时他得出的结论与衰老和疾病无关，但他对我说，在他的印象中，生活在厄瓜多尔的 GHRD 人群里没有出现过癌症病例，他们主要居住在该国南部地区的安第斯山脉。2005 年，我去当地见到了这些人，有两件事给我留下了深刻的印象。首先，他们吃得多，且吃得不好；其次，他们总是很开朗，喜欢笑，也喜欢开玩笑。（图 2.4）

　　我以为这个项目进展会很快，以为我们很快就能弄明白，这些人是否也能免受 DNA 损伤和癌症的影响，就像更简单的生物体一样。但事实并非如此。我们花了 6 年时间才找到足够有说服力的数据，在权威科学期刊《科学转化医学》（*Science Translational Medicine*）上发表了我们的研究成果。[5] 我们得出了以下结论。

　　1. 这些有 GHRD 的生长因子水平极低的人对癌症有防御作用。在海梅·格瓦拉追踪他们的时间里，只有一个人死于癌症。兹维·拉龙在中东和欧洲发表了类似的 GHRD 突变者的研究结果。[6]（图 2.5）

　　2. 尽管受 GHRD 影响的个体饮食习惯不健康，不参加体育锻炼，而且通常比他们正常的亲属更胖，但他们血糖水平正常，很少患上糖尿病或胰岛素抵抗（通常是糖尿病的前兆）。就癌症而言，这一发现也很重要，因为高水平的胰岛素和葡萄糖既能加速衰老和癌症的发生，又能促进癌细胞的生存和生长。我们将在涉及不同类型癌症的章节中看到，GHRD 患者特有的低水平的生长因子 IGF-1、胰岛素和葡萄糖可能在癌症的发展过程中起关键作用。

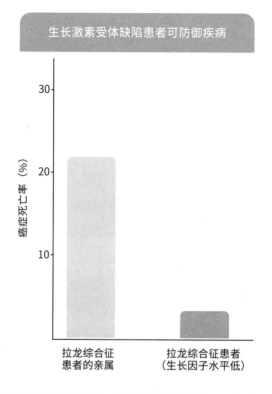

图 2.5 拉龙综合征患者在出生时就有生长激素受体缺陷，因此他们的身材矮小，相比生活在同一家庭、吃同样食物的一级亲属和其他家庭成员，他们罹患癌症和糖尿病的概率更低（修改自：Guevara et al., *Science Translational Medicine*，2011）

　　然而，我们知道期刊不会相信我们的结论，除非我们能够在细胞和分子水平上加以证明。因此，我们将人体上皮细胞（这些细胞产生了包括乳腺癌和前列腺癌在内的几种癌症）置于一种致癌物中，并将其浸泡在GHRD 患者和其亲属的血液中。得到的结果既符合预期又令人惊讶。

　　1. 置于 GHRD 患者血液中的上皮细胞的 DNA 损伤要比浸泡在正常亲属血液中的细胞 DNA 损伤低得多。这符合我们的预期。

　　2. 浸泡在 GHRD 患者血液中，并遭受致癌物质破坏的上皮细胞比浸泡在正常亲属血液中的细胞死得更快。这是我们没有预料到的，尽管我们本该预料到这一点，因为已知 IGF-1 能阻止受损伤的细胞自杀。

换句话说，GHRD 患者会受到保护，首先是因为致癌物造成的 DNA 损伤减少；其次，也是由于那些有可能转化为癌细胞的损伤细胞自杀的可能性更高；还有一部分原因是这类患者血液中的生长因子 IGF-1 水平低。（图 2.6）

我将在后文讨论我发表的另一篇论文[7]，这篇论文表明，接受激素治疗（terapia ormonale）的乳腺癌患者，在采用断食和模拟断食饮食所产生的效果之中，胰岛素和 IGF-1 的减少都起到了关键作用，从而在营养、断食、生长因子与癌症的预防和治疗之间建立了明确的联系。

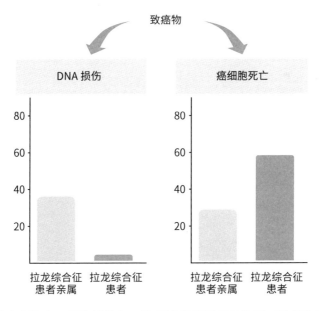

图 2.6　在这个实验中，细胞被放入一种促进肿瘤发展的物质（致癌物）中。可以看出，细胞在与正常血液（拉龙综合征患者亲属）及与生长激素受体缺陷患者的血液（拉龙综合征患者）接触后，表现不一样。细胞在正常血液中会遭受更多的 DNA 损伤，而与在生长激素受体缺陷患者的血液中的细胞相比，正常血液中的癌细胞死亡更少（修改自：Guevara et al.，*Science Translational Medicine*，2011）

总而言之，基因及其突变可以对癌症产生非常强大的抵抗或支持作用，部分是通过引发细胞衰老起作用，部分是通过引起可能有利于肿瘤生长、生存和转移繁殖的突变起效。生长激素和生长激素受体的特定突变或缺陷导致胰岛素和 IGF-1 水平低，并会大幅减少小鼠和人类的癌症发病率。这些结果表明，我们现在可以考虑研发能预防癌症的药物了。在这些药物被研发出来之前，我们可以通过饮食来控制胰岛素和 IGF-1 的水平，也可以控制葡萄糖、瘦素（一种由脂肪组织产生并参与调节身体脂肪的激素）和许多其他导致癌症发生的因素，这或许为我们提供了最有力的预防工具，同时也是治疗癌症的有力盟友。我将在接下来的章节中讨论这一点。

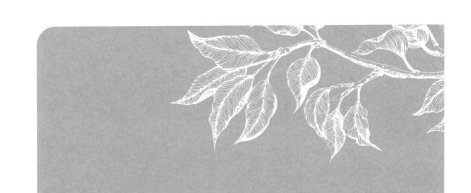

CHAPTER
THREE
第三章

营养、断食与癌症的预防

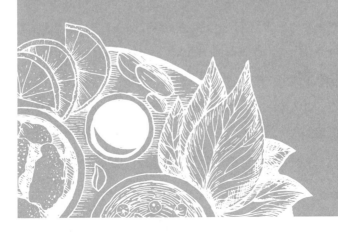

我和团队的研究表明，严重缺乏生长激素的人患癌概率极低。欧洲和中东也有类似的研究，还有其他研究表明，在不改变饮食的情况下，限制热量能够使猴子的癌症发病率降低 50%，表明大多数癌症是有可能预防的，虽然实现这一目标肯定不容易。

我们的目标尽管不应该是预防某种疾病，而是在没有任何疾病的情况下活得久，但在本章中，考虑到那些有癌症遗传倾向的人（家族中有许多癌症患者），还有那些可能无法避免接触某些致癌环境的人（食物或空气中的毒素等），我将讨论癌症的预防。

考虑到以上这两类人，为了预防癌症，我们应该关注两点：第一，食物和其他控制基因的因素，而这些基因反过来又控制着肿瘤；第二，接触可能导致肿瘤产生或使其生长的制剂（致癌物、生长激素、病毒等）。

遗传性癌症

在人的一生中，由于如香烟烟雾、污染、辐射等致癌物会损害 DNA，或由于某些类型的营养不良、肥胖症等，都可能诱发癌症。

在所有的癌症中，5%~10% 的特定基因突变是遗传自父母，这类基因突变会增加患癌概率。目前已发现 50 多种个体易患的遗传性癌症。例如，在有乙醇代谢酶缺陷的人体内，乙醇脱氢酶（enzima alcol deidrogenasi, ADH）不能正常运作。有这种问题的人应该避免饮酒，因为饮酒可能会增加患胰腺癌的风险。这种遗传缺陷在某些人群中非常普遍，亚洲人就易有乙醇代谢酶缺陷，例如日本人。[1]

因此，某些遗传倾向需要人们做出特定的改变，但对于绝大多数人，饮食上的一些改变似乎总是有益的。我将在接下来探讨饮食，特别是某些食物对癌症发病率的影响程度。

断 食

人们问我断食对健康是好是坏时，我通常的回答是断食本身没有任何意义，这就像问吃饭对健康是好是坏一样。进食和断食都可能对健康长寿有好处，也可能有坏处，或者没有影响，但如果在特定的时间让特定的人正确和适当地断食，就会非常有益。

本章的目的是确定最佳和最可行的断食方式，并展示其巨大的潜力。我还会探讨断食的种类，不同种类的断食既可以是积极的也可以是消极的。不过最好的办法还是咨询医生或营养师来得到进一步的指导。我常常读到一些文章，坚称断食有好处，原因是许多宗教会实行断食，以及人类断食已有上千年的历史。然而，我可以用同样的话形容暴饮暴食：祖辈总想让孩子们多吃点，并且我们已经延续这一惯例长达千年，但是今天超过 70% 的美国人和约 50% 的欧洲人都超重或肥胖。还有一个事实是，如果你摄入的食物大多属于素食或鱼素饮食，那么吃得多、吃得勤并不是问题。

此外，我们如果考虑断食，当然是意识到我们进食持续的时间太长了。在一个为期 16 周的实验中，每天断食 14 小时的人（每天在 10~11 小时内进食）实现了减重，一年后也没有反弹。[2] 那些遵循这种饮食模式的人还反馈说他们总体上感觉更有活力，尤其是在早晨；入睡时也不是很饿，而且睡眠更好。然而，如果我们观察那些每天断食 16 小时或更长时间，并在 8 小时或更短时间内摄入食物的人，特别是那些不吃早餐的人，就会发现一些问题。

来自不吃早餐的人的负面影响反馈包括体重增加和胆固醇（colesterolo）上升，罹患高血压、糖尿病、心脏病，还有死亡率上升。[3] 断食的时间长也会增加胆结石形成的风险：与每天断食 10 小时的人相比，断食 16 小时的人患胆结石的概率会增加一倍。[4]

基于这些，我在《长寿饮食》一书中的建议是，每天在 11~12 小时内进食，断食 12~13 小时。我从来没有读到过指出每天断食 12 小时有负面后果的研究，这表明即使这么做会引发问题，概率也极低。

具体就癌症而言，夜间断食会改善血糖和调节睡眠，这两个因素可能会降低癌症复发的风险。例如，2012 年发表的研究结果显示，在 1995—2007 年实行的关于女性健康饮食和生活的一项前瞻性研究（studio prospettico）的样本中，对照每晚断食 13 小时或更长时间的女性，会发现夜间断食时间短（每晚不超过 13 小时）与乳腺癌复发的较高风险（36%）有关。如果有乳腺癌家族病史或已经罹患乳腺癌的女性，或许可以考虑将夜间断食的时间延长到 13~14 小时。

因此，每天断食 12~14 小时是一个简单可行的方法，这可能降低乳腺癌复发的概率。这一现象可能的部分原因是每日断食能够降低血糖水平和胰岛素水平，但也可能是由于断食能够减少 IGF-1 和其他生长因子的数量。除此之外，患 2 型糖尿病和心血管疾病的风险也可能降低。

长寿饮食预防癌症

癌症也许是最有代表性的与年龄增长挂钩的疾病，因为癌症依赖的一些因素极受衰老过程的影响：DNA 损伤、炎症、免疫系统功能衰退等。因此，与其他疾病的预防相比，癌症的预防更多与延迟衰老过程和激活抗衰老策略的可能性有关。出于这一原因，本章的重点将放在预防癌症，内容基于我在《长寿饮食》中描述的长寿饮食法，略有修改。

我在前文已经阐述，长寿饮食基于长寿的五大支柱，即基于不同的科学和医学领域，以确保饮食建议具有深厚的基础，延长健康寿命的概率更高。长寿饮食的目标，是要从原本局限在单一研究或单一领域（如流行病学研究）的观点转变为基于所有研究支柱给出建议，并且这些建议在未来的几十年可能会发生重大变化。

年轻态学研究

为免与衰老过程（老年学）研究的概念混淆，我提出了"年轻态学"这个术语，专注于研究如何保持年轻和健康。为什么小鼠在中年或 12~18 个月大的时候会得癌症，而人类在 30~40 岁之前确诊癌症的情况却很少见？原因是小鼠和人类被两种完全不同的长寿程序控制：长寿程序确保小鼠在一年多点的时间内保持年轻和健康；而人类只要有繁殖的可能性，就会被长寿程序保护得更久，即 30~40 年。由此可见，首先，癌症不是不可避免的；其次，通过延缓衰老，我们可以推迟癌症的发生，并在许多情况下避免患癌。

长寿饮食法

采用充足的低蛋白饮食方法

我们知道，IGF-1 和 S6K-TOR 等生长基因与细胞增殖有关，也和癌症等与衰老有关的疾病相关。我们还知道，可以通过摄入蛋白质或某些氨基酸来激活生长基因。因此，充足的蛋白质含量低的饮食会延长小鼠的寿命，这一结果并不令人惊讶。[5]一旦肿瘤保持稳定，低蛋白摄入也可能限制某些肿瘤的生长和存活，例如小鼠体内的黑色素瘤和乳腺癌。[6]成年人蛋白质摄入量应限制在每千克理想体重对应 0.8 克蛋白质，超重或肥胖的人如果要计算正确的蛋白质摄入量，所依据的体重应介于实际体重和理想体重之间。任何改动都应该由医生与营养师根据患者年龄、营养状况、体力活动和其他生理及临床参数给出建议。我们在流行病学研究中已经发现，采用低蛋白饮食的人（低于每日热量的 10%）患癌的风险，只有采用高蛋白饮食的人（超过每日热量的 20%）的四分之一。[7] 事实证明，只有 65 岁及以下的人符合这一规律，他们在接受第一次访谈后被追踪了多年。但 66 岁以上的人情况则不同，换句话说，我们没有在采用低蛋白饮食的八旬老人身上观察到与采用低蛋白饮食的成年人相同的好处。这并不意味着八旬老人应该采用高蛋白饮食，但可能更适合适度摄入种类更广泛的蛋白质来源（豆类、种子、坚果、鱼、鸡蛋、酸奶等）。

保持低血糖水平，但不要过低

糖类已经取代脂肪，成为最被妖魔化的营养物质。与蛋白质一样，糖类和碳水化合物（carboidrati）不应遭受猛烈的批评，相反，应该限制而不是避免的，是过量摄入糖类和精制碳水化合物，如面食、米饭、面包、土豆等，这样才能在不激起高胰岛素水平或促进脂肪累积、胰岛素抵抗（这会进一步导致血糖升高和脂肪累积）的情况下提供营养。许多精制碳水化合物（如土豆和面包）会导致血糖立即升高，效果类似食用糖。高血糖水平不仅会导致体重增加、降低胰岛素功能，还会加速衰老，这一过程既可以通过直接作用于细胞达到，也可以通过胰岛素行为实现。

低脂肪还是高脂肪，低碳水化合物还是高碳水化合物？

继脂肪被妖魔化后，人们都倾向选择无脂肪或低脂肪的食品，而超重和肥胖的人数却空前增加。接着，近几十年，抵制脂肪的运动已被抵制碳水化合物的运动所取代，同时，许多国家居民的体重也呈现了类似增长：在美国，几乎每四个人中就有三个超重或肥胖。全球范围内，起初很多人采用低脂肪、高碳水化合物的饮食，积累了大量的脂肪；后来转而采用低碳水化合物、高蛋白和高脂肪的饮食，超重和肥胖纪录再创历史新高。因此，最能影响癌症发病率的解决方案不是像许多记者所认为的那样，仅仅用"低脂肪"或"低碳水化合物"这两个词就可以概括，而是一个相对复杂的解决方案。我将在本章末尾介绍这一方案，其中包括摄入大量的健康脂肪（坚果、橄榄油、鲑鱼等）、充足的低蛋白（见上文）和相对丰富的碳水化合物（约占每日热量的 60%），其中碳水化合物主要来自蔬菜和豆类，但也来自一定数量的面食、米饭、土豆等。

我和团队在米兰和洛杉矶开设的诊所不仅致力于提高人们对理想饮食的认识，还会建议他们践行健康的生活方式，同时我们也关心这种生活方式的可行性，或者换句话说，人们能在多长时间内真正地努力遵循我们的建议。相对于限制摄入淀粉（amido）类食物和精制碳水化合物（如大米和意大利面），完全禁止摄入或全部替换为全谷物食品或许益处更大，但绝大多数人很难坚持没有淀粉类食物或精制碳水化合物的饮食方式，容易半途而废。因此，最好的办法是：首先，减少摄入会导致血糖快速升高而营养成分有限的食物，如土豆、大米、面包，让血糖、胰岛素、体重和腰围保持在理想的范围内，并最大限度降低癌症和其他疾病发生的风险；其次，允许人们充分摄入一些淀粉含量高的食物，这样人们仍然可以从进食中获得乐趣，并且能够终身坚持长寿饮食的各种变动。（图 3.1）除了给出这些指示，我们的营养学家还试图了解每个人的喜好，为他们制订饮食方案，尽量不改变他们的饮食习惯，同时让他们的饮食习惯符合上述标准，我将在本章的最后总结这些标准。

与癌症发病率有关的食物

坚 果

据一项针对 11.8 万人（包括女性和男性）的研究显示，大量食用坚果（每周最多 5 份）是有益的，可以预防包括癌症在内的多种疾病。[8] 这项研究历时 30 年，成果发表在《新英格兰医学杂志》上，指出每天至少食用约 3 汤匙坚果，可以降低罹患包括癌症在内的最常见致死疾病的风险。

另一项非常新的元分析（即研究与某一特定主题相关的所有文章）研究了 43 篇关于患癌风险的文章和 9 篇关于癌症死亡率的文章，证实了上述

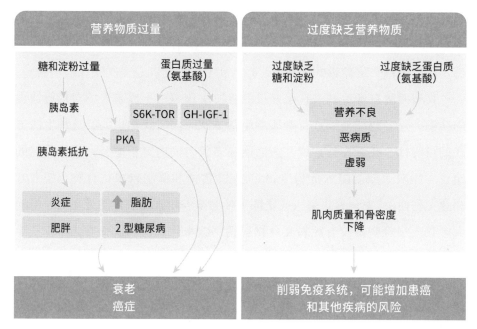

图 3.1　糖类和蛋白质过量和不足都会增加患癌的风险。糖类（包括从淀粉中提取的糖类）和蛋白质（氨基酸）会激活促进衰老和与年龄有关的疾病的基因。这些促进衰老的基因被称为 PKA（由糖类激活）、S6K-TOR 和 IGF-1（由蛋白质激活）。从生理学的角度来看，糖类会使胰腺产生、分泌和循环胰岛素，使葡萄糖进入细胞。如果过量，会导致胰岛素抵抗（即细胞对胰岛素的敏感性降低，使得葡萄糖从血液进入细胞的能力降低），导致血液中的葡萄糖浓度过高，从而导致炎症、脂肪增加和 2 型糖尿病，总之就是导致与衰老有关的疾病。这些蛋白质激活了促进衰老的基因 S6K-TOR，提高了生长激素（GH）和 IGF-1 的水平，这反过来又增加了细胞增殖，包括癌细胞的增殖。相反，过度缺乏糖类和蛋白质会诱发营养不良，导致体重、肌肉质量和骨密度下降。所有这些都会削弱免疫系统，从而削弱对癌症的防御能力

结论。每天食用 5 克坚果与癌症整体风险降低 3%、胰腺癌风险降低 6%、结肠癌风险降低 25% 以及癌症相关死亡率降低 4% 有关。[9]

　　然而，需要注意坚果可能受到黄曲霉素的污染。黄曲霉素是一种由霉菌产生的毒素。这就是为什么必须控制坚果的质量，并保证理想的储存条件。此外，容易过敏的人应注意坚果中的潜在过敏原。

大豆的利与弊

大豆是与预防癌症和潜在致癌作用相关的食物之一。最近一项元分析研究了不同国家（中国、美国、日本、英国、荷兰、瑞典、法国和新加坡）的乳腺癌患者，结果显示，食用大豆与乳腺癌发病率之间没有关联。[10] 不过，摄入大豆异黄酮［源自植物的物质，与雌激素（estrogeno）、性类固醇激素相似］与乳腺癌风险的降低有关[11]，但这种保护作用的机制尚不明确。异黄酮和雌二醇（一种由卵巢产生的雌激素，在生殖系统功能中起作用）相似，这可能是异黄酮对激素依赖性癌症有防治效果的原因。这一假设的依据是，如果大豆异黄酮附着在受体上，人类的雌激素就不能进入受体，不能在生殖系统发挥作用，从而降低癌细胞生长的潜在可能性。需要注意的是，这种作用主要表现在亚洲女性身上，她们从小的饮食中就富含大豆异黄酮，其他族群则不多见这种现象。

总而言之，我对来自普遍食用大豆的族群中的女性的建议是，摄入大豆要与摄入其他豆类配合，并主要食用纯大豆，而不是豆腐等大豆的衍生制品，因为这些加工食品通常含有大量的盐。此外，不习惯吃大豆的人应该限制大豆摄入，并注意过敏和不耐受现象。

饮酒与癌症

乙醇（酒精饮料中的无色挥发性液体）对健康既有益也有害，大量乙醇对身体尤其有害。酒精可以减少某些维生素的吸收，提高雌激素水平，间接增加患乳腺癌的风险[12]，尽管适度或偶尔饮酒增加的风险很低[13]。酒精的其他负面影响来自它在发酵过程中产生的某些物质（亚硝胺、石棉纤维、酚类和碳氢化合物），或与烟草结合使用时可能导致癌症。[14]

尽管适度饮酒对健康和长寿有好处，但不喝酒或不喜欢喝酒的人不应为此特意喝酒。事实上，酒精和癌症之间存在着联系。

1.美国卫生与公众服务部的国家毒理学计划将酒精列为人类致癌物。

2. 据美国国家癌症研究所的研究，轻度至中度饮酒可能会增加上消化道（口腔、咽、食道、喉部）癌症，以及肝癌和乳腺癌的风险。[15]

3. 饮酒对第二原发性肿瘤（即患过癌症的人产生的新肿瘤）似乎也有害，至少对上消化道而言是有害的。[16]

然而，饮酒和癌症发病率、疾病导致的死亡率之间的关系非常复杂。人们都知道大量饮酒对健康有害，而适度饮酒可能对健康有益。已经确定的有以下三点。

第一，饮酒与卵巢癌、子宫内膜癌和膀胱癌之间关系的数据并不一致，所以无法得出统一结论。不过，一些元分析证实，与几乎不饮酒的人相比，酗酒者（例如每天喝半升以上的红酒）患胃癌的风险高出 20%。中度饮酒者，即每天喝 1~4 杯的人，患癌风险为零。[17] 饮酒与患前列腺癌的关联度相对不那么高，患癌风险随着酒精摄入的增加而增加。例如，一项对 572 项不同研究开展综合分析的元分析显示，与从不喝酒或不常喝酒的人相比，中度饮酒者患前列腺癌的风险高出 6%，而重度饮酒者患前列腺癌的风险则增加 9%。[18]

第二，令人惊讶的是，较高的酒精摄入与较低的患甲状腺癌、非霍奇金淋巴瘤［Linfomi non-Hodgkin（NHL），影响白细胞的一种血癌］和肾细胞癌［carcinoma a cellule renali（RCC），肾癌］的风险相关。[19]

第三，最近的一项研究表明，每周饮酒少于 4 个单位*，患癌或死亡的总体风险最低。[20]

基于上述内容及《2015—2020 年美国居民膳食指南》，每天适度饮酒量为女性约 17 毫升，男性 28 毫升。我则建议每周饮酒 3~5 个单位，相当于从周三到周日，每天喝一杯葡萄酒或一罐啤酒。这一建议不适用于有

---

* 一个标准饮酒单位为 10 克酒精。

乙醇脱氢酶（消化酒精）遗传缺陷的人，该人群应该避免饮酒，以防患癌（特别是胰腺癌和食道癌）风险上升。[21]

有机食品和癌症

人们对有机食品的需求日益增长，是由于其对健康有益。为证明这点，近期有一项研究对 6.8 万名参与者做了长达 5 年的跟踪调查，结论是摄入有机食品患癌概率会降低 25%，对乳腺癌和淋巴瘤的影响尤为突出。[22]

得出这一结果的部分原因可能是相对于常规食品，有机食品含有农药残留物的可能性更低，例如常规作物中的农药残留物可能比有机作物中的农药残留物高 4 倍，有毒金属镉的浓度也更高。[23] 接触杀虫剂与患甲状腺癌的风险增加有相关性。[24] 此外，人们在妊娠期或是孩童在幼儿期接触的各种形式的化学制剂（如驱蚊剂或杀虫剂）与儿童白血病有相关性，所以在家里也应该减少使用杀虫剂。[25]

除了农药含量高，非有机食品中其他致癌元素的含量也可能较高。一项研究收集了美国 9 个地区的常规牛奶和有机牛奶的样本，分析了农药、抗生素和激素［牛奶激素（bGH）、IGF-1］的含量。结果显示，有机牛奶中不存在农药和抗生素，而普通牛奶中的许多残留物超过了法律规定的数量。就 bGH 和 IGF-1 的平均浓度而言，在普通牛奶中，二者含量分别比有机牛奶高 20 倍和 3 倍。[26] 因此，我建议读者尽可能选择有机食品。

抗生素和癌症

抗生素是人类和动物主要对抗细菌感染的药物。抗生素使用过量的原因有二：第一，医生开的处方过量使用抗生素；第二，从食物中吸收过量抗生素，而食物来源是采用密集饲养模式的动物。一项大型研究以 300 多万没有癌症史的人为样本，调查了抗生素使用情况和不同类型癌症的关系。结果显示，处方使用的抗生素数量越多，癌症发病率越高。数据显示，抗生素使用与内分泌癌、前列腺癌、乳腺癌、肺癌、结肠癌和卵巢癌（降序排列）有着尤其密切的关系。[27] 正如我们在上文中所见，选择有机食品也很重要，因为有机畜牧业在饲养过程中禁止使用抗生素、激素和药物。[28]

用断食和模拟断食饮食预防癌症

如前所述，在没有特殊情况和家族病史的情况下，为预防疾病，理想断食时间段是晚餐和第二天早餐之间的 12 小时。一项借助手机应用程序完成的临床研究观察到，如果每日进食时间达到 15 小时或更长时间，会对体重、睡眠和能量水平产生负面影响。[29] 相反，当进食时长被限制在 11 小时之内时，研究观察到了断食对体重、睡眠和能量水平的积极影响。除了每天 12~13 小时的断食，人们还应考虑定期实践模拟断食饮食法。一些临床研究表明，为期 5 天的低热量、低蛋白、低糖、高脂肪的植物性饮食（dieta a base vegetale）可以有效降低风险因素和肿瘤标志物，包括 IGF-1、胰岛素、瘦素、葡萄糖，还能减少腹部脂肪和减小腰围。[30]

患者的故事与经历

克里斯蒂娜·维拉，瓦尔特·隆哥基金会诊所项目主任

克里斯蒂娜·维拉一直努力保持健康，并非常谨慎地遵循正确的生活和膳食"指南"：不过量饮食，吃素且近乎素食，实践断食，不吃早餐和午餐；几乎每天都练瑜伽，坚持徒步，保持旅行的习惯长达 20 年，将旅行理解为一种打开心胸的体验。

然而，在 2014 年，克里斯蒂娜得了一种名为白癜风的疾病，她的皮肤会成片地脱色，后来她又被诊断出桥本甲状腺炎，这是一种攻击甲状腺的自身免疫性疾病。2016 年，克里斯蒂娜被诊断出乳房中存在一个潜在恶性 B3 型病变，她第一时间做了手术，那是一个发展很快的良性肿瘤，幸运的是在早期就被发现了。

在克里斯蒂娜开始实践长寿饮食和模拟断食饮食的组合后，她的甲状腺开始正常工作，皮肤上的斑块逐渐消失，也没有再出现新的肿瘤征兆。克里斯蒂娜所遵循的长寿饮食法是为她量身定制的，她在我们基金会诊所的营养师罗米娜·伊内斯·切尔维尼的监督下，每年至少进行 4 次断食。

"我意识到我摄入的蛋白质不足，也许，我过度摄入了大豆。在洛杉矶，我每天都喝无咖啡因的豆奶卡布奇诺，甚至一天喝好几杯，我记得这让我的肠胃出现问题，而当我回到意大利并停止饮用豆奶卡布奇诺时，问题就不见了。从那时起，我一直努力按照祖辈的饮食习惯吃东西，尽管旅行时我喜欢尝试新鲜事物。这是我从长寿饮食中学到的知识。"克里斯蒂娜是一个典型的例子，说明许多人自认为健康的食物成分或饮食方式可能导致过敏，甚至可能导致自身免疫力不足及营养不良。因此，人们需要咨询真正的专家。

长寿饮食和癌症的预防

长寿饮食是一种为了让人们活得健康长寿的饮食策略，它的制订基于长寿的五大支柱。[31]

1. 以素食为主（但不只是素食），即尽可能避免动物性食品，每周补充鱼肉 2~3 次。选择 Omega-3、Omega-6 和维生素 B_{12} 含量高的鱼类和水产品（鲑鱼、凤尾鱼、沙丁鱼、鳕鱼、鲷鱼、鳟鱼、蛤蜊和虾）。注意鱼肉的质量，选择汞含量低的鱼。

2. 如果你的年龄在 65 岁以下，请保持低蛋白质摄入（每千克体重对应 0.8 克蛋白质摄入）。这意味着体重 59 千克的人每天要摄入 40~47 克蛋白质，体重 90~100 千克的人要摄入 60~70 克蛋白质。蛋白质的主要来源有豆类（鹰嘴豆、豌豆和其他豆科植物），还有油籽（南瓜籽、芝麻、亚麻籽）、坚果（核桃、杏仁、榛子等）和低汞鱼。如果你的年龄在 65 岁以上，应该略微增加蛋白质的摄入量，增加更多的鱼、蛋、白肉及山羊和绵羊奶制品，以保持肌肉质量，增加营养摄入。

3. 尽量减少来自动物（肉类和奶酪）和植物的饱和脂肪，糖类同理，尽可能多地摄入优质脂肪和复合碳水化合物。食用全谷物、大量蔬菜（番茄、西蓝花、胡萝卜、豆类等）及大量橄榄油（每天 3 汤匙）和坚果（每天 28 克），注意避免对食物（番茄、坚果、茄子等）的不耐受和过敏。

4. 确保你的饮食中含有大量的维生素和矿物质（minerali），此外还要每 3 天服用一次多种维生素补充剂。理论上，富含蔬菜、鱼、坚果和全谷物的饮食是理想的方式，但现实表明大多数人的饮食都缺乏这些成分，服用补充剂或许有所帮助。我建议服用知名公司生产的多种维生素，至少含有维生素A、维生素D、维生素E、维生素K、镁（magnesio）、钙或钾（potassio）。我建议每 2~3 天服用一次，最大限度降低毒性作用的可能，同时避免因缺乏某种维生素或矿物质而出现营养不良。

5. 从上面列举的这些食材中，选择你的祖辈经常食用的健康食物。

6. 根据你的体重、年龄和腰围，同时视你能做到的程度，决定一天吃两餐还是三餐。如果你超重或容易发胖，每天吃两餐：早餐和午餐或晚餐，再加上一份低糖（少于 5 克）的零食，以及补充低于 100 卡的热量，以代替省略的那一餐。如果你的体重正常或容易减重，再或者你超过 65 岁且体重正常，则每天吃三餐，外加一份低糖（可以少于 3 克，最多 10 克）零食，补充低于 100 卡的热量。

7. 将一天所有的进食时间控制在 12 小时内。例如，在早上 8 点后开始进食，晚上 8 点前结束进食；睡觉前的 3~4 小时内不要进食。

8. 根据需要，考虑每年执行 2~12 次模拟断食饮食。

9. 最好选择不含农药残留和抗生素的有机食品。

10. 非风险人员每周最多饮用 3~5 杯葡萄酒（最好是红葡萄酒）或啤酒。

11.坚持体育锻炼，下一章我会专门讨论体育活动在预防癌症中的作用。

感谢意大利巴勒莫大学外科、肿瘤科和牙科学部应用食品科学副教授马里奥·米里索拉对本章写作的贡献和审校。

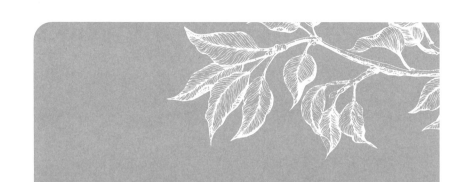

运动和体育锻炼在预防及
治疗癌症中的作用

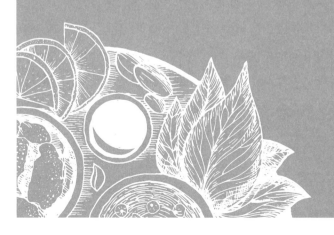

运动可以延年益寿

就像长寿饮食和断食一样，运动，特别是体育锻炼会引起人体几乎所有系统的变化，从而影响细胞衰老及 DNA 损伤、癌细胞的生存和生长。[1]

世界卫生组织（Organizzazione Mondiale della Sanità, WHO）最新指导方针指出，要尽量避免久坐。[2] 事实上，坐或躺是我们健康的风险因素，因此建议所有人都参与体育锻炼。

为了改善健康状况，遏制肿瘤发展，人们既需要有氧运动（esercizio aerobico），也需要无氧运动（esercizio anaerobico）。

"有氧"指一种代谢方式，即细胞使用氧气和葡萄糖来产生能量。有氧运动的强度越大，对我们的身体越好，死亡的风险就越低。

当运动强度，也就是疲劳程度大幅增加，细胞代谢便不再以有氧代谢为主，而是变成以无氧代谢为主：细胞接受的氧气不足，转而采用不同的代谢途径来产生能量，主要用肝脏中形成的碳水化合物储备糖原（glicogeno）。

因此，人们既需要有氧运动，如步行、跑步、骑行，也需要锻炼并保持肌肉力量的运动，例如有针对性地锻炼上肢和下肢（屈膝、有适当阻力和超负荷的运动）。这是因为随着年龄的增长，特别是从 40 岁左右开始，肌群和肌肉力量都会明显下降。

我将在本章探讨如何利用运动来达到理想的长寿状态，并帮助预防癌症。随后，我将陈述体育锻炼和癌症相关的前沿技术，包括预防和治疗两方面，并尝试为每个人指出正确的"剂量"。

如何通过体育锻炼实现最佳长寿效果

我列出了帮助普通人实现健康长寿的准则，这些准则取自《长寿饮食》一书，并结合了最新的国际指导方针。[3]

保持活动

最好的办法是试着经常打断坐姿，将"主动休息"加入日常。例如，可以养成步行上班的习惯，甚至在起身离开办公桌时短暂地走几分钟。

每周至少开展 150 分钟的中等强度有氧运动（每天少于 25 分钟的中等强度运动）或每周 75 分钟的高强度运动

也可以将中等强度运动和高强度运动结合。一项有氧运动略微提高心率和呼吸频率时，我们就认定其是中等强度运动。在中等强度运动时，人仍然可以说话，但不能唱歌，而高强度运动时，人甚至连说话都相当困难。运动强度可以通过测量心率来精确量化。

有氧运动种类繁多，其中步行是最常见的，不过根据个人喜好和方便度，人们可以选择跑步、游泳，或在不能外出时使用室内运动自行车。还可以骑行、将园艺活动或体力劳动等作为爱好，甚至做家务也算有氧运动。

每周至少两次肌肉强化运动

所有的肌肉强化运动都有迅速导致肌肉疲劳的特点。换句话说，只需重复数次（1~20 次）肌肉强化运动，疲劳就会使人难以继续。典型的肌肉强化运动是借助器械或健身中心的杠铃、哑铃所做的运动。有一点必须注意的是，不同年龄段的人适合的运动类型不同。65 岁以上人群最好咨询专家，找到适合当前年龄的不那么极端的肌肉强化运动（如较轻的重量）。事实上，人们也可以自由进行肢体运动，或使用弹力带等简单工具。除了强化肌肉，这类体育锻炼还能增加肌肉质量，增强骨骼强度，从而避免骨量减少（osteopenia）和骨质疏松症（osteoporosi，一种以骨骼结构变化为特征的疾病）。身体健康状况不佳的人士也可以在日常活动中进行肌肉强化运动，例如上下楼梯、走路爬坡、提购物袋等重物。

关节灵活性训练

我们需要把身体想象成一辆汽车，它不能长期停在车库里，但如果行驶里程太长也会损坏。因此，我们必须避免可能损害关节的过度活动。美国国家运动医学院的指南中，提到了维护关节活动能力的运动。[4] 该组织认为这些运动对保持关节的活动范围至关重要。指南建议每周至少有两天进行主要肌群的灵活性练习，同时配合有氧运动和强化运动。不过最有益的是在日常锻炼中维护关节。

促进关节灵活性的练习有很多，但可以分为动态练习和肌肉拉伸练习两个类型。动态练习包括上肢的摆动和转动，头部或躯干的侧向弯曲和旋转。肌肉拉伸包括头部侧向左右侧，并保持每个姿势至少十几秒。在实践这些动作时，建议将肌肉拉伸到轻微不适的程度，并保持每个姿势 10~30 秒。我建议对每个主要肌肉群进行几组灵活性练习。

用轻度到中度的有氧运动激活肌肉组织后，灵活性练习是最有效的。

蛋白质消耗和肌肉量

我们在锻炼肌肉后感到疼痛是因为肌肉受损，而从食物中获得的蛋白质可以重塑肌肉。理想的蛋白质摄入量是每餐至少 30 克，再加上一些碳水化合物[5]，需要在举重等耐力训练（esercizio di resistenza）后 2 小时内食用。如果摄入的蛋白质是植物来源，摄入量可能需要增加 50%。[6]

水和矿物质

运动时，身体会消耗水分和矿物质，如钠（sodio）、氯（cloro）、钾和镁，为了不损害健康，特别是心脏健康，必须补充水分和矿物质。有效的水分摄入量为每天补充 2~2.5 升水。

总　结

1. 避免每次坐的时长超过一个小时，用几分钟的体育活动来打断久坐的状态。

2. 走楼梯代替搭乘电梯和自动扶梯，每天至少步行一小时。

3. 每周至少进行 150 分钟的中度运动或 75 分钟的高强度运动。

4. 每周两次练习肌肉强化和关节灵活性。

5. 周末安排长距离散步，尽量避开有污染的地区。

6. 为了最大限度地增肌，在安排相对高强度的举重训练后两小时内，至少摄入 30 克蛋白质。

7. 适量补充水分。

体育锻炼与癌症治疗

锻炼对接受癌症治疗的患者也有重要作用，例如在治疗过程中提高药物的有效性、控制不良反应、减少患其他疾病的风险。[7]（图 4.1）

体育锻炼对癌症产生影响的机制尚不明确，但可能与葡萄糖和胰岛素

锻炼　　抑制肿瘤的　　对抗癌治疗　　长期来看减　　减少转移病
　　　　发展　　　　有积极作用　　少不良反应　　灶的形成

图 4.1　运动的重要性：（1）预防癌症；（2）在治疗期间，增加对药物的耐受性；（3）在随后的长期治疗中减少不良反应，预防复发；（4）在癌症可能转移的过程中，降低患其他疾病的风险，甚至在晚期患者姑息治疗期间，增加患者对治疗的耐受性，降低身体损耗（修改自：Hojman et al.，*Cell Metabolism*，2018）

水平降低有一定关系，而后两者又会导致体重下降。一项元分析研究了不同的运动干预对胰岛素、IGF-1 和脂肪素（一种从脂肪组织中产生的激素）的影响，该研究分析了 18 项不同研究中的 618 名患者，结论是体育锻炼只能降低胰岛素水平。[8]

通过体育锻炼预防癌症

体育锻炼有助于降低患癌风险，许多研究记录了体育锻炼与癌症发病率在人口层面上的反向关系。例如，世界各地 73 项研究的流行病学数据表明，与不怎么运动的女性相比，运动量大的女性患乳腺癌的风险降低了 25%。[9] 很多研究也已经确定了运动在降低其他多种癌症风险方面的作用，包括肺癌、子宫内膜癌、结肠癌、肾癌和前列腺癌。[10]

最近一项研究调查了近 1.5 万名 40~79 岁的英国男性和女性，结果表明在中年时期坚持体育锻炼，对身体健康影响巨大。研究人员观察到，从久坐的生活方式转变为每周至少进行 150 分钟的适度运动，即世界卫生组织建议的最低运动强度，与全因死亡风险下降 24%、癌症死亡风险下降 11% 相关，所有研究参与者都从运动中受益，包括在参加研究前患有严重慢性疾病，如心脏病或癌症的人。[11]

例如，利用通勤加强体育锻炼，减少工作中的久坐时间，以及鼓励专业性和娱乐性的体育活动，也可以成为预防癌症，特别是结肠癌的有效策略。[12] 2019 年，美国马里兰州巴尔的摩市的约翰斯·霍普金斯大学医学院的研究团队在科学期刊《癌症》（Cancer）上发表了一项研究，研究数据分析显示，在调查开始时进行高水平锻炼的人患肺癌或结直肠癌的风险明显低于久坐的人，其中患肺癌风险降低 77%，患结直肠癌风险降低 61%。此外，在肺癌患者中，从事体育活动的患者死于肺癌的风险要比不从事体育活动的患者低 44%。在结直肠癌患者中，坚持体育锻炼的患者的死亡率要比不参加体育锻炼的患者低 89%。[13]

给癌症患者的建议

我们建议患者向有治疗癌症患者经验的运动专家寻求指导，因为运动可以帮助减轻包括疲劳和恶心等在内的化疗和放疗（radioterapia, PORT）的不良反应。此外，体育锻炼可以促进患者的身体功能在手术和放疗后尽快恢复，提高患者的生活质量。患者可以在结束治疗后继续坚持体育锻炼，以改善癌症特异性生存率和总体生存率。

除了选择最合适的体育锻炼方式，选择合适的运动强度也很重要。建议循序渐进，关键是永远不要完全停止运动。即使减少锻炼的频率和强度，也能相对容易地保持已取得的成果，而长期中断运动则会前功尽弃。[14]

通过体育锻炼优化癌症的预防和病后恢复

美国国家运动医学院和包括美国癌症协会在内的其他 16 个组织，经整理及归纳大量研究，为癌症患者制订了一个真正的指南。[15] 以下是指南的摘要。

- 请务必与医生保持沟通，确保锻炼活动适合您的身体状况。
- 在治疗期间和治疗后安排合理且安全的体育锻炼。
- 避免缺乏运动和久坐不动。
- 治疗结束后尽快恢复正常活动。
- 逐渐达到推荐的体育锻炼水平，尽量不要长期停止体育锻炼。
- 建议每周至少安排 90 分钟中等强度的有氧运动（步行、跑步、骑行、跳舞等）。或者可以每周安排 45 分钟高强度有氧运动，也可以安排中等强度和高强度的组合运动（例如 60 分钟的中等有氧运动和 15 分钟的高强度有氧运动）。在此基础上，建议每周至少增加两次肌肉力量和灵活性锻炼。

• 与有经验的人士确定运动训练的方式，特别是在自身由于治疗存在导管或结肠造口（即通过手术将大肠改道，与腹壁上的一个开口相连），运动受限的情况下。

将锻炼作为术前准备

近年来，研究[16]开始关注从癌症确诊到开始治疗或手术之间的艰难时期：术前康复。术前康复尝试通过运动处方、饮食调整、心理支持来增强人们的身体和心理健康，为癌症治疗做好准备。术前康复还包括充分锻炼，可以增强治疗效果、提高癌症生存率。术前康复是一种发展身心复原力的干预形式，促进患者激发对自身资源的掌控感。对肺癌患者而言，运动可以减少术后并发症，缩短住院时间。此外，适当的术前运动可以使之前不能接受手术的患者达到手术标准。[17]

治疗期间的运动

过去，人们没有将运动看作癌症治疗的重要部分。彼时，许多医疗中心和医院都认为，正在接受化疗和其他毒性疗法的癌症患者应该避免一切运动。然而，早在 1989 年，一项针对 45 名接受辅助化疗（chemioterapia adiuvante，即手术后的化疗）的 II 期乳腺癌［癌细胞只扩展到乳房或附近的淋巴结（linfonodi）］女性的随机试验就表明，10 周的有氧运动不仅提高了患者抗癌需要的体力，改善了身体状况，还减少了化疗引起的恶心。这项开创性的研究表明，有氧运动可行、安全，且对接受化疗的患者有益。[18]

从那时起，各项研究仔细地记录了运动对接受化疗或放疗的各类癌症患者的积极影响。[19]

在抗癌治疗期间，运动可以起到短期和长期效果。短期内，运动会让血流量增加和体温上升，在压力条件下激活交感神经系统（sistema nervoso simpatico），调节激素，增大癌细胞的细胞损伤。

如今，人们逐渐接受了运动可以减少癌症治疗的不良反应，有助于化疗、放疗和术后恢复这一观念。对乳腺癌、结肠癌和前列腺癌幸存者的观察研究显示，患者的运动状况与癌症特异性死亡率降低关系很大。此外，随着运动量的增加，癌症幸存者的全因死亡率也会下降。

癌症幸存者所需的运动量和运动强度似乎因肿瘤类型而异。例如，根据我们的健康长寿指南，每周步行 3 小时可降低乳腺癌的死亡率，每周步行 6 小时可降低结肠癌的死亡率。[20]

最后，即使疾病发展和癌症治疗导致身体机能下降，体育锻炼对晚期癌症患者仍有益处。例如，对接受雄性激素（即男性性激素）剥夺疗法治疗晚期前列腺癌的男性，体育锻炼可能会改善性功能障碍。[21]

基于目前的认知，人们可以将运动看作癌症治疗不可缺少的一部分。主管医生负责在开出癌症常规疗法的同时开出运动处方，患者则在医院中完成需要的运动。此外，患者身体状况的客观观测数据，应该被用于调节癌症干预进展，以便为其制订体育锻炼方案和正确的训练负荷。

热那亚的临床研究案例

我们在热那亚圣马蒂诺综合医院开展了一项临床研究，其中一部分研究侧重于肌肉锻炼。[22] 在整个研究过程中，我们会指导患者采取在模拟断食饮食的两个周期之间应遵循的饮食方案，以确保其按照国际标准摄入分量正确的蛋白质（主要来自豆类和桃子）、必需脂肪酸、维生素和矿物质。我们还要求患者每天参加轻中度（20 分钟）的肌肉锻炼，以加强肌肉质量和力量。我们计算了人体相位角（angolo di fase），这一数值可以用专门仪器测量生物电阻抗得出，是一种评估身体成分（脂肪量和去脂体重）的方法。[23]

我们特别建议患者遵循阿里安娜·阿瑞吉（Arianna Arrighi）教授设计的锻炼法，包括每周至少运动 3~4 次，每次练习 30~40 分钟（最好是在正餐前 1~2 小时）。

由疾病或其他原因导致存在肌肉和骨骼问题的患者需要特别注意，要量力而行，并向专业人士咨询具体建议，了解哪些运动可以做，哪些运动应该避免。如果突然或逐渐感到疼痛，或是有其他运动障碍时，应立即停止推荐的运动。原则是在做这些运动时没有疼痛感。

我们观察到，遵循我们给出的饮食和运动建议的患者维持住了体重及握力，而握力可以直接体现患者的上肢力量。此外，在对乳腺癌患者开展激素治疗的周期内，配合肌肉锻炼和模拟断食饮食，患者的肌肉功能和肌肉质量都有所增加，而脂肪量减少了。[24]

总之，体育锻炼和肌肉训练应该是以长寿为目标的生活方式和癌症治疗的一部分，因为它们能够影响一个人的身心健康，还能引发血液成分的变化，例如降低葡萄糖和胰岛素水平，进而可能减弱癌细胞的生存和生长能力。

感谢骨科医生和按摩理疗师安娜丽莎·阿瑞吉（Annalisa Arrighi）和瓦尔特·隆哥基金会诊所的科学负责人罗米娜·伊内斯·切尔维尼对本章写作的贡献，感谢维罗纳大学神经科学、生物医学和运动系运动训练方法和教学法副教授马西莫·兰扎（Massimo Lanza）对本章写作的贡献与审校。

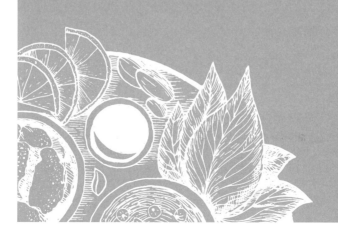

断食、营养与乳腺癌

乳腺癌是什么，如何治疗

　　长期以来，乳腺癌是我们与其他机构结合断食及模拟断食饮食研究得最多的癌症类型，这些机构包括妙佑医疗国际、南加州大学诺里斯综合癌症中心、莱顿大学、夏里特医学院、意大利国家癌症研究所等实验室和世界顶尖医院。由于国际研究的贡献，以及近期随机临床试验（studio clinico randomizzato）结合断食与化疗治疗乳腺癌的积极结果，我们可以预期，在不久的将来，断食将与乳腺癌的各种疗法相结合。我将在下文详细介绍乳腺癌的 3 种主要类型。

　　1. 激素受体（HR）阳性。在这种类型的肿瘤中，细胞含有雌激素受体（一种由雌激素激活的蛋白质）或孕激素受体（由孕激素激活），或是二者兼有。雌激素是负责女性生理特征（如乳房、阴毛和腋毛的生长）、月经周期和维持妊娠的激素。孕酮（progesterone）是由卵巢释放的激素，在妊娠初期阶段起作用，为子宫黏膜接受受精卵做准备。在激素受体阳性的乳腺癌中，上述激素途径表现得非常活跃，促使肿瘤生存和生长。这种类型的乳腺癌会用激素疗法治疗，以阻断激素的作用。

　　2. 人表皮生长因子受体 2（HER2）阳性。HER2 阳性的癌细胞中含有一种受体，该受体在另一种促进生长的分子——表皮生长因子［Epidermal Growth Factor (EGF)］存在时被激活。这种类型的乳腺癌患者有两种情况，第一种情况是激素受体阳性（HR 阳性，见上段）；第二种情况是激素受体阴性，即这种受体不存在。这类乳腺癌采用针对 HER2 的药物进行治疗。

　　3. 三阴性乳腺癌（tumore alla mammella triplo negative）。这种类型的乳腺癌是侵袭性极强的癌症之一，它们既缺乏雌激素受体或孕激素受体，也不包含 HER2 受体，主要通过手术和化疗治疗。

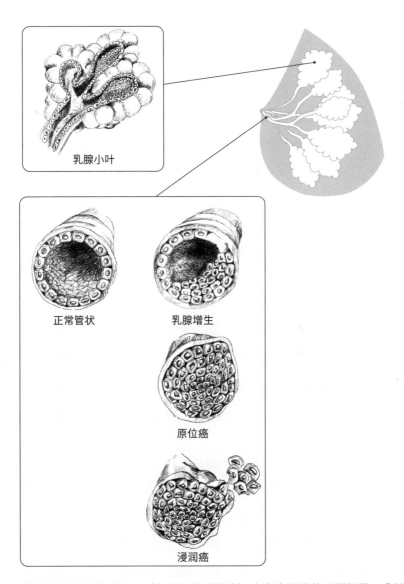

图 5.1　乳腺癌起源于乳腺小叶（产生乳汁的腺体）中突变细胞的分裂扩散。乳腺原位癌表明癌细胞没有到达乳房周围组织或身体其他部位。浸润性小叶癌表明癌细胞生长数量非常多，已经扩散出乳腺小叶（修改自：Naveed Saleh，*OncLive*，2020-3-10）

我在本书的其他章节强调过，许多患者和肿瘤学家都会犯一个错误，他们要么完全相信标准疗法，要么完全相信替代疗法，如各种形式的饮食限制，而通常这些替代疗法不是被肿瘤学家反对，就是效用被低估。我与各国的很多肿瘤学家共事，我可以肯定，这些专业人士会有这样的态度，并不是因为他们想推销药品，也不是因为他们不为患者着想，而是因为以下几个简单的原因：（1）他们中的多数人不具备营养学或综合医学领域其他方法的具体专业知识；（2）他们认为饮食限制对患者无效或存在潜在危险；（3）他们对做出不属于所谓"治疗标准"的调整非常谨慎，大多数情况下，标准由各国的相应机构制定，如美国食品药品监督管理局和欧洲药品管理局。他们错了吗？不，他们没有错，但他们可能没有尽全力使治疗更有效，减少治疗的不良反应。监管机构制定治疗标准显然是为了保护患者，而不是让治疗结果更糟，所以要找到一个对策并不容易，肿瘤学家反对在断食和模拟断食饮食尚未经过充分测试时就将其应用到临床实践中。

那么，医生和患者该如何规避这一问题，在癌症治疗中使用营养疗法呢？最好的方法是遵循治疗标准，用营养疗法来支持标准疗法，而不是取而代之，至少在有足够的临床数据支持将营养疗法纳入治疗标准之前要这样做。营养疗法不是空想，而是15年的研究所得，在研究中我们发现，只有结合靶向药物和模拟断食饮食才能治愈小鼠并让其存活，对人类采取的疗法有可能更有效或毒性更小，这一效果在乳腺癌患者身上尤其明显。

大约在10年前，我在德国参加了一个研讨会。我分享论文时，该国的一位著名肿瘤学家打断了我，说我甚至还没有证明断食和模拟断食饮食是否使肿瘤疗法更有效。我回答道："如果你被眼镜蛇咬了，而你有一种解毒剂，这种解毒剂已被证明对小鼠有效，且已被证明人类服用该解毒剂是安全的，但尚未证实其有效性，你会服用它吗？"这位著名的肿瘤学家没有回答，但他知道答案。几年后，他因罹患癌症去世，而我也在想，如果他采用断食或模拟断食饮食，结果是否会不同。

请记住，我之所以拿被眼镜蛇咬伤举例，是因为大家都知道这是致命的，在这种情况下，死亡是无法避免的。正是在这样的情形下，肿瘤学家才应该付出特别的努力，不仅确保患者的状况符合治疗标准，还应另外保留一种可能性，这种可能性或许有效，或许无效，但无论如何是一种可能。I 期或 II 期患者的情况则完全不同，对他们来说，任何强化效果不佳的辅助疗法，包括营养疗法，都可能干扰药物治疗，减弱药物治疗的效果。

营养学及其对乳腺癌和其他癌症的作用

我曾在 2008 年与肿瘤学家谈论营养和癌症的关系，那时我常感觉他们并没有把我说的当回事。很多人现在仍是如此，但也有许多人改变了想法。无论过去还是现在，许多医生都将营养看作一种"缓和"的干预措施，认为它无法治疗疾病，但也许能使患者感觉更好，调动患者的积极性。在某种程度上，断食和模拟断食饮食被认为与"水果和蔬菜"或"健康饮食"相同。因此，我开始使用营养学、差异的应激抵抗、差异的应激敏感性等术语，以便明确我们谈论的不是可能带来微小改善的饮食变化，而是一种非常精确的营养疗法。这种饮食中的热量、成分、持续时间和频率都可以经过精准测定，达到有力的抗癌效果。

营养学与健康饮食完全不是一回事，前者与广谱的分子重编程有关，往往会在癌细胞和多种健康细胞中起到相反的效果，从而加强很多疗法的疗效，至少在小鼠身上是这样。正如前文所说，主要是因为断食和模拟断食饮食能够同时带来多种变化，其中一些变化会导致癌细胞死亡，但不会杀死健康细胞。这些重要的变化对乳腺癌细胞影响很大，主要原因有二：首先，乳腺癌细胞开始生成时，它们会形成对营养物质和生长因子组合的依赖，而不同的细胞类型需要不同的营养物质组合；其次，大多数情况下，从长期来看，癌细胞都会对抗癌药物产生抗药性。

例如，一个乳腺癌肿块可能对广泛应用于乳腺癌治疗的多柔比星敏感，且可能对葡萄糖的需求升高。长期来看，肿块中的一些细胞（可能先前已经存在或后来形成）往往对多柔比星和较低的葡萄糖水平产生抗药性，而这种抗药性可能是患者通过健康饮食诱发的。这是一种棘手的情况，因为此时患者已经接受了多轮化疗，这些化疗在杀死癌细胞的同时也损害了健康的细胞和器官；肿瘤对药物或旨在降低血糖的营养干预要么不再有反应，要么对两者都起反应。科学期刊《自然》上的一篇论文强调了一个事实：癌细胞在治疗过程中会发生变化，几个月后，肿瘤的症状可能与初期大不相同。[1] 打个比方来解释这个过程，想象一下，在一片草地上，杂草吸收了用于种植草皮的水分和肥料生长。人们使用的除草剂尽管主要清除的是杂草，但也会损害草皮。起初，人们的尝试成功了，杂草消失，草皮存活。但从长远来看，草皮会因为除草剂染病和死亡，而杂草则会对除草剂产生抗药性，卷土重来。就像对化疗产生抗药性的癌细胞一样，杂草中出现了一种除草剂无法消灭的变种，顺带一提，一种广泛使用的除草剂与大量接触它的人罹患非霍奇金淋巴瘤的概率增加 41% 有关。[2] 为了解释上述过程，我将在以下内容中描述我们在小鼠身上进行的实验和临床结果。

乳腺癌和应用于化疗过程中的断食和模拟断食饮食

2008 年，我和团队发表了一项研究，表明断食能够保护小鼠的健康细胞，而不保护癌细胞。该研究发表后，肿瘤学家问我们如何能确定断食不会保护癌细胞，如果断食能对癌细胞提供哪怕最低限度的保护，那我们所有的努力都是徒劳。我们的答复是，我们预计断食不仅不会保护癌细胞，还会提高癌细胞对化疗的敏感性。在我位于洛杉矶的实验室工作的博士生李昌汉和意大利热那亚加斯里尼儿童医院的研究员莉齐娅·拉法盖洛开展了研究，4 年后我们发现，断食使不同类型的癌细胞，包括人类和小鼠的乳腺癌细胞对化疗更敏感。特别是断食周期对乳腺癌产生的效果与化疗周期产生的效果一样，如图 5.2 所示。

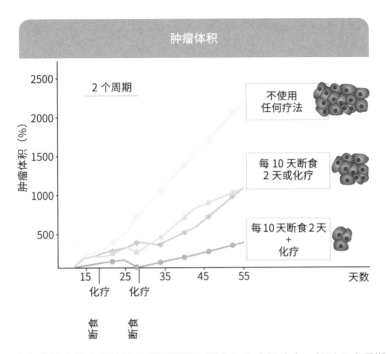

图 5.2　患有乳腺癌的小鼠的肿瘤发展情况。断食与化疗相结合，经过 2 个周期，这组小鼠的肿瘤体积保持在只接受化疗的小鼠组的一半以下，甚至在最后一次治疗的 20 天后也是如此（修改自：Lee et al., *Science Translational Medicine*，2012）

　　然而，我们对从多年前患有另一种类型的乳腺癌的患者身上提取的细胞（MDA-MB-231）进行实验发现，如果只断食，效果与上文陈述的研究结果非常不同，但如果断食与化疗结合，效果则与上述研究结果相近。

　　据观察，第一，接受化疗的正常喂养小鼠（对照组）的肿瘤观测在第11 天结束，因为所有小鼠都死于化疗的毒性。第二，断食周期减缓了肿瘤生长，但当小鼠再次开始进食，肿瘤体积又恢复到了与对照组小鼠肿瘤相同的大小。断食结束后小鼠肿瘤的增长，可能是因为过度进食，以及被允许无限制进食导致的体重增加。第三，断食与化疗相结合，大幅减缓了人体乳腺肿瘤的发展。（图 5.3）当我们以数量相对较少而侵袭性很强的三阴性乳腺癌细胞做实验时，只接受化疗或只断食的小鼠没有一只康复，而同时接受化疗和断食组合的小鼠有 60% 以上长时间保持无癌状态，可能已经康复。

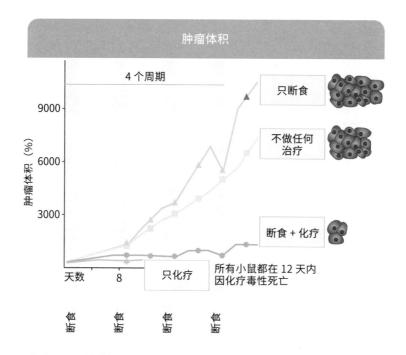

图 5.3 化疗可以减缓肿瘤的生长，但在一定时间后会产生毒性，导致小鼠死亡。以下情况会促使肿瘤增大：（1）不做任何治疗；（2）只断食。然而，当断食与化疗结合时，癌症发展的速度会大大降低，肿瘤不会恶化（修改自：Lee et al., *Science Translational Medicine*，2012）

　　但是，各位不要以为断食和化疗的结合疗法既然能治愈小鼠，那也能治愈癌症患者。我们非常希望至少能治愈一部分乳腺癌患者，但为了了解实际情况，我们需要开展长期的临床试验，进行生存分析。最早将断食和模拟断食饮食与化疗结合起来的临床研究非常有前景，我们将在后文看到这一点。

断食和模拟断食饮食与免疫疗法的效果相似

　　我们在其他研究中发现，周期性模拟断食饮食与化疗相结合是非常有效的，但只是在具有正常免疫系统的小鼠中才如此。

　　因此，斯特凡诺·狄比亚塞（Stefano Di Biase）在洛杉矶南加州大学实验室里分析了乳腺肿瘤，并证实在接受周期性模拟断食饮食结合化疗的小鼠体内，免疫系统细胞渗透到肿瘤块中，且正在杀死乳腺癌细胞（图 5.4）；而接受化疗和正常饮食的小鼠的情况并非如此。因此，是模拟断食饮食使癌细胞暴露在免疫系统的攻击下。断食和模拟断食饮食对免疫系统的这一影响非常重要，因为它可以持续很长时间，可能长达几年，而不像化疗和许多其他癌症疗法那样，可能只在用药后的几天内起作用。

　　免疫疗法即用药物促使免疫系统攻击癌细胞，是当今重要的癌症疗法之一，率先开发运用免疫疗法对抗癌症的詹姆斯·P. 艾利森（James P. Allison）和本庶佑（Tasuku Honjo）获得了诺贝尔生理学或医学奖就是力证。但不得不说，到目前为止，单一的免疫疗法对乳腺癌的疗效有限，因

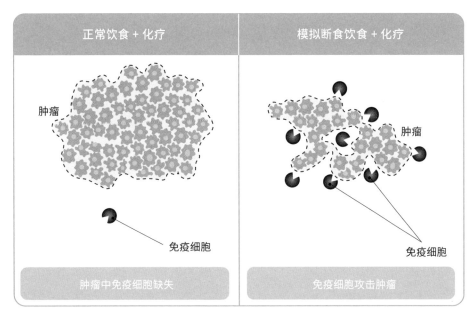

图 5.4 "正常饮食 + 化疗"（左）和"模拟断食饮食 + 化疗"（右）期间肿瘤和免疫系统的重组情况。模拟断食饮食与化疗结合，提高了免疫系统细胞的水平，免疫细胞能够识别癌细胞并消灭它们，延缓肿瘤的发展（修改自：Di Biase et al.，*PLoS Biology*，2017）

此，我们的实验室在小鼠身上得到的研究结果非常有前景。这些结果表明，模拟断食饮食会使免疫系统攻击它通常不会攻击的乳腺癌细胞。

由于免疫疗法极其昂贵，而且常常伴随着严重的不良反应，因此弄清楚断食和模拟断食饮食能否改善免疫疗法的效果，减少其不良反应，甚至同样有效，或者至少对某些癌症有治疗效果，从而为这种强大的治疗策略提供一种花费更低的替代方案就显得尤为重要。

模拟断食饮食、营养及乳腺癌治疗的临床研究

如果说实验室研究为新的肿瘤疗法奠定了基础，那么只有临床试验才能验证这些新疗法的有效性、安全性和可行性。因为媒体只关注有积极成果的研究，所以大部分人都没有意识到，绝大多数新药的临床试验都是失败的，药物要么无效要么有毒。此外，一些经美国食品药品监督管理局批准的药物，在患者身上的使用效果没有临床试验中好。幸运的是，测试断食和模拟断食饮食与标准药物结合使用的一系列临床试验已经完成，试验表明，二者结合是安全的，具有潜在效力。

1 号研究   II 期和III期 HER2 阴性乳腺癌

首个将断食与化疗组合应用在乳腺癌患者身上的临床试验是一项小型试验，参与者是 13 名 II 期和Ⅲ期 HER2 阴性乳腺癌患者，试验在荷兰莱顿大学医学中心开展。[3] HER2 阴性表示细胞表面一种叫作 HER2 的蛋白质含量很低或为零，这种蛋白质负责在健康细胞中调控细胞生长。与 HER2 呈阳性的癌细胞相比，HER2 呈阴性的癌细胞会生长得更慢，并且不太可能复发或扩散到身体的其他部位。II 期意味着肿瘤存在于乳房或附近的淋巴结，或两者都有；而Ⅲ期意味着肿瘤已经扩散到附近的淋巴结，或是扩散到乳房或胸壁的皮肤中，但没有转移到远端器官。

研究发现，接受 2 天断食的患者的健康血细胞可免受化疗的毒性影响，

而且这些细胞的 DNA 损伤也减少了。这些结果首次表明，模拟断食饮食可以保护患者免受化疗毒性的影响（表 5.1）。

表 5.1　模拟断食饮食对化疗毒性的影响

试验方式	接受化疗 7 天后
正常饮食	细胞 DNA 损伤增加
断食	细胞 DNA 未受损伤

断食 2 天的乳腺癌患者的血细胞不受化疗毒性的影响，这些细胞中的 DNA 损伤减少，表明断食和模拟断食饮食可能会减轻化疗的不良反应（修改自：De Groot et al., *BMC Cancer*，2015）。

2 号研究　乳腺癌和卵巢癌

在另一项由安德烈亚斯·米哈尔森（Andreas Michalsen）博士及其同事在德国柏林夏里特医学院开展的研究中，34 名患有乳腺癌和卵巢癌的女性在化疗期间断食了 2.5 天（治疗前 36 小时和治疗后 24 小时）。研究显示，在化疗期间实行 60 小时断食的女性，若干生活质量参数得到了改善，疲惫感也有所下降。[4] 这项研究与之前的研究都证实了断食和模拟断食饮食可以减轻化疗的不良反应，改善患者的生活质量。

3 号研究　II 期和III期 HER2 阴性乳腺癌

早期的研究，包括我们在美国南加州大学开展的研究在内，是关于纯水断食或类似的极端断食类型对癌症治疗的影响。然而，纯水断食涉及一些问题，比如对患者安全的担忧，纯水断食也因此通常只能在专门的诊所进行。在这种情况下，让癌症患者实施这种断食进一步加剧了人们的担忧。此外，纯水断食由于很难实践，想找到愿意接受临床试验的患者就更加困难了。研究者耗时多年才找到很少的人参与纯水断食试验。由于上述原因，同时也感谢美国国家癌症研究所和美国国立卫生研究院的国家老龄化研究所提供的资金，我们开发了模拟断食饮食，目的是通过让患者定期进食，摄入远低于正常水平的热量，来达到甚至超越纯水断食的抗癌效果。

回到模拟断食饮食和临床试验，荷兰莱顿大学医学中心还开展了另一项非常重要的临床试验，准确地说，是以模拟断食饮食和乳腺癌为研究重点的最大的临床试验，131 名患者接受模拟断食饮食或继续采取对照饮食。受试女性患有 Ⅱ 期和 Ⅲ 期 HER2 阴性乳腺癌，无糖尿病，BMI（身体质量指数）大于 18（体重不足的女性不参与试验），在化疗前 3 天和化疗后 1 天接受模拟断食饮食或继续正常饮食，并在手术切除肿瘤之前接受了 6~8 个周期的化疗。此前，我们在对小鼠的研究中，已经证明地塞米松（一种糖皮质激素，常用于癌症患者，以减少化疗的不良反应）会增加血糖水平，导致接受化疗的小鼠变得更加敏感，死亡率上升。[5] 因此，研究团队在与肿瘤学家朱迪思·克罗普（Judith Kroep）和内分泌学家汉诺·皮尔（Hanno Pijl）讨论后，决定不给接受模拟断食饮食的小组服用地塞米松。尽管接受模拟断食饮食的患者没有使用地塞米松，但治疗的不良反应没有增加，这为支持模拟断食饮食取代地塞米松，以减少化疗不良反应提供了第一项证据。此外，正如之前的研究表明，在接受模拟断食饮食的患者的免疫系统细胞中，由化疗引起的 DNA 损伤也有所减少。

接受模拟断食饮食和化疗组合治疗的患者组的癌细胞也显示出受到明显影响。模拟断食饮食组中，对化疗无效的患者数量几乎减少到单纯化疗组的三分之一。而在模拟断食饮食与化疗结合组，至少坚持半个周期的受试者中，显示化疗无效的人数缩减到单纯化疗组的不到五分之一（坚持实施）。肿瘤对化疗的反应通过放射学手段（核磁共振、超声）测定。（图 5.5）

这些数据通过放射学检查获得，与病理结果一致，因此也与在手术中切除的肿瘤的分析数据一致。我们分析了从患者身上切除的肿瘤，45% 的患者在经历最多周期的化疗与模拟断食饮食结合疗法后，切除的肿瘤 90%~100% 无癌，而那些继续正常饮食的化疗患者中，只有 20% 的患者的肿瘤 90%~100% 无癌。（图 5.6）

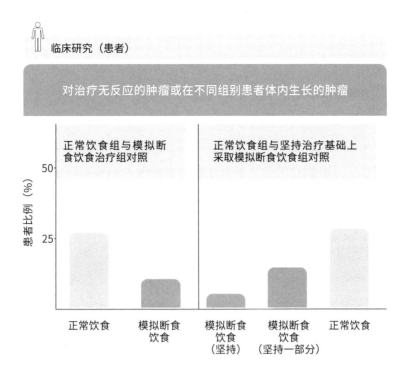

图 5.5　随着化疗和模拟断食饮食结合治疗周期的增加，化疗有效的患者比例也在增加（修改自：De Groot et al.，*Nature Communications*，2020）

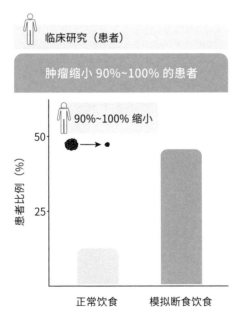

图 5.6　90%~100% 无癌的肿瘤块切除自接受化疗和模拟断食饮食组内 45% 的患者，或接受化疗和正常饮食组内 20% 的患者（修改自：De Groot et al.，*Nature Communi-cations*，2020）

值得注意的是，实行模拟断食饮食的周期越多，患者的反应越好，特别是考虑到以下情况（图5.7）：① 在没有完成任何模拟断食饮食周期的患者中，只有8%的患者出现了较高的病理缓解率（90%~100%无癌）；② 在只完成了一个周期的模拟断食饮食的患者中占29%；③ 在完成了一半周期的模拟断食饮食的患者中占33%；④ 在将模拟断食饮食贯穿了化疗全部周期的患者中占53%。

这项研究还展示了模拟断食饮食能带来多大的变化，包括提高酮体（生酮）与降低葡萄糖、胰岛素和IGF-1生长因子，这些都是已知的减少

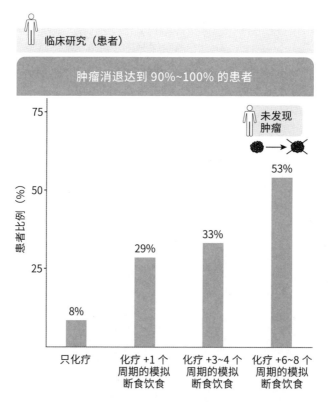

图5.7　观察肿瘤消退达到90%~100%的患者比例：①在完成化疗但没有实行模拟断食饮食的患者中，只有8%；②在完成化疗但只实行1个周期模拟断食饮食的患者中，占29%；③在完成化疗且实行3~4个周期模拟断食饮食的患者中，占33%；④在将模拟断食饮食贯穿化疗全部周期的患者中，占53%（修改自：De Groot et al., *Nature Communications*，2020）

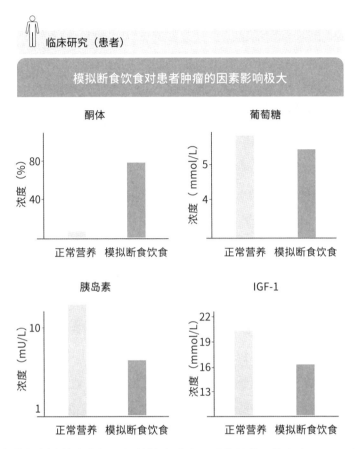

图 5.8　在模拟断食饮食期间，酮体浓度升高，而葡萄糖、胰岛素、IGF-1 浓度降低，并低于正常营养水平。这些变化可能有助于限制肿瘤生长（修改自：De Groot et al., *Nature Communications*，2020）

肿瘤生存和生长的因素，我们在随后的两项临床研究中证实了它们的作用（见下节内容和图 5.8）。[6] 总而言之，这是第一个具备一定规模（131 名患者参与试验）的关于应用模拟断食饮食和肿瘤进展的研究。该研究富有前景，尤其是考虑到联合使用模拟断食饮食对肿瘤体积及活跃的肿瘤细胞存活的影响。

　　在这项研究中，80% 的患者至少完成了 1 个模拟断食饮食周期，但只有不到 50% 的患者完成了 2 个及以上的模拟断食饮食周期。我认为主要有两个原因：首先，荷兰很多肿瘤中心负责跟踪患者的营养师没有接受过制订断食和模拟断食饮食的培训，且或许不太认同限制饮食，因为肿瘤营养学界的普遍观点是患者应该多吃，而不是少吃；其次，患者可能将某种食物与化疗的不良反应联系起来，对这种食物产生了厌恶心理，这说明在模拟断食饮食中应开发更多的食物种类。

4 号研究和 5 号研究　激素疗法和乳腺癌

约 75% 的乳腺肿瘤的生长和存活部分是由于激素作用，特别是雌激素的作用，因此，常用激素疗法（用药阻断激素作用）阻止肿瘤的发展。然而，从长远来看，这类肿瘤会对激素疗法产生抗药性，并再次发展。最近，热那亚大学的南乔尼（Nencioni）教授的实验室与我在米兰分子肿瘤研究所的实验室合作，发现对小鼠进行激素治疗时加入一种名为帕博西尼（palbociclib）的药物，可以在数月以内阻止乳腺肿瘤生长，但当治疗时间变长，癌细胞对治疗产生抗药性并重新开始生长，正如在患者体内一样。此外，激素疗法还诱发了子宫内膜的异常生长，这在使用特定药物作为激素疗法的女性患者中时有发生。实施周期性断食和模拟断食饮食，不仅能防止肿瘤对激素治疗中使用的药物产生抗药性，以及阻止子宫内膜的异常生长，还能在癌细胞对药物产生抗药性后成功缩小肿瘤的体积（图 5.9-1 和图 5.9-2）。

这项已发表的研究还采用了来自两项不同临床研究的 36 名接受激素疗法的乳腺癌患者案例，一项临床研究由南乔尼等人在热那亚圣马蒂诺综合医院开展，另一项临床研究则在米兰的意大利国家肿瘤研究所由菲利波·德布劳德（Filippo De Braud）和克劳迪奥·韦尔涅里（Claudio Vernieri）等人开展。虽然上述试验不是随机临床试验，但这些患者为我们提供了非常有前景的数据，用以支持模拟断食饮食结合激素疗法的安全性和潜在疗效。

在热那亚圣马蒂诺综合医院开展的 NCT03595540 研究中，患者每 4 周接受一次为期 5 天的模拟断食饮食，平均完成 7 个周期的模拟断食饮食，一些患者最多完成 14 个周期。正如先前的研究所示，模拟断食饮食

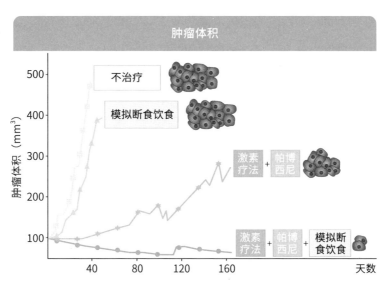

图 5.9-1 激素疗法联合帕博西尼（一种为治疗 HR 阳性、HER2 阴性乳腺癌开发的药物），可以在几个月内抑制小鼠体内乳腺癌的生长，但从长期来看，癌细胞会对该疗法产生抗药性并继续生长。在该组合疗法中加入模拟断食饮食，可以防止癌细胞产生抗药性，从而阻止癌细胞生长

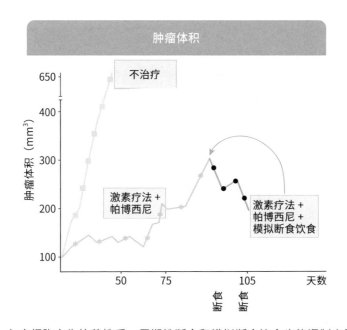

图 5.9-2 在癌细胞产生抗药性后，周期性断食和模拟断食饮食也能遏制小鼠的癌细胞生长（修改自：Caffa et al.，*Nature*，2020）

被证明是安全的，不良反应仅限于头痛（41%）和疲劳（21%）。在米兰国家癌症研究所基金会（IRCCS）进行的 NCT03340935 研究中，患者每 3~4 周接受一次类似的 5 天模拟断食饮食，平均完成 5.5 个周期，没有出现任何严重不良反应。

参与热那亚圣马蒂诺综合医院研究的患者，在 2 个模拟断食饮食周期的间隔期间接受了饮食指导，以及日常肌肉锻炼（图 5.10），保持着稳定的体重和握力；随着时间的推移，他们的肌肉功能有所增强，同时脂肪量减

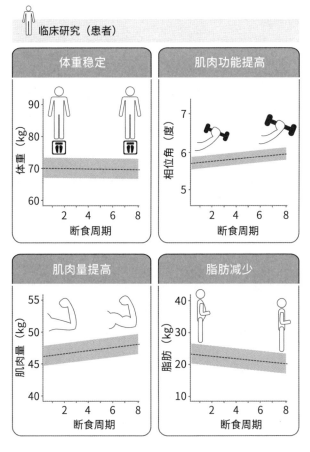

图 5.10　接受并遵循饮食指导及日常肌肉锻炼指导的患者，在模拟断食饮食周期的间隔期间保持了稳定的体重和握力，随着时间的推移，肌肉量增加，脂肪量减少（修改自：Caffa et al.，*Nature*，2020）

少。考虑到研究团队指导患者遵循地中海饮食，在周期性模拟断食饮食之间摄入相对较高含量的蛋白质和淀粉，辅以负重体育锻炼，可以解释肌肉量和肌肉功能为何提高。

不过，这个疗法的目的不是要提高肌肉量和肌肉功能，而是要在攻击癌细胞的同时，保持这两项因素稳定，至少要努力遏制癌细胞生长，使其无法对治疗产生抗药性。出于这一原因，我认为患者除了与肿瘤医生合作，还应与营养师或营养科医生密切合作，并遵循本书第四章提出的有关日常营养和运动的建议，密切关注肌肉功能（相位角）、肌肉量、握力、身体质量指数（BMI）和腰围。医疗团队必须确保患者的饮食能够让血液中氨基酸（适量摄入植物蛋白）和糖类（摄入较低含量的淀粉和糖类）处于低水平，同时不影响患者维持正常的体重和肌肉质量。

我在本书及之前的书里论证过，大量消耗蛋白质和氨基酸会提高 IGF-1 和胰岛素水平，而精制碳水化合物和糖类会提高血糖水平。IGF-1、胰岛素和葡萄糖有利于多种肿瘤生存和生长。我们在对小鼠的研究中发现，断食和模拟断食饮食会使激素疗法和帕博西尼更有效，其有效性正是来自胰岛素、IGF-1 和瘦素水平的降低。（图 5.11）

佐恩（Zorn）及其同事开展了一项关于断食和乳腺癌及卵巢癌的临床研究，试验结果令人振奋。相关内容各位读者可以参考下文有关妇科癌症（tumori ginecologici）的章节（第六章）。[7]

最后，至少有一项研究考察了约 2700 名实践限制性饮食的癌症幸存者。通过分析这些患者完成的问卷，显示确诊患癌后，有 3.5% 的人将某种形式的断食与标准疗法相结合。断食与认为这种实践能够改善预后的观点密切相关。[8]

乳腺癌患者断食的动机主要与减少化疗不良反应的需求有关。断食似乎可以减轻患者的焦虑，因为它可以帮助患者提高控制感，以及让患者获得参与感。该研究还表明，如果医生不支持患者实践这种饮食策略，患者往往会转向补充医学。[9]

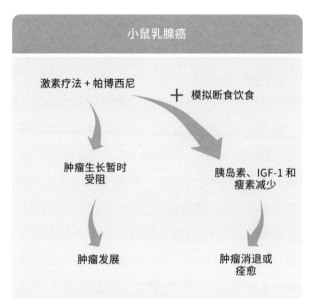

图 5.11　在小鼠体内，通过断食和模拟断食饮食降低胰岛素、IGF-1 和瘦素水平，使激素疗法和化疗对遏制肿瘤生长更有效（修改自：Caffa，*Nature*，2020）

上述发现强调了让患者参与治疗的重要性，而于肿瘤医生而言，也强调了组建能够管理标准疗法结合新的综合疗法的团队的重要性。这些疗法是安全的，同时也可能提高标准疗法的有效性。

总之，动物实验表明，断食和模拟断食饮食也能使对抗乳腺癌的激素疗法更加有效，并减少其对健康细胞的负面影响。对患者的早期研究表明，如果操作得当，模拟断食饮食是安全的。动物实验结果还显示，模拟断食饮食可以遏制对激素疗法有反应的乳腺癌细胞。

逃避饥饿路线："百搭牌"效应

模拟断食饮食对治疗多种肿瘤都有潜在效果，尤其是它可以结合一系列不同肿瘤类型对应的标准疗法。我们如果考虑到癌症研究及每种治疗方法都有其特殊性，便会惊讶于断食和模拟断食饮食效果的广泛性和一贯性。

事实上，免疫疗法只对极少数肿瘤的部分患者有效，而激素疗法只对乳腺癌和前列腺癌中非常特殊的癌细胞类型有效，且从长期来看，这些癌细胞会对疗法产生抗药性。那么，从化疗到激酶抑制剂（inibitori della chinasi），从免疫疗法到激素疗法，是什么让断食和模拟断食饮食起到"百搭牌"效应，至少在小鼠体内，能够改善上述多种类型抗癌疗法的性能呢？

正如我们在前文看到的，支持断食和模拟断食饮食提升人体多种癌症疗法功效的证明仍处于起步阶段，而支持将研究从小鼠转移到人体的可能性的论据是，绝大多数治疗药物是特定的，因此有可能只对特定阶段的特定肿瘤起作用，而断食和模拟断食饮食却利用了健康细胞和癌细胞的基本特性（见前几章）。一方面，我们如果回顾一下健康细胞的单细胞祖先，就知道它们完全知道在食物短缺的情况下该怎么做，它们已经面对这种情况数十亿年了。另一方面，癌细胞在演化过程中偏爱过剩的营养物质，当它们发现自己处于饥饿状态时，就会拼命寻找逃跑路线来生存——它们的 DNA 发生了许多突变，以至于它们不再能够正确应对缺乏食物的情况。它们需要更多的糖、更多的胰岛素、更多的 IGF-1 或更多的铁蛋白（ferritina）或瘦素。特别是每个肿瘤都不同，一些肿瘤可能依赖于高葡萄糖水平，而有的肿瘤则不受其影响，反而可能对胰岛素水平非常敏感。因为肿瘤最初可能对低水平的葡萄糖敏感，但随后变得对葡萄糖不敏感，而对低水平的胰岛素或 IGF-1 敏感，让治疗变得更加复杂。我们在对乳腺癌的激素疗法的研究中看到，胰岛素、瘦素和 IGF-1 这三个因素中只有一个是癌细胞生存和生长所需的，而这三个因素水平都是通过模拟断食饮食降低的。

我在意大利米兰分子肿瘤研究所实验室的同事朱莉娅·萨尔瓦多里（Giulia Salvadori）开展的新研究表明，癌细胞为应对断食和模拟断食饮食而拼命尝试寻找生存之路，而我们可以用两种方式应对癌细胞的反应：第一种方式是避开有毒药物，如化疗，甚至免疫疗法；第二种方式是使用毒性较小或根本没有毒性的抑制剂（inibitore），可以阻断癌细胞为在断食和模拟断食饮食的条件下生存而激活的特定代谢途径，我们称之为"逃避饥饿路线"。我们无法在分子水平的研究上发现哪几组基因（代谢途径）对癌细胞的生存最重要，但当我们实践断食和模拟断食饮食时，癌细胞会二度激活一些逃避饥饿路线，这对它们的生存至关重要。在最新的研究中，我们专注于人类的乳腺癌，研究表明阻断癌细胞在断食和模拟断食饮食情况下激活的代谢途径，不仅可以遏制肿瘤生长，还能使快速生长的肿瘤消退。

换句话说，断食和模拟断食饮食给癌细胞立了一个"靶子"，以便定向药物击中。想象一下，警察想抓住一伙在村子杂货店里偷窃的盗贼，他们不知道谁是小偷，因为小偷无论打扮还是行为举止都和当地农民一样。于是，警察想出一个计策：由于村子里几乎所有的家庭都能自给自足，只有小偷需要偷窃，所以在村中实行宵禁，让杂货店都关门，但人们仍然可以在街上活动。由于小偷不能再从杂货店里偷东西，又没有食物供应，无法自己种植，他们别无选择，只能离开这个村子，前往可以得到食物的城镇。由于这个村子只有三条路通往城镇的超市，警察在这三条路上设置了路障，逮捕任何试图离开该地寻找食物的人——实际上离开的人只能是小偷，因为村里的农民可以待在家里消耗储存的食物，或是继续种植作物。癌细胞就是小偷，无法储存或种植食物；健康的细胞是农民，可以不借助外部的食物来源长期生存。警察决定关闭杂货店的计策就是断食或模仿断食饮食，小偷用来寻找食物的三条路是癌细胞在饥饿时为获取食物而逃跑的路线，警察设置的检查站则是用来阻隔这些逃跑路线的药物。（图 5.12）

虽然到目前为止，我们只对小鼠的某些肿瘤采用了这一系统实验，但断食和模拟断食饮食可以应用于广泛的肿瘤，而用药物治疗这些肿瘤不够有效是已被证明的。

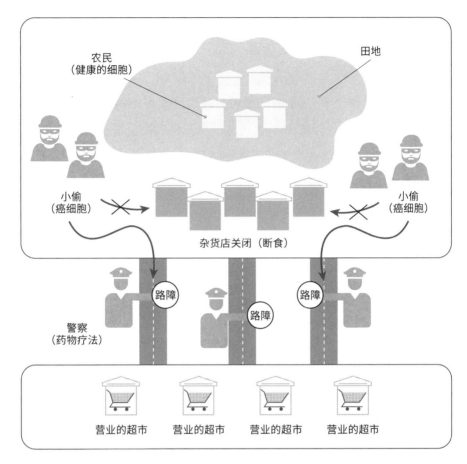

图 5.12　在这个例子中，人体内的乳腺癌发展情况被比作一个村庄。癌症的断食条件可以想象为村子里的杂货店被关闭。在这种情况下，农民（健康的细胞）可以在没有外部食物来源的情况下长期生存，这是因为他们在田地里耕作（自噬过程）。相比之下，小偷（癌细胞）没有食物，并试图跑到城镇获得食物，但被警察拦截（各种药物治疗）

乳腺癌治疗期间的日常营养

在近期对小鼠和患者的研究中，我们发现血糖水平似乎影响了转移性乳腺癌的发展。

这些结果与美国国家癌症研究所对 1261 名非转移性乳腺癌患者的研究结果一致。研究结果显示，血糖水平低于 87 mg/dl 的患者比血糖水平较高的患者发生转移的可能性小。[10] 正如本章所述，肿瘤医生所在的医疗团队应该帮助患者维持低水平的葡萄糖及蛋白质，也就是氨基酸，同时避免造成营养不良和肌肉及骨骼质量损失。在一项对 2413 名乳腺癌患者的研究中，每晚平均断食少于 13 小时的患者，肿瘤复发率比断食 13 小时以上的患者高 36%，这并不令人惊讶。[11] 因此，我们可以说，超过 13 小时的夜间断食、定期模拟断食饮食或是让患者保持健康但较低的血糖水平、正常体重和 BMI 的饮食，很可能对防止癌细胞转移有重要影响，从而对患者的总体生存率和无癌生存率有重要作用。

尽管我们不知道理想的血糖水平是多少，但根据掌握的数据，我们可以假设，将空腹血糖（glicemia a digiuno）水平维持在 70~80 mg/dl 可能既安全又能有效地控制癌症。也许在未来，人们会证明更低的血糖水平更有效，但由于我们还必须考虑患者的营养状况和虚弱程度，目前，70~80 mg/dl 是推荐的范围。我们尚不能确定，但认为非常低的葡萄糖水平有可能对免疫系统细胞群有负面影响。关于治疗期间每天的营养摄入，你可以参考之前讨论癌症预防的章节，特别是第三章，遵循建议的饮食策略，并始终注意尽可能地保持肌肉量。

在癌症治疗期间，除了模拟断食饮食，我还总结了治疗周期之间推荐的日常营养摄入（就此你应该与肿瘤医生讨论）：① 长寿饮食法（第三章）；② 限制糖类和精制碳水化合物；③ 充足的低蛋白质摄入（每天每千克体重对应 0.8 克蛋白质摄入，来自鱼类或蔬菜的蛋白质），在肌肉量下降的情况下可略微增加蛋白质摄入量；④ 夜间断食至少 13 小时；⑤ 体育锻炼和肌肉强化训练。

治疗乳腺癌的其他营养疗法：生酮饮食

生酮饮食（dieta chetogenica）指的是一种摄入能量正常、高脂肪和低碳水化合物的饮食。传统中，它被用来治疗儿童难治性癫痫，即一种药物治疗无效的癫痫类型。[12] 生酮饮食中的经典宏量营养素比例是 4 份脂肪对 1 份碳水化合物和蛋白质。

生酮饮食正在成为肿瘤治疗的一种补充策略，但到目前为止，只有针对脑瘤以外的肿瘤开展的少数临床试验。这些临床试验表明：第一，生酮饮食在单独用于癌症患者时可能没有实质性的治疗作用；第二，这种饮食的潜在效用必须与其他治疗方法结合才能发挥，如化疗、放疗、抗血管生成治疗（terapia antiangiogenica，减少新血管的生长）、PI3K 抑制剂［抑制属于细胞生长和代谢信号途径的酶（enzimi）的药物］，再加上模拟断食饮食。[13]

谈到生酮饮食和乳腺癌，我将重点讨论这种饮食对发生和未发生癌症转移的患者的影响。在一项随机对照试验中，研究团队要求 60 名将接受化疗的局部晚期或转移性乳腺癌患者遵循生酮饮食（实验组）或正常饮食（对照组），为期 3 个月。接受生酮饮食的女性的空腹血糖、体重和脂肪百分比下降，没有严重的不良反应。[14] 而在另一项研究中，在 80 名接受化疗的患者中，随机分配 40 人到生酮饮食组，其余 40 人被分配到正常饮食组，为期 12 周。结果显示，采用生酮饮食的患者的炎症标志物、胰岛素有所下降，肿瘤体积减小。[15]

尽管生酮饮食的试验结果很有希望，而且它们可以降低葡萄糖和 IGF-1 水平，但关于其效用仍然缺乏结论性数据。除此之外，人们还担心生酮饮食不是以植物为基础的饮食，也不是以鱼肉为基础的饮食，通常含有大量的动物蛋白，这可能会加速各种类型肿瘤的发展。因此，根据新的临床研究，对无法治疗的末期癌症，患者应该与肿瘤学家和营养学家讨论是否有可能采用蛋白质含量相对较低的植物性生酮饮食，而又不会失去肌肉量或出现营养不良。这可以与定期模拟断食饮食和长寿饮食交替进行。[16] 表 5.2 是一个非常激进的干预措施案例，其中结合了不同的策略。

表 5.2　激进疗法案例

周	1							2						
天	1	2	3	4	5	6 药物	7	8	9	10	11	12	13	14
饮食	正常饮食		模拟断食饮食					长寿饮食						

周	3							4						
天	15	16	17	18	19	20	21	22	23	24	25	26	27	28
饮食	长寿饮食							生酮饮食						

　　因癌症对标准疗法没有反应而使用的非常激进的疗法，该疗法结合了有经验的团队会采用或可能部分纳入临床试验的各种策略：患者每 4 周接受一次治疗，结合断食饮食、2 周长寿饮食、1 周生酮饮食、2 天正常饮食，同时监测体重和肌肉量。

可能影响肿瘤生长的成分

　　除了上述断食和营养疗法，提及一些可能有助于癌细胞生存或死亡的特定营养物质或许也有益处。

纤　维

　　多项研究表明，纤维（fibre）摄入量（每天至少 10 克，相当于约 3 片全麦面包）与总体死亡风险和乳腺癌特定死亡率下降 12% 有关。[17]

脂　肪

　　妇女营养干预研究（Women's Intervention Nutrition Study, WINS）对 2437 名正接受标准疗法的 I 期或 II 期乳腺癌的绝经女性患者做了抽样调查，分析了在 5 年内减少摄入脂肪的影响。研究将这些女性患者饮食中的脂肪摄入量从 30% 减少到 20%，结果表明其无复发生存期（sopravvivenza libera da recidive，治疗后没有癌症迹象或症状的时间长度）比正常饮食的女性长 24%。ER 阴性疾病（肿瘤对雌激素没有反应）和 PR 阴性疾病（肿瘤对孕激素没有反应）的患者的无复发生存期比那些有孕激素或雌激素激活受体的患者要长。减少脂肪摄入使患者选择更健康的食物，这可能影响了试验结果，因为受试者体重下降约 2.5 千克，肿瘤也受到影响。[18]

蔬菜、水果、肉类和乳制品

妇女健康饮食和生活（Women's Healthy Eating and Living, WHEL）开展了一项随机对照试验，分析了以下饮食：每天 5 份蔬菜，2 杯蔬菜提取物，3 份水果，30 克纤维，将脂肪含量降低至总能量的 15%~20%。

3080 名绝经前和绝经后的早期乳腺癌患者遵循这种饮食模式大约 7 年，为鼓励她们坚持这种饮食习惯，研究团队会提供电话支持和烹饪课程。然而，试验组与对照组的女性在肿瘤复发方面没有显示出任何区别，这证实了需要更多的根本性干预措施来达到显著的抗癌效果。[19]

另一项较新的研究，即癌症预防研究－Ⅱ营养队列（CPS-Ⅱ Nutrition Cohort）也没有观察到水果和蔬菜或全谷物的摄入量与乳腺癌生存率之间的关联，研究参与者是 4452 名乳腺癌幸存者，研究团队请她们遵循美国癌症协会提出的预防癌症的建议：保持正常体重；运动；吃营养丰富的食物，例如不同类型的蔬菜、富含纤维的豆类、水果和全谷物；避免食用红肉和加工肉制品、含糖饮料、高度加工食品和精制谷物产品。应该注意的是，研究已经观察到红肉和加工肉摄入量与总体死亡率（所有疾病，而不仅仅是因为乳腺癌）之间存在关联。[20]

相反，在癌症后生活流行病学（Life After Cancer Epidemiology, LACE）研究中，高脂肪乳制品的摄入量与总体死亡率和乳腺癌特异性死亡率的增加有关，这可能是由于摄入这些产品中的脂肪导致雌激素水平增加。[21]

多不饱和脂肪酸（PUFA）

另一项针对转移性癌症的女性患者的Ⅱ期临床研究表明，提取自藻类和鱼油的Omega-3脂肪酸二十二碳六烯酸（acido grasso omega 3 docosahexoenoico,

DHA），可能可以用于将癌细胞对化疗和放疗的抗药性转化为敏感性。[22] 这项研究还显示，当化疗与 DHA 结合时，患者的预后得到改善。[23] 需要注意的是，在大量摄入糖类的患者体内，这种脂肪酸的积极作用被抵消了。[24]

体育运动和重量训练

在治疗乳腺癌的过程中，有氧运动和阻力运动相结合，可能有助于患者生存，而瑜伽可能对患有淋巴水肿（linfedema，因治疗而切除或损伤淋巴结引起的肿胀）的患者产生积极影响。[25] 特别是当条件允许时，建议肿瘤学家或医生计算相位角，这是衡量肌肉功能的一个指标。患者应该结合营养疗法和体育活动，以保持相位角高于 5 度。

总之，断食和模拟断食饮食可以在防治乳腺癌中产生重要效果，特别是在与标准疗法结合时。除此以外，基于以植物为基础的饮食，补充鱼肉、低糖和低淀粉（面包、甜食、土豆等）、高纤维和 Omega-3，充足的低蛋白质摄入，也是建议的饮食方式，以保持低糖和低氨基酸水平，以这种方式使癌细胞难以存活，同时最大程度降低患者肌肉量的损失，以及免疫系统的削弱。

患者的故事与经历

埃丽卡，50 岁，瓦尔特·隆哥基金会诊所患者

埃丽卡（Erika）在 47 岁时被确诊左侧乳腺癌，和大多数被告知患有这种病的人一样，她无法相信这种事情会发生在自己身上。在经历了最初的迷茫之后，她接受了意料之外却切实存在的死亡可能性。她得到了亲朋好友的支持，开始梳理可能的解决方案。

埃丽卡在米兰的欧洲肿瘤研究所（European Institute of Oncology, IEO）接受了跟踪治疗，治疗计划包括在乳房手术后接受 6 个月的化疗（4 个周

期的表阿霉素和环磷酰胺，加 12 个周期的他汀），然后是 15 天的螺旋断层放疗和 5 年的激素疗法。

埃丽卡阅读了我的《长寿饮食》，但没能参加当时在热那亚圣马蒂诺综合医院开展的临床试验。不过在与主治医生达成一致后，她决定在整个化疗期间实行模拟断食饮食，并接受在我的基金会诊所工作的罗米娜·伊内斯·切尔维尼博士的定期访问，切尔维尼博士至今仍在追踪埃丽卡的情况。

埃丽卡的血液检查结果一直很好，如今已经是健康人的水平，所有数值都在正常范围内。埃丽卡每半年做一次体检，并在体检前后安排模拟断食饮食，每次完成体检出来都活力四射。现在距她手术已经过去 3 年半了。

"当一个人静下心来思考，尤其是用心感受，就会感慨万千，心存感激。前人曾写道，当生活的唯一目的变成生活本身，变成品味活着的喜悦时，治疗就开始了。我深以为然。一个人如果沉浸在喜悦之中，就会深怀感激之情，而我就是这样，我不仅感激最终获得了快乐生活的机会，也感激一路上遇到的所有向我伸出援助之手的人。谢谢！"

诺拉·奎因

诺拉在 2009 年春天确诊乳腺癌。她原本以为是一个囊肿，结果发现是一个 Ⅰ 期的三阴性恶性肿瘤。她接受了两次外科手术和几次放疗，就在开始化疗之前，她偶然看到了《洛杉矶时报》商业版上的一篇文章，我在那篇文章中阐述了一项对乳腺癌小鼠开展的研究。

一组小鼠接受了化疗，另一组小鼠在接受化疗之前断食。诺拉说："存活率的差异令人印象深刻。如果我没记错，只接受化疗的小鼠组中只有两只存活，而第二组中只有两只死亡。第一组中的所有小鼠都掉毛，而第二组中的小鼠则没有。我记得当时我就想：'我知道我想成为哪一组的小鼠了。'"

没有医生告诉过诺拉营养对乳腺癌的影响；她去的每家诊所的前台都放着满满一碗糖果，大多数工作人员都超重。她决定进行为期 7 天的纯水断食。

"2009 年 7 月 3 日，我接受了第一次化疗。在美国，7 月 4 日是一个非常重要的节日，人们在花园里聚会庆祝、游行、看烟花表演。我前往化疗室时，路过一张摆满了糖霜、饼干、布朗尼蛋糕、松饼和糖果的桌子，供患者和工作人员食用。桌子上没有任何称得上健康食物的影子。我问一名工作人员为什么只提供甜食，对方回答：'哦，我们想给患者提供能量，因为他们患了癌症。'我觉得这太疯狂了。我经历了 4 次化疗，总是发现那张桌子上摆满了为患者提供的甜食。"

诺拉在确诊后的几年里，参与了美国南加州大学的一项临床试验。在该试验中，参与者接受每天摄入 800 卡、为期 5 天的断食饮食。诺拉发现 800 卡的饮食使她恢复了活力。鉴于断食结束后她感觉好些了，于是她在试验结束后继续坚持低能量饮食，但她再没有像研究期间吃试验提供的食物那样感觉良好。"得知隆哥教授公开发布他的 5 天饮食计划，我非常高兴。我已经实践了几次，一开始很困难，但我发现，如果我在睡觉时想着第二天要吃什么，一切都会容易得多。每个周期结束后，我感觉自己又充满了能量，或者说我又有了全新的开始。"

诺拉的乳腺癌没有复发。几年前，一次乳房 X 线检查显示另一个乳房有病变，她被要求立即做超声波检查。她告诉技术员自己要出城一周，回来后电话联系，回家后她进行了 7 天的纯水断食，然后接受了超声波检查。病变已经消失了。"我非常幸运，发现了隆哥教授的研究。"

露西娅，64 岁，瓦尔特·隆哥基金会诊所患者，热那亚临床试验参与者

露西娅（Lucia）参加了热那亚圣马蒂诺综合医院的临床试验，然后来到米兰瓦尔特·隆哥基金会诊所治疗。

2010 年露西娅被诊断出乳腺癌时，她正忙于准备女儿的婚礼。尽管谁都不希望收到这样的消息，但她保持了乐观的态度。她记得，在确诊后从医院开车回家的路上，丈夫一边开车一边哭，她哭笑不得，对丈夫说："别哭了，就算我不死于癌症，咱俩也会死于车祸！"

露西娅的治疗效果很好，但 6 年后出现了转移，她的女儿致力于寻找药物治疗的补充方案，因此露西娅了解到热那亚的临床试验。当时约 60 岁的露西娅女士不仅在治疗的同时接受了周期性模拟断食饮食，还改变了她的日常饮食习惯，并辅以体育锻炼。此外，还要感谢跟踪研究的弗朗切斯卡·瓦尔代马林（Francesca Valdemarin）博士和在瓦尔特·隆哥基金会诊所追踪观察露西娅的罗米娜·伊内斯·切尔维尼博士的建议。

露西娅不得不再次接受化疗时，惊讶地发现不良反应比预期小，而且化疗体验比第一阶段要好得多。她现在病情稳定，正如她所说："在我的不正常中保持正常。"

我们问露西娅，她有什么要对病友说的，她说："不要等到健康出问题了，再采取正确的生活方式和饮食方式。你必须像隆哥教授建议的那样，从小就养成正确的饮食习惯，增加体育锻炼，可以锻炼得少，但每天都要做，以预防各种疾病——不仅仅是癌症。例如，我能成功地不吃药就控制住糖尿病，正是得益于我的饮食习惯，这对我有很大的帮助。可惜我没有更早开始这么做。"

克里斯托弗·格雷格，神经生物学和人类遗传学副教授

克里斯托弗·格雷格（Christopher Gregg）是一名科学家，也是一名 IV 期乳腺癌患者，即癌症已经扩散到身体的其他部位。他通过电子邮件与我取得了联系，在过去的几年里，我们一直有消息往来。克里斯托弗听从我的建议，将断食和治疗结合起来。

克里斯托弗在每个周期的治疗中结合模拟断食饮食或 48 小时断水，并将进食限制在很短的时间内（上午 10 点到下午 6 点）。克里斯托弗开始这么做时，肿瘤已经转移到脊柱、髋骨和股骨。7 个月的化疗和断食取得了成效，通过对肿瘤标志物的检测和分析，没有发现任何肿瘤存在的证据。这确实是一个前所未有的结果。克里斯托弗现在处于缓解期，并继续每 3 个月安排一次模拟断食饮食，每个月或更长时间进行 48 小时断水，每周 5 次

限制进餐时间。

克里斯托弗对我说:"我必须感谢您。我和我的家人都对您的科研工作、邮件回复和指导深表感谢。"

克里斯蒂娜·维拉

2016 年,克里斯蒂娜·维拉 45 岁,在每年一次的超声检查中,医生告诉她,她的左乳有一个 3 毫米的肿块,边界不规则,需要接受针吸活检。她做了进一步检查,而后医生告知她必须接受手术。像往常一样,克里斯蒂娜想听听别的意见。

克里斯蒂娜去了意大利北部和中部的一些顶级肿瘤医院,目的有三:第一,了解她是否应该做手术;第二,找到一种"神秘机器",在她多方咨询的过程中,一位外科医生曾告诉她,有了这种机器,就不需要接受手术,甚至不会有瘢痕,因为机器能够"吸出"肿块;第三,了解在营养和其他辅助治疗方面应该做什么。作为一名瑜伽老师,营养对她来说一直很重要。

克里斯蒂娜那时深感迷茫,四处寻求帮助。在她后来形容的"医院之舞"中,她总是听到不同的意见(手术做或不做,神秘的机器存在或不存在),有时又是相同的信息,有时医生干脆不想与她详谈她的健康、手术等问题。她得到的唯一真正有用的援助来自我的团队。

克里斯蒂娜记得特别清楚,她通过国家卫生系统预约了著名肿瘤中心的问诊,问诊过程中医生几乎不看她的脸,就诊时间不到 10 分钟,而且她从来没有得到过答复。而当她预约同一中心的私人就诊服务时,经历则完全不同:她被分配了一个私人医生,可以通过电子邮件或电话联系医生,问诊很细致,医生态度亲和,还鼓励她。这让她思绪万千,感到非常不对劲。

"我感觉自己在一部动画片里,"她说,"准确地说,是我小时候看的《高卢勇士之十二个任务》。主人公阿斯泰利克斯(Asterix)与古罗马人作战,他必须在一幢'让人发疯的'公共行政大楼里,从一间办公室跑到另一间办公室,从一个秘书找到另一个秘书,才能获得一张神秘的 A38 通行证，没有人告诉他到底要做什么——这是对官僚机构疯狂程度的描述，也是我在从一个医生找到另一个医生，从一家医院跑到另一家医院时的感受。我不希望任何人跟我有相同的感受，特别是在他们生病了，对一切感到不知所措的时候。"

最终，克里斯蒂娜在一家大型肿瘤医院接受了手术。她仍然记得当时让她惊讶的场面，手术后护士给她送来了工业化生产的巧克力布丁。"我知道我不应该吃糖的……如果你有癌症，吃糖不好，所以我出院之前都在断食……"

幸运的是，手术后发现肿块是良性的，不需要化疗或放疗，但克里斯蒂娜再次被照顾得很差——医院只通知她一个月后复诊，没有提供如何治疗瘢痕的信息，也没有交代饮食注意事项，除了一张单子，其他什么都没有。

接下来呢？接下来克里斯蒂娜决定保留手术瘢痕。"它提醒我生命短暂，生病时你需要一个专家团队来管理治疗的所有事宜。你身体难受，感到迷茫，想要寻找答案时，他们得能帮助你，"她说，"这就是我接受隆哥教授建议，作为项目协调员与他的基金会诊所合作的原因。基金会诊所的目标是帮助患者，为每个人提供科学的建议和帮助，不考虑对方的社会地位和经济条件。对我来说，成为这个项目的一分子真的很重要，因为我们可以帮助每个人，特别是对那些同样经济情况窘迫，接受免费治疗的患者。我不希望他们有和我一样的经历，而为基金会诊所工作是我能做的最起码的贡献。"

乳腺癌治疗总结

☞ 标准疗法（化疗、免疫治疗、激酶抑制剂等）。

☞ 与你的肿瘤医生讨论，将标准疗法与模拟断食饮食结合。

☞ 在两次治疗之间，遵循长寿饮食法（见第三章）。

☞ 在治疗期间，每天断食 13~14 个小时（例如只在上午 8 点到下午 6 点间进食），确保保持正常的肌肉量。

☞ 如果这还不够，请与你的肿瘤医生和营养师讨论，增加以素食和鱼类为基础的低蛋白生酮饮食，并确保饮食不会对肌肉量和免疫功能产生负面影响。

☞ 保持正常体重。

☞ 积极参加体育锻炼，与你的肿瘤医生协商合适的方式。

☞ 尽量通过肌肉力量训练保持相位角（肌肉功能的指标）在 5 度以上。

感谢以下专家对本章写作的贡献和审校：意大利米兰大学创新疗法新药开发部主任兼肿瘤内科学副教授朱塞佩·库里利亚诺（Giuseppe Curigliano），意大利罗马大学转化医学和精准医学系内科副教授亚历山德罗·拉维亚诺，德国柏林夏里特医学院医学中心社会医学、流行病学和卫生经济学研究所综合医学教授、柏林伊曼纽埃尔医院综合内科主任安德烈亚斯·米哈尔森，荷兰莱顿大学医学中心内科医学部内分泌学专家、糖尿病学教授汉诺·皮尔，瑞士卢加诺蒂奇诺安宁疗护基金会肿瘤学家和姑息治疗专家毛罗·弗里杰里（Mauro Frigeri）。

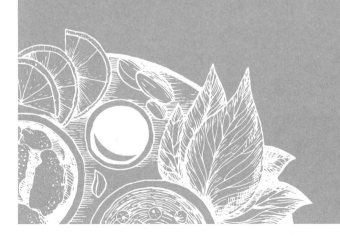

断食、营养与妇科癌症

妇科癌症是什么，如何治疗

仅在美国，每年就有大约 9.4 万名女性罹患妇科癌症。"妇科癌症"是指所有影响女性生殖器官和生殖器的恶性疾病。这类癌症主要有 5 个类型，分别是卵巢癌、宫颈癌、子宫癌、阴道癌和外阴癌。[1]

卵巢癌起源于卵巢表面。2018 年，全球记录约有 30 万例新发病例。[2] 宫颈癌是常见癌症之一，2018 年有超过 50 万例新发病例。[3] 子宫内膜（衬在子宫内部的黏膜）癌是发达国家女性中的常见癌症，其发病率呈上升趋势，从 2012 年的 32 万例新发病例增加到了 2018 年的 38 万例以上。[4]（图 6.1）

卵巢癌及其治疗

卵巢癌影响着所有年龄段的女性，但最常发生在 50~65 岁的女性身上。卵巢癌虽然发病率相对较低，但产生的伤害可能非常大，这或许是因为卵巢癌在早期通常没有症状，很难在早期诊断出来。

引发卵巢癌的主要因素包括未生育（从未生过孩子）、首次妊娠发生在 35 岁以后、激素替代疗法、初潮（第一次月经）过早和绝经延迟。与之相反，防止患卵巢的因素则包括首次妊娠在 25 岁以前、怀孕次数多、使用口服避孕药和母乳喂养。

卵巢癌可以根据起源的细胞分为不同类别：90% 的卵巢癌起源于卵巢表面的上皮细胞。治疗卵巢病变的根本方法是做手术，在手术时要考虑肿瘤的类型和大小。例如针对晚期卵巢癌，手术的目标是去除所有肉眼可见的肿瘤，若成功实现这一目标，预后会有所改善，化疗效果也会更好。

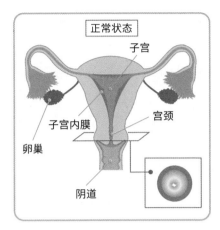
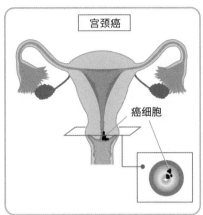
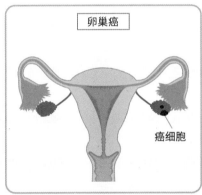
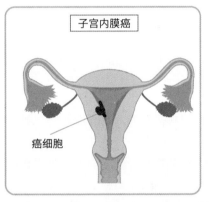

图 6.1 卵巢癌、宫颈癌和子宫内膜癌是最常见的妇科癌症。卵巢癌起源于卵巢表面，子宫内膜癌起源于形成子宫内膜的细胞层，宫颈癌起源于宫颈（子宫的下半部分，与阴道相连）的细胞中

　　手术后的标准疗法是循环化疗或靶向治疗。靶向治疗是通过药物来识别和攻击癌细胞，尽可能少损害健康细胞的一种癌症疗法。[5]

宫颈癌及其治疗

　　引发患宫颈癌风险的主要因素是人乳头瘤病毒（HPV）。这是一种通过性传播的病毒，大多数感染者无症状，通常会自然消失。大约 75% 的女性一生中至少会感染一次 HPV。HPV 有时会引起一些不正常的组织生长（比如疣）或造成其他细胞变异。在一些情况下，如果不及时治疗，良性组织可能会转变成恶性肿瘤。女性从感染 HPV 的那一刻起，可能需要20~30 年的时间才会发展为宫颈癌，因此 45~50 岁被诊断出宫颈癌的患者，可能是在年轻时感染的 HPV。其他可能导致患上宫颈癌的风险因素（尽管概率远低于 HPV）包括吸烟和其他性传播疾病（衣原体感染、疱疹等）。好消息是，这类癌症越来越容易预防了：首先，有疫苗可以预防感染 HPV；其次，有一些筛查测试可以在早期阶段发现 HPV 感染，如HPV 检查和巴氏涂片检查（PAP test）。

根据肿瘤的侵袭程度和患者的年龄，治疗方法也有所不同，包括手术、化疗和放疗，针对转移性肿瘤还可使用免疫疗法。

子宫内膜癌及其治疗

因为子宫内膜会随月经周期每月更新，所以月经是子宫内膜癌的一个保护因素。也正因此，子宫内膜癌常见于绝经女性，其他的患癌风险因素有 2 型糖尿病和肥胖。由于子宫内膜癌在早期就有症状（例如绝经后的异常出血），所以往往在肿瘤仍处于子宫内时便能诊断出来，病程和预后通常较为乐观，患者很可能治疗成功并最终痊愈。

保守治疗子宫内膜癌的基本方法是使用以孕激素（类固醇激素）为主的激素疗法，从而促进癌细胞死亡，恢复子宫内膜的正常状态。[6]

应用于妇科癌症治疗的断食和模拟断食饮食

实验室研究

我们通过针对卵巢癌细胞生长的小鼠研究成功地证明，周期性断食如果无法减缓肿瘤的发展，化疗或将断食周期与化疗周期相结合的方式对减缓肿瘤发展非常有效。[7]

不过，在没有断食的情况下，化疗也能杀死小鼠，而断食和化疗的组合则既能抑制肿瘤生长，又能抑制化疗毒性。（图 6.2）

根据我们对其他多种肿瘤开展的小鼠研究和临床试验，可以说，与标准疗法相比，一些针对卵巢癌的治疗方法在与模拟断食饮食结合后，很可能更有效。因此我们认为，断食和模拟断食饮食不仅有可能减少标准疗法

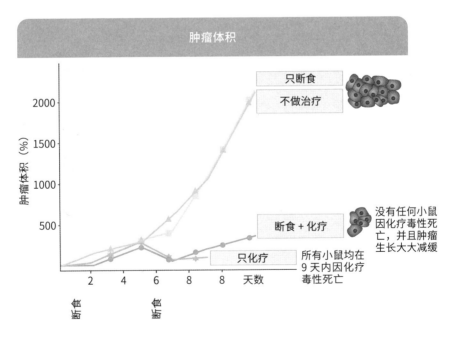

图 6.2　在这些小鼠中，相比于不做治疗，只断食并未减缓肿瘤生长，而化疗或断食与化疗的组合则被证明能有效防止卵巢癌细胞的生长（修改自：Lee et al.，*Science Translational Medicine*，2012）

的毒性，还可能提高其疗效。但无论如何，还需要对妇科癌症进行大量的随机临床试验及断食和模拟断食饮食试验，进而确定这种结合饮食法的干预手段是否像小鼠研究显示的那样，能够改善癌症疗法对患者的效果。

另一项小鼠研究旨在使模拟断食饮食更有效地减轻妇科癌症疗法的不良反应，这项研究采用以他莫昔芬（tamoxifene）为基础的激素疗法，用他莫昔芬来抑制雌激素对乳腺癌患者的作用。与乳腺癌患者相同，在小鼠身上使用他莫昔芬也会导致其子宫内膜过度生长。我们已经证明，模拟断食饮食不仅能降低接受他莫昔芬治疗的小鼠的子宫重量、减缓其子宫内膜的

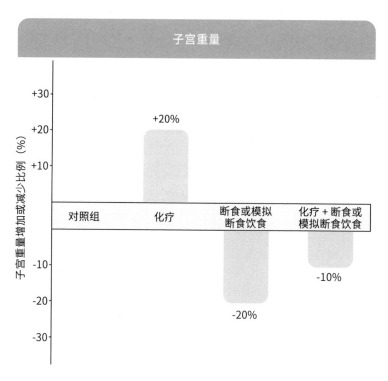

图 6.3   以他莫昔芬为基础的激素疗法不仅抑制了乳腺癌患者体内雌激素的作用，还会导致子宫内膜过度生长，而这正是子宫癌的一个风险因素。断食和模拟断食饮食不仅让接受他莫昔芬治疗的小鼠的子宫重量减小、子宫内膜生长速度减缓，对未接受治疗的小鼠也有同样效果，这说明断食和模拟断食饮食也许对未患癌但子宫内膜生长异常的女性有潜在影响（修改自：Caffa et al., *Nature*, 2020）

生长，对未接受治疗的小鼠也有同样的效果，这就增大了抑制子宫内膜生长的可能性（图6.3），而子宫内膜生长正是女性罹患子宫癌的一个风险因素。鉴于以上原因，从临床研究及其结果出发，研究断食和肿瘤疗法结合对妇科癌症患者的效果十分重要。[8]

断食和模拟断食饮食与妇科癌症治疗：临床研究

尽管应用断食和模拟断食饮食治疗妇科癌症患者仍处于起步阶段，我还是想在这里介绍一些相关的临床病例和临床研究。

来自妇科门诊的临床病例

早在发表第一篇断食治疗癌症小鼠效果的文章（2008年）之前，我就与在美国南加州大学洛杉矶分校我的实验室中工作的医生费尔南多·萨夫迪（Fernando Safdie）合作，从正在治疗癌症患者的肿瘤医生那里收集数据。他们的治疗方式是将断食和以化疗为主的癌症疗法相结合。我们第一份关于断食与癌症的临床报告涉及10名患者，其中两人是患有妇科癌症的女性，分别患有子宫癌和卵巢癌。[9]

患者1　74岁女性，Ⅳ期子宫癌

在第一个化疗周期中，患者正常进食，并报告了疲劳、虚弱、脱发、头痛和胃肠道不适。在第2~6个化疗周期，结合断食与化疗，患者报告的不良反应减少。（图6.4）

患者的断食时间为：① 在第2个化疗周期中，接受卡铂（Carboplatino）+紫杉醇（Taxolo）化疗之前，共36小时；② 在第3和第4个化疗周期中，接受同样的化疗之前，共60小时；③ 在第5和第6个化疗周期中，接受同样的化疗之前60小时，化疗后24小时。

断食结合化疗的结果：① CA125（癌抗原125）降低了87%，CA125

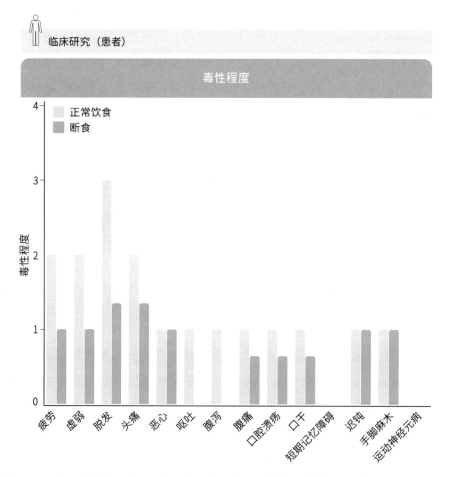

图 6.4   一位正接受化疗的 74 岁 IV 期子宫癌患者（肿瘤已转移到膀胱、肠道或其他器官）的化疗不良反应。她在第一个化疗周期中未曾断食，而在之后的几个周期中尝试了断食，相比起来，接受第一个周期化疗时报告的不良反应更为明显，而一些类似的不良反应在断食后似乎不再出现（如呕吐、腹泻和短期记忆障碍）。化疗毒性水平的 0 到 4，分别对应无毒性和非常高的毒性（修改自：Safdie et al.，*Aging*，2009）

是与妇科癌症恶化相关的主要肿瘤标志物；② 通过电子计算机断层扫描（CT）发现淋巴结变小。

由于仅依靠化疗也能产生以上效果，所以我们不能确定断食在多大程度上促成了这些结果。

患者 2　44 岁女性，ⅠA 期卵巢癌肉瘤（carcinosarcoma all' ovaio stadio ⅠA）

这名 44 岁的白人患者的右卵巢上有一个 10 cm×12 cm 的肿块。这是一个处在ⅠA 期的肉瘤（sarcoma），淋巴结中没有癌症迹象。癌肉瘤（carcinosarcoma）是一种恶性肿瘤，包括上皮癌（carcinoma）和肉瘤（骨骼、脂肪和软骨等结缔组织的肿瘤）。

以下是这名患者的故事。

患者接受了 6 个周期以异环磷酰胺（ifosfamide）和顺铂［cisplatino（CDDP）］为基础的化疗。一年后，磁共振成像（risonanza magnetica, MRI）显示肺部有多个结节，于是患者开始使用紫杉醇、卡铂和贝伐珠单抗（bevacizumab）进行化疗。尽管如此，CT 仍显示肿瘤在恶化。治疗方法随即改为使用吉西他滨（gemcitabine）和紫杉烷进行化疗，并辅以使用 G-CSF 药物（一种促进白细胞生成、降低感染风险的药物）治疗。在第 1 次使用吉西他滨（900 mg/m^2）后，患者出现了较长时间的中性粒细胞减少症（neutropenia）和血小板减少症（trombocitopenia），导致后续治疗不得不推迟。中性粒细胞减少症是指一种叫中性粒细胞（neutrofili）的白细胞数量异常减少，这会增加感染风险；血小板减少症是指血小板（piastrine）数量减少，而血小板对凝血和止血非常重要。在第 2 个化疗周期中，给患者注射的吉西他滨剂量减少（720 mg/m^2），但她再次出现长时间的中性粒细胞减少症和血小板减少症，导致后续治疗推迟。从第 3 个周期到第 6 个周期，患者在化疗前断食 62 小时，化疗后断食 24 小时。

采取断食＋标准疗法后的结果如下：① 患者的血液指标更快地恢复正常，这使其有可能按照事先计划的剂量完成化疗（第 1 天 720 mg/m^2 吉西他滨，第 8 天 720 mg/m^2 吉西他滨加上 80 mg/m^2 紫杉烷）。② 在第 5 个周期，患者断食方式不变，同时接受了一剂全剂量的吉西他滨（900 mg/m^2）和紫杉烷。③ 在结合了断食的化疗周期中，患者的血液指标［中性粒细胞、淋巴细胞（linfociti）、血小板等］明显改善。（图 6.5）

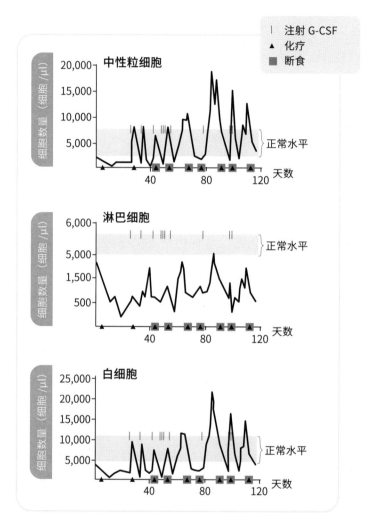

图 6.5　这名 44 岁的 IA 期卵巢癌肉瘤患者在结合化疗与断食的治疗周期中，体内的中性粒细胞（可以保护免受细菌感染的一种白细胞）、淋巴细胞（另一种白细胞，是免疫系统的一部分）及所有白细胞的数量都有所改善，使化疗得以完成（修改自：Safdie et al.，*Aging*，2009）

特别是，断食带来的改善似乎与培非格司亭（Neulasta）的作用叠加，尽管要证实这点还需要在更广泛的样本上开展随机临床试验。

1号临床研究　24~72小时断食结合化疗的安全性和可行性

我的团队与南加州大学诺里斯综合癌症中心的肿瘤学家塔尼娅·多尔夫（Tanya Dorff）和戴维·奎因（David Quinn）合作开展了这项临床研究，参与研究的20名患者主要是妇科癌症或乳腺癌患者，患者在化疗期间接受了24小时、48小时或72小时断食，化疗大多使用吉西他滨和顺铂。该研究的重点是化疗的毒性，而非治疗对肿瘤的效果。[10]

尽管这是一项小型研究，其主要目的是确定能否将1~3天的断食与化疗相结合，但结果显示，72小时断食能缓解化疗的各种不良反应。与断食24小时的患者相比，断食72小时的患者恶心、呕吐症状较少，血细胞的减少量更小，神经病变（neuropatia）的发生率也较低——这种病变的主要表现是手脚麻木和疼痛。必须指出的是，很多情况下患者人数太少，无法让这些效果具有统计学意义，要证实这些效果，必须对更多的样本进行随机临床研究。

这项研究还显示，与断食24小时的患者相比，断食48小时或72小时的患者的正常免疫细胞的DNA损伤更小。（图6.6）

2号临床研究　模拟断食饮食对化疗不良反应的影响

这项临床研究由安德烈亚斯·米哈尔森的团队和一个肿瘤学家团队在柏林夏里特医学院开展，该研究为患有乳腺癌或卵巢癌并正在接受化疗的患者安排了为期3天模拟断食饮食的效果测试。这便是"随机交叉研究"，即患者在接受化疗的同时或正常饮食或模拟断食饮食——由医院供给能量非常低的素食。在接受3个周期的化疗后，患者会被要求互换饮食方案，即原本模拟断食饮食的患者恢复正常饮食，而正常饮食的患者则开始模拟断食饮食。

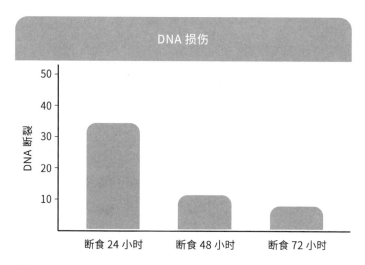

图 6.6 与断食 24 小时的患者相比，断食 48 小时或 72 小时的患者的正常免疫细胞的 DNA 损伤明显更小（修改自：Dorff et al.，*BMC Cancer*，2016）

这项研究中的 34 名患者均完成了所有周期，一部分人接受了模拟断食饮食，一部分人没有。研究表明，在化疗时接受模拟断食饮食的患者，生活质量并没有下降，而正常饮食患者的生活质量则有所下降。

3 号、4 号临床研究　断食及其对妇科癌症化疗的影响

3 号临床研究的对象是 11 名卵巢癌患者、8 名子宫癌患者和 1 名宫颈癌患者，其中 90% 的患者接受了以紫杉烷和铂类药物为基础的化疗。在所有患者组中，10%~20% 的肿瘤处于 I 期（肿瘤块位于原发器官内），0%~10% 的肿瘤处于 II 期，60%~70% 的肿瘤处于 III 期，10%~20% 的肿瘤处于 IV 期（II 期到 IV 期的肿瘤已转移到原发器官之外）。

患者被要求在每个化疗周期之前和之后的 24 小时内断食。这些患有妇科癌症的患者接受了至少 6 个周期的治疗，其间或结合断食或正常饮食。[11]

结果如下：① 短期断食结合化疗的结果显示对患者是安全的，患者没有报告明显的毒性反应或体重下降；② 在治疗过程中，断食和化疗相结合

的患者的生活质量有所改善（图 6.7）；③ 相对而言，接受断食的患者不需要减少化疗剂量或推迟治疗计划（图 6.8）。

尽管只有 20 名患者参与这项研究，其中只有 10 名患者将断食与化疗结合，但应该强调的是，这组患者中没有一人出现肿瘤进展，而在那些继续正常饮食的患者中，有 20% 的人出现了肿瘤进展。（图 6.9）

最近发表在《BMC 癌症》（*BMC Cancer*）上的一篇文章显示，在化疗期间断食 4 天可以增加患者对化疗的耐受性并减轻化疗毒性。以下是针对 30 名妇科癌症和乳腺癌患者（22 名乳腺癌患者、2 名子宫内膜癌患者、2 名卵巢癌患者和 4 名宫颈癌患者）的交叉试验的结果。[12]

在化疗周期的一半时间里，患者断食 96 小时（每天摄入 400~600 卡），在另一半时间里正常进食。

化疗前断食 96 小时提高了患者的耐受性。患者反馈称，化疗的毒性反

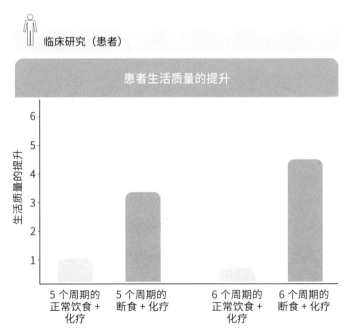

图 6.7 断食结合化疗的患者的生活质量在治疗过程中得到改善（深色）（修改自：Riedinger et al.，*Gynecological Oncology*，2020）

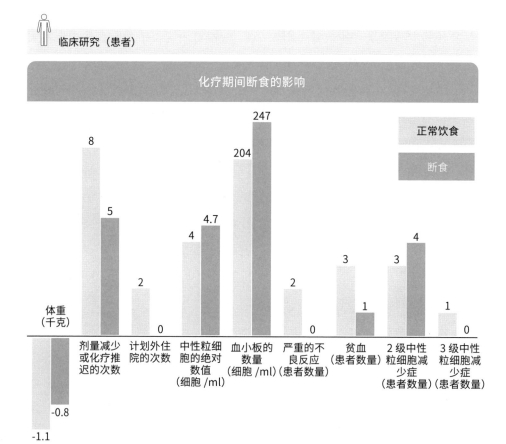

图 6.8　断食结合化疗的患者显示出：①体重下降少；②推迟或减少的化疗周期较少；③没有意外住院的情况；④中性粒细胞和血小板计数较高；⑤没有任何严重的不良反应；⑥较少出现 2 级或 3 级贫血（anemia）；⑦较少出现 3 级中性粒细胞减少症（修改自：Riedinger et al.，*Gynecological Oncology*，2020）

应有所减少——口腔炎症、头痛、虚弱和一般的毒性反应减少，这证实了该方案是安全、具有保护作用的，而且患者对其耐受性很高。

　　断食的患者体重有所下降。此外从临床角度看，患者在断食期间空腹时的胰岛素和 IGF-1 也有所下降，同时血液中的细胞组成参数并没有出现明显变化，比如白细胞（具有机体防御功能的白细胞）、血小板［由骨髓（midollo osseo）产生，能阻止血液流失］、中性粒细胞和红细胞（负责向组织中运输氧气和部分二氧化碳）。

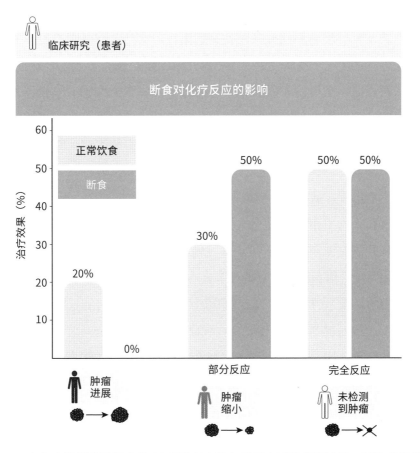

图 6.9 在化疗期间接受断食的 10 名患者中没有任何人出现疾病进展，50% 的患者的肿瘤缩小，50% 患者的肿瘤完全消退。与之相反，在其他 10 名接受化疗并正常饮食的患者中，20% 的患者对化疗没有反应，肿瘤出现进展；30% 患者的肿瘤缩小；50% 患者的肿瘤完全消退（修改自：Riedinger et al., *Gynecological Oncology*，2020）

　　此外，有一半患者在每次断食前会接受 6 天正常能量的生酮饮食，以检测是否有助于减少断食的不适感，以及是否有必要在断食期间配合生酮饮食，使患者更容易坚持断食。由于断食和生酮饮食诱发了类似新陈代谢的变化，例如酮体（corpi chetonici）的生成（来自脂质，由肝脏产生，是肌肉和外围组织的能量来源），它们可以消除饥饿感，于是研究人员假设，生酮饮食尽管并没有减少与断食相关的不适感，也没有帮助患者坚持断食的效果，但可能对即将开始断食的人有用。与之相反，患者发现在断食前安排生酮饮食，反而要比直接断食更加困难。此外，与断食相比，生酮饮食对化疗的毒性或对本研究中考虑到的其他参数并未产生有利影响。[13]

总而言之，至少有 4 项探索性的临床试验和 2 个关于不同妇科癌症患者的临床病例，报告了患者因接受化疗与断食或模拟断食饮食相结合的治疗而痊愈。虽然这些研究的病例数量有限，但它们均表明，断食和模拟断食饮食与不同类型的化疗结合是安全的。另外这些试验也在证明，断食可以减少不良反应。从恶心、呕吐等表现到血细胞参数异常，再到健康 DNA 细胞的损伤，这些不良反应会迫使肿瘤医生减少化疗药物的剂量，或推迟用药时间，并在某些情况下让患者住院。除此以外，依然是从初步来看，在化疗期间接受模拟断食饮食的患者，生活质量也得到了提高。

我的团队及世界上正在研究断食治疗癌症的资深研究机构已经放弃了纯水断食，转而提倡模拟断食饮食。这种饮食更为安全，因为它允许患者每天进食，也更容易执行。此外，为了让美国食品药品监督管理局及欧洲和世界其他地区的相关机构批准断食疗法，模拟断食饮食是必不可少的。

这些结果和上一章在乳腺癌患者中开展的大型随机临床试验表明，断食和模拟断食饮食在提高妇科癌症治疗的效果方面具有重要潜力，它们可以减少不良反应，加强对癌细胞的抑制作用，或两者兼有。

尽管每月 2~5 天的模拟断食饮食似乎是最有望与标准疗法结合使用的策略，但研究和讨论其他以饮食为基础的治疗方法（特别是生酮饮食）来建立妇科癌症药物耐受性也十分重要。

妇科癌症治疗中包含生酮饮食的日常饮食

2015 年英国与荷兰研究人员在《妇科肿瘤》(*Gynecologic Oncology*) 上发表的一项系统研究共分析了 8 项研究，研究对象涉及 255 名子宫内膜癌患者和 122 名卵巢癌患者。从研究结果来看，为了改善体质和减重（如有必要），既应鼓励患者参加体育活动，也应鼓励合适的饮食策略。[14]

另一项重要的研究领域涉及生酮饮食的应用，这类饮食会摄入很少或极少的碳水化合物，以及大量脂肪。尽管这种饮食对葡萄糖和其他元素含量的改善不及断食和模拟断食饮食，但它可以长期使用，并且在某些情况下对一些肿瘤的抑制效果很好。单生酮饮食通过提供大量脂肪，并在多数情况下同时提供大量蛋白质和氨基酸，既能减缓肿瘤生长，也能加速肿瘤生长。因为这一缘故，患者和肿瘤学家在将其与标准疗法结合之前应当非常注意。若不具备以下条件，我们一般不赞成采用生酮饮食法：

1. 已通过小鼠研究证明生酮饮食对某种特定类型的肿瘤有效。

2. 主要来源是蔬菜，蛋白质含量低，并含有长寿饮食法中的食物成分（相关内容可参前文和我的著作《长寿饮食》）。

3. 与模拟断食饮食结合。

4. 在限定时间内使用，并与长寿饮食法交替进行（例如 2 周生酮饮食，5 天模拟断食饮食，10 天长寿饮食）。

长寿饮食法是一种主要以植物为基础的饮食，辅以鱼类、低糖、低淀粉（面包、甜食、土豆等）、大量纤维和大量 Omega-3 脂肪酸（omega-3），以及充足的低蛋白质。要保持血液中葡萄糖和氨基酸的含量较低，将癌细胞置于难以生存的环境中，同时将患者的肌肉减少量和免疫系统的削弱程度降至最低，这似乎是一种理想的饮食。

发表于 2018 年的第一项随机试验中，患有卵巢癌或子宫内膜癌的患者被随机分配了为期 12 周的不同饮食方案，一组是大量减少碳水化合物摄入的生酮饮食（仅占能量摄入的 5%），另一组是美国癌症协会推出的高纤维、低脂肪饮食。同遵循美国癌症协会饮食的患者相比，采用生酮饮食的患者总脂肪和内脏脂肪及胰岛素水平更低，作者据此得出结论：生酮饮食可以创造一个不利于肿瘤增殖的环境。由于癌细胞通常需要葡萄糖或胰岛素才能生长，某些类型的生酮饮食可能会在这方面有所帮助。除此以外，内脏脂肪能产生促进癌细胞增殖的促炎细胞因子，因此减少内脏脂肪可能是减缓肿瘤生长的另一个因素。[15]

在之后发表的一篇文章中，同一研究小组通过问卷调查的方式，收集了患有卵巢癌或子宫内膜癌的患者的身体和精神状况、饥饿感或饱腹感，以及食欲等方面的反馈，评估了上文两种饮食的影响。数据显示，生酮饮食并没有对患者的生活质量产生不利影响。相反，尽管采用这种饮食的患者摄入的能量远少于其他人，但它可以改善身体状况、改善精力、减少对某些食物的渴望。这或许能表明，一些效果的出现可以归因于减少能量的摄入。[16]

由于生酮饮食是一种持续性的饮食法，为了达到抗癌的效果，最好让综合医学的专业医生和营养师参与进来，让患者正确地将生酮饮食（应尽可能以植物为基础）、模拟断食饮食和长寿饮食结合起来，同时不让肌肉质量减少。

总之，饮食干预和断食是支持疗法的有效工具，二者的作用还需要通过进一步研究加以更深入的分析。

· 妇科癌症治疗总结 ·

☞ 标准疗法（化疗、免疫治疗、激酶抑制剂等）。

☞ 与自己的肿瘤医生讨论，结合标准疗法与模拟断食饮食。

☞ 在两次治疗之间，遵循长寿饮食法（参见第三章）。

☞ 在治疗期间，每天断食 13~14 个小时（例如进食时间限制在早上 8 点到下午 6 点之间），以保持正常的肌肉量。

☞ 保持正常体重。

☞ 与自己的肿瘤医生讨论，积极锻炼身体。

☞ 安排肌肉力量训练，尽量保持相位角（肌肉功能的指标）在 5 度以上。

感谢以下专家对本章写作的审校与贡献：意大利米兰大学创新疗法新药开发部主任兼肿瘤内科学副教授朱塞佩·库里利亚诺，意大利罗马大学转化医学和精准医学系内科副教授亚历山德罗·拉维亚诺，德国柏林夏里特医学院医学中心社会医学、流行病学和卫生经济学研究所综合医学教授、柏林伊曼纽埃尔医院综合内科主任安德烈亚斯·米哈尔森，荷兰莱顿大学医学中心内科医学部内分泌学专家、糖尿病学教授汉诺·皮尔。

断食、营养与前列腺癌

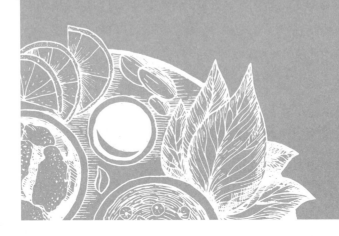

前列腺癌是什么，
如何治疗

前列腺癌是男性第二大常见癌症，也是全球第四大常见癌症，2018年全球有130万例病例。[1] 在过去的25年中，前列腺癌新发病例的数量有所上升，部分原因如下：一是人口年龄增加；二是引入了前列腺特异性抗原检查（Test del PSA），可以对无症状患者进行诊断，让那些本来要到疾病晚期才能被诊断出来的患者早发现早治疗。（图7.1）

与其他癌症一样，前列腺癌的发病率取决于遗传风险因素（即一级亲属患前列腺癌或其他癌症）和环境因素（如污染），以及饮食和体育活动。这种癌症的风险因素包括：

1. 年龄（45岁以下的男性很少患前列腺癌）。

2. 父亲或兄弟患有前列腺癌。

3. 种族（非洲裔美国人和非洲裔加勒比人中更常见）。

4. 某些种系突变（如DNA修复的缺陷和细胞修复能力的缺乏）。

5. 激素因素，如激素疗法和IGF-1。

6. 饮食和体重。

从饮食因素来看，摄入大量的脂肪、红肉和钙会增加患病风险。

在大多数情况下，前列腺肿瘤的生长速度相当缓慢，患者往往在肿瘤危及生命之前就死于其他原因，这使得饮食对其预防和治疗都特别重要。如前几章所述，除非存在前列腺癌风险因素，否则最好的策略不是专注于预防某种肿瘤或疾病，而是践行健康长寿的生活方式，如长寿饮食。

目前最常用的前列腺癌诊断方法是使用生物标志物（biomarcatore），即前列腺特异性抗原（PSA），这种方法可以诊断出无症状患者，或主诉

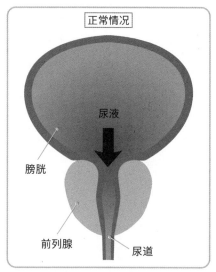
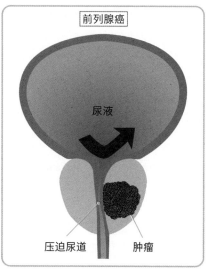

图 7.1　前列腺位于男性的膀胱下方，环绕在从膀胱中引出尿液的尿道上部。在正常情况下，前列腺约有核桃大小，患癌后其中央部分会膨胀，这种组织的过度生长会压迫尿道，造成排尿困难

下尿路不适的患者（比如尿频、尿急和尿不适）。若前列腺特异性抗原水平高，就要进一步检查，包括前列腺磁共振成像和活检（组织采样）。一旦通过活检确诊前列腺癌，可能需要再进一步检查，以确定疾病的阶段，以便后续治疗。治疗方案的选择取决于多个因素，因此最好由一个多学科的临床团队决定。无论选择哪种治疗方法，其结果在很大程度上取决于 4 个因素：① 年龄、健康状况和有无其他病变；② 临床分期（stadio tumorale），即肿瘤的程度和在体内的确切位置；③ 肿瘤等级，通过活检或手术确定，最广泛使用的系统是格里森分级系统；[2] ④ 预期寿命，因为在某些情况下，治疗会带来严重的不良反应，对某些患者来说，这些不良反应可能比前列腺癌的影响更严重。

　　前列腺癌的治疗方案可能是根治性治疗，适用于早期或局部阶段的患者；或是遏制性的治疗，适用于后期阶段、有转移或复发情况的患者。

　　癌症处于早期或局部区域的患者的治疗方案有很多，都是经过试验且十分有效的，包括手术［前列腺根治切除术（prostatectomia radicale）］或放疗。放疗可以是体外放疗，也可以是植入式放疗（近距离照射），或者两者同时进行。放疗通常与阻断睾酮分泌的药物相结合。如果是晚期，即肿瘤已经扩散，包括有转移的患者，则可选择系统疗法和药物治疗，其中可能包括雄性激素剥夺治疗（ADT）和化疗（如用多西他赛、卡巴他赛等），以及支持疗法。

患者及其家属应该参与有关治疗的讨论和决定，这些治疗不仅可能有不良反应，还可能严重影响一些患者的生活质量。然而，这不在本章的讨论范围之内。

在某些情况下，肿瘤会从前列腺扩散到其他器官，可能是远处的淋巴结、骨骼、肺部和肝脏。前列腺癌细胞利用睾酮生长，因此我们会采用激素疗法来减少睾丸产生的睾酮。最初，这几乎对所有患者都是非常有效的疗法，但不可避免的是，癌细胞会产生抗药性，学会产生自己的雄激素（androgeni）。到了这个阶段，治疗方法就要考虑免疫疗法（如普罗文奇），更为先进的针对雄性激素的靶向治疗［口服药物，如阿比特龙（abiraterone）或恩杂鲁胺］或放射性药物治疗（如镭-223），以阻碍睾酮（testosterone）的产生和其功能。

定期监测，如测量血液中的前列腺特异性抗原水平，对所有50岁以上的男性都很重要。但是，如果依据家族史或种族判断患前列腺癌的风险更高，则应更早进行定期监测。[3]

替代疗法与传统疗法

在多年的医学研究中，我们发现自己既要与医生争论，来为断食或模拟断食饮食等替代疗法辩护，也要与希望转向替代疗法的患者争论，来为激素疗法和化疗等传统标准疗法辩护。医生，尤其是西方社会的医生，已经学会了采用标准的"经过科学检验的"疗法，而患者往往非常相信替代疗法的作用，以至于他们的决策更多是凭借这种信任，而不是科学和临床研究数据。这种类型的患者往往更相信传言和个别病例，而不是那些能够回答具体临床问题的可靠研究。医疗保健是复杂并快速变化的，在许多情况下，无论是患者对替代疗法的信心，还是医生遵循的标准疗法，都不足以应对像转移性癌症这样处于晚期的复杂慢性疾病。

　　以上情况同样适用于晚期或转移性前列腺癌。这就是为什么我还会在这里论证将"野路子"的断食和模拟断食饮食与标准疗法（如激素疗法、化疗和放疗）相结合的重要性，这种组合的目的是更有效地治疗前列腺癌，改善患者的状态和生活质量。

　　在下文中，我将一如既往地从小鼠研究入手，论述有关饮食策略和前列腺癌标准疗法结合的研究及证据。

实验室研究

　　2007 年，美国国家癌症研究所的弗农·斯蒂尔（Vernon Steele）实验室使用毒素和睾酮的组合来诱发小鼠患上前列腺癌。然后，研究人员将小鼠分成两组，一组接受正常饮食，一组的饮食减少 15% 或 30% 的能量摄入（食物种类相同，但小组中的小鼠得到的食物量减少）。在正常饮食的小鼠中，74% 的小鼠患上了前列腺癌，相比之下，限制 15% 热量摄入的小鼠中有 64% 患病，限制 30% 热量摄入（即食物摄入量明显减少）的小鼠中有 72% 患病。这一结果和其他结果使作者得出结论：消耗较少的热量并不能预防前列腺癌。[4]

　　博诺尔登（Bonorden）和同事对小鼠开展的另一项研究证实，长期的热量限制并没有推迟前列腺癌的发病时间，也不会延长小鼠的存活时间，而交替进行几周的热量限制和几周的正常饮食则使前列腺肿瘤的生长速度略有减缓，并使小鼠的存活率略有提高。[5] 对小鼠的进一步研究显示，连续限制热量或每周断食 1~2 天对前列腺癌没有影响。[6] 现在你可能会想，我是否认为限制热量和断食对前列腺癌没有作用？我的答案是："是，也不是。"上述结果一点儿也不令人惊讶，它重申了深入了解肿瘤及营养物质、基因、癌细胞和抗癌药物之间关系的重要性，唯有如此，才能成功地预防或治疗癌症，并体会在单独使用替代疗法和标准疗法不起作用时将二者结合起来的重要性。

第五章的图 5.9 显示，单独使用周期性模拟断食饮食对小鼠乳腺癌发展的影响可以忽略不计，但模拟断食饮食与激素疗法结合时，这种影响会大大增强。只有当模拟断食饮食、激素疗法和帕博西尼（通常被用于治疗乳腺癌）结合时，肿瘤块才会缩小，甚至会消失。我们对动物模型和前列腺癌的研究虽然尚未发表，但不得不说，前列腺癌与乳腺癌相似，因为两者都起源于上皮细胞，而且在大多数情况下都极受性激素的影响。[7] 正如前文所述，大多数乳腺癌对雌激素有反应，而大多数前列腺癌细胞的生长对雄激素特别是对睾酮有反应。

总而言之，单独使用断食治疗前列腺癌的动物研究没有显示出重大效果，这表明如果选择这种方法，就必须结合标准的靶向疗法，例如我们在治疗乳腺癌时对小鼠和女性（基于预备研究）成功实施的疗法。我们希望能够尽快公布我们的初步研究结果，在这些研究中，我们使用在研究许多其他类型的癌症时使用的方法来治疗前列腺癌。

断食和模拟断食饮食与前列腺癌治疗：临床研究

从许多方面来看，前列腺癌都是研究各种断食形式结合已在使用的标准疗法组合潜力的理想对象。前列腺癌是一种常见的癌症，需要更有效疗法的患者众多。与乳腺癌一样，前列腺癌深受激素影响，正因为如此，我们也能看到，在所谓的雄激素剥夺治疗中，激素阻断药物往往是患者治疗的一部分。

代谢功能障碍（如肥胖）与前列腺癌的激素疗法的疗效有直接关系，因此让这类患者接受模拟断食饮食似乎特别合理。鉴于代谢作用的频率和它的潜在的好处，肿瘤学家弗兰克·沙利文（Frank Sullivan）博士开展了一项试验性研究，让 34 名有代谢问题（代谢综合征）的前列腺癌患者接受了 3 个周期的模拟断食饮食，其中大部分患者正在接受雄激素剥夺治疗。结果显示，患者对周期性模拟断食饮食的耐受性很好，大多数人反馈说，体重、BMI、腰围和血压等代谢的风险因素得到了明显改善。这项研究为在接受标准疗法的前列腺癌患者中开展更大规模的模拟断食饮食效果的随机临床试验奠定了基础。

除了这项研究显示的结果，我们还观察到标准疗法结合断食对个别转移性前列腺癌患者的有益影响。

2008 年，我和团队关于断食和肿瘤的文章发表后，一名住在洛杉矶附近的患有前列腺癌的医生来找我。他很担心化疗药物的不良反应，想用断食来减少这些不良反应。当时，他还不知道我们的研究证明断食能使化疗更有效地对抗小鼠体内的多种肿瘤，甚至可以对抗人类的乳腺癌。当我们告诉他后，他决定在接受化疗的同时断食，他就是后来我们纳入第一次临床研究的使用断食法的两名前列腺癌患者之一。

1 号病例　转移性前列腺癌

该患者是一名 74 岁的高加索人（caucasico），2000 年被诊断为 II 期前列腺癌，肿瘤局限于前列腺，已被手术切除，但可能有一些癌细胞没有被清除。两年半后，患者的前列腺特异性抗原水平上升到 1.4 ng/ml。该患者接受过几种阻断睾酮产生或睾酮功能的药物治疗，但由于出现了严重的不良反应，这些治疗在 2004 年 4 月终止，包括化疗在内的进一步治疗也没能有效控制疾病。2007 年，患者的前列腺特异性抗原水平达到了 9 ng/ml，并出现了骨转移。尽管每周都化疗，但患者的前列腺特异性抗原水平仍在继续上升，达到 40.6 ng/ml。化疗周期引起了一些不良反应，如疲劳、乏力、口中有金属味、头晕、记忆力下降和脚部神经损伤（让患者难以行走）。（图 7.2）

化疗终止后，患者的前列腺特异性抗原水平迅速上升，表明癌症正在恶化。而后化疗恢复，并结合使用了刺激物 G-CSF，这种刺激物通常被用

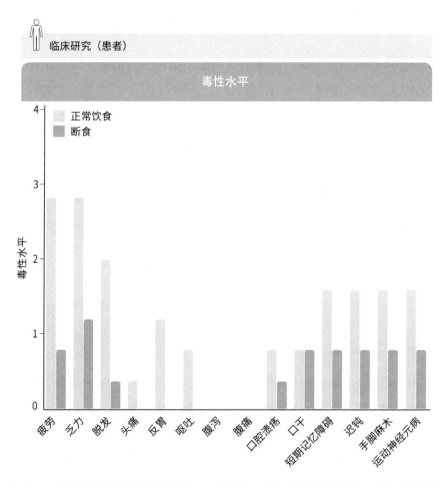

图 7.2　一名被诊断为 II 期前列腺癌的 74 岁男性患者，在不断食的第一个化疗周期中，化疗的不良反应比随后将断食与化疗结合的周期中更大。在某些情况下，化疗与模拟断食饮食结合时，不会出现不良反应（如头痛、腹泻和腹痛）。毒性水平从 0 到 4，即从无毒性到毒性极强（修改自：Safdie et al., *Aging*, 2009）

在白细胞含量较低的患者身上，能诱导白细胞（其作用是保护机体免受感染）的生长。这时患者再次出现严重的不良反应，尽管前列腺特异性抗原水平下降，但化疗在 2008 年 6 月再次终止。随后，患者参加了以阿比特龙为基础的Ⅲ期临床试验，阿比特龙是一种能阻断睾酮分泌的激素药物。然而，这种药物只在短期内发挥了作用，随后肿瘤又开始生长——从患者的前列腺特异性抗原水平达到 20.9 ng/dl 便可看出，应该恢复化疗，并结合使用 G-CSF。这一次，患者选择在化疗前 60 小时和化疗后 24 小时断食。在结合断食开始治疗后，其前列腺特异性抗原水平迅速下降，并且与之前正常进食的治疗周期相比，患者反馈的不良反应也明显减弱（图 7.2）。经过 7 个周期的化疗加断食，包括中性粒细胞和淋巴细胞在内的白细胞水平仍然正常，血小板、血红蛋白（emoglobina）和红细胞水平也正常（图 7.3）。在最后 3 个周期中，除了非常规的断食，患者还在化疗前 5 天使用了一些睾酮（浓度为 1% 的乳膏），这导致其睾酮和前列腺特异性抗原水平显著升高，后者达到 34.2 ng/ml。尽管如此，在 3 个周期的化疗结合断食结束之后，患者前列腺特异性抗原水平再度降至 6.43 ng/ml（图 7.4）。

如果结合小鼠研究和其他类型临床研究的结果来看，这些临床数据可是十分振奋人心的。它们表明，断食和模拟断食饮食可能会改善前列腺癌患者对激素疗法或化疗的耐受度，从而提高疗效。正如我们在激素疗法结合帕博西尼治疗乳腺癌的案例中观察到的那样，一种药物与另一种能阻断睾酮分泌的药物联合使用，再结合模拟断食饮食，也许能使肿瘤消退。

2 号病例　转移性前列腺癌

该患者是一名 66 岁的白人男性，1998 年 7 月被诊断出患有前列腺癌。当时他的癌症处于初期，只接受了激素治疗，以阻断睾酮的活性。到 2000 年 12 月，肿瘤出现进展，除了第二阶段的激素治疗，患者还接受了前列腺和骨盆放疗。2008 年 4 月的一次超声扫描显示，患者盆腔内有一个 3 cm×5 cm 的肿瘤块，于是他接受了 8 个周期的化疗，并结合一种生长因

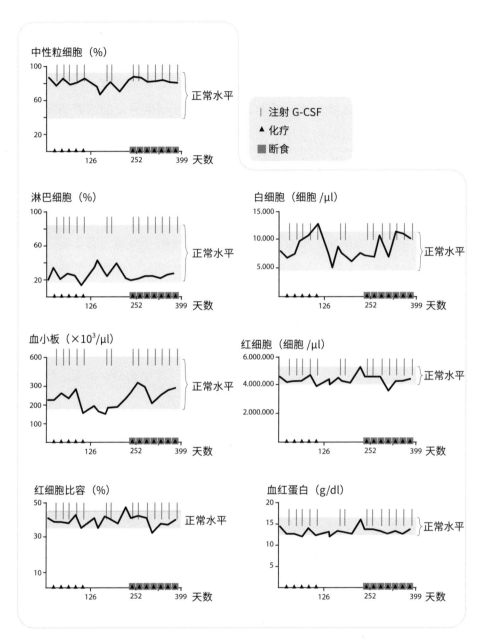

图 7.3　经过 7 个周期的化疗结合断食后，患者的白细胞（包括中性粒细胞和对免疫系统很重要的淋巴细胞）、血小板（帮助凝血的血细胞）、红细胞（血液中运输氧气的细胞）、血红蛋白（红细胞中的一种蛋白质，将氧气运输到身体的器官和组织）和红细胞比容（ematocrito，血液中红细胞的百分比体积）仍维持在正常水平。为使血液中的每个细胞发挥其功能并避免输血，维持住这些水平是非常重要的（修改自：Safdie et al.，*Aging*，2009）

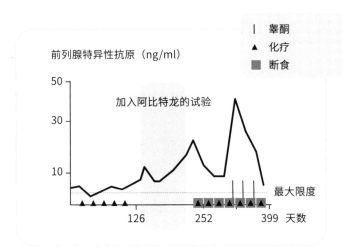

图 7.4　在经过抗癌治疗（阿比特龙）后，一名 74 岁 II 期前列腺癌患者（癌症局限于前列腺）的前列腺特异性抗原（一种由前列腺产生的酶，浓度高则表示有患癌风险或已患癌症）浓度依然稳定上升。在采取化疗结合断食后，他的前列腺特异性抗原浓度有所下降。在最后 3 个周期的化疗中，除了断食，患者还使用了睾酮乳膏以减少严重的不良反应，而这又导致了睾酮和前列腺特异性抗原浓度的显著上升。不过，再次经过 3 个周期的化疗加断食后，其前列腺特异性抗原浓度降低到了 6.43 ng/ml（修改自：Safdie et al.，*Aging*，2009）

子来刺激健康白细胞的生长。其间，患者在化疗前断食 60~66 小时，化疗后断食 8~24 小时。出现的不良反应只有非常轻微的头晕和血压下降。虽然这些不良反应的影响很小，但和其他许多患者的不良反应一样，这让我们放弃了纯水断食，只采用模拟断食饮食。我们现在已经证明，模拟断食饮食的耐受度较高，且不良反应很小。患者当时反馈的不良反应非常轻微（图 7.5）。

　　尽管出现贫血（图 7.6），但患者的白细胞水平保持正常。在结合断食与化疗的整个治疗过程中，患者的前列腺特异性抗原水平明显降低，使其能够恢复相应的激素治疗（图 7.7）。

　　以上两个临床案例和其他研究表明，断食可以与前列腺癌疗法相结合，尽管还需要开展随机临床试验来确定模拟断食饮食是否可以减少不良反应，并提高前列腺癌标准疗法的效果。

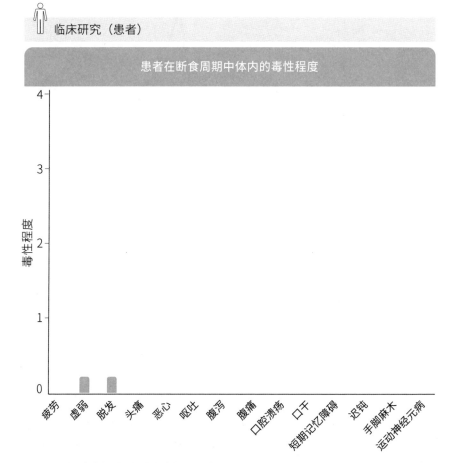

图 7.5　一名被诊断为前列腺癌的 66 岁男子在化疗期间结合断食，出现的化疗不良反应很小。在大多数情况下，甚至没有出现不良反应。毒性等级从 0 到 4，分别对应无毒性到毒性极强（修改自：Safdie et al.，*Aging*，2009）

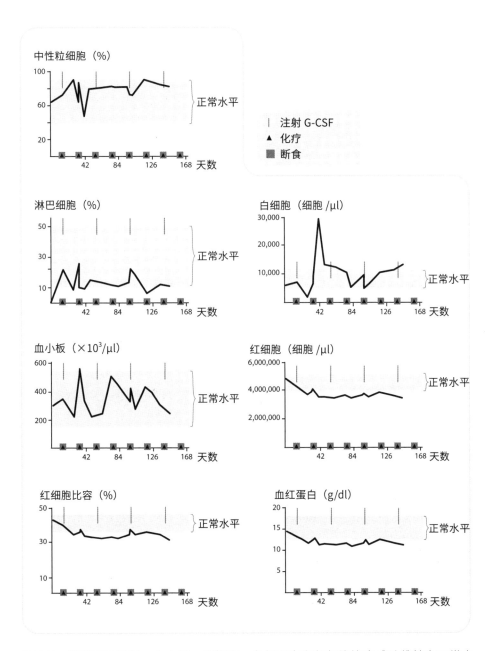

图 7.6 患者的白细胞、血小板、红细胞、血红蛋白和红细胞比容成功维持在正常水平。为使血液中的每个细胞发挥其功能并避免输血，维持住这些水平是非常重要的（修改自：Safdie et al.，*Aging*，2009）

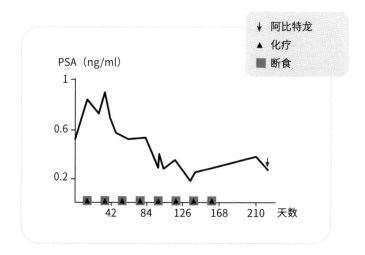

图 7.7　前列腺特异性抗原（这种由前列腺产生的酶，浓度高则表示有患癌风险或已患癌症）的浓度稳步下降，直到为了让患者接受激素治疗（阿比特龙）而中断化疗与断食的组合（修改自：Safdie et al.，*Aging*，2009）

治疗前列腺癌的其他营养疗法：限制蛋白质和碳水化合物的能量摄入

众所周知，肥胖是患癌的风险因素，其中就包括前列腺癌，并且肥胖与晚期前列腺癌相关。与动物研究显示的一样，人类每天限制 500~800 卡的热量摄入，对正在等待彻底切除前列腺的超重和肥胖男性来说，并不能延缓前列腺肿瘤的生长。[8]

在研究限制蛋白质摄入的饮食方案时，数据显示它们对衰老导致的一些重大疾病产生了积极影响，特别是前列腺癌患者的胰岛素和瘦素水平得到了改善，且前列腺特异性抗原水平呈现出下降趋势，但这些结果还需要进一步的研究证实。[9]

减少摄入碳水化合物似乎也有利于前列腺特异性抗原水平逐渐降低。一项随机控制试验让超重的前列腺癌患者在 6 个月内限制碳水化合物的摄入，目的是确定这种饮食方式是否对肿瘤复发有影响。在参与试验的 57

名男性中，有 31 人被分配了低碳水化合物饮食（每天少于 20 克），26 人正常饮食；两组患者的蛋白质和脂肪摄入量近似。结果是低碳水饮食组的体重下降（6 个月内下降约 12 千克，而对照组仅下降 0.5 千克），高密度脂蛋白（HDL，俗称的"好"胆固醇）、甘油三酯（trigliceridi）和糖化血红蛋白（HbA1c，血糖指标）也都有所下降。此外，采用低碳水化合物饮食的患者，其前列腺特异性抗原浓度翻倍的时间明显比对照组的更长（分别是 28 个月和 13 个月），这首次表明控制碳水化合物摄入可以减缓肿瘤生长。[10]

由于长寿饮食是将血糖和氨基酸保持在较低水平的理想方法，所以也许能通过这种饮食让前列腺癌细胞难以生存，同时最大限度地减少肌肉损失或对患者免疫系统的削弱。[11] 总之，断食和模拟断食饮食为前列腺癌的治疗带来了希望，特别是将其结合标准疗法时。我在此只介绍了一部分临床病例，来说明这种方法在治疗患有前列腺癌并因激素治疗而导致代谢紊乱的患者时的优势与可行性。

· 前列腺癌治疗总结 ·

☞ 标准疗法通常采用激素疗法，但也可以使用许多其他治疗方式（化疗、放疗、手术等）。

☞ 与自己的肿瘤医生讨论，将标准疗法与模拟断食饮食相结合。

☞ 在两次治疗之间，遵循长寿饮食法（见第三章）。

☞ 在治疗期间，每天断食 13~14 个小时（例如进食时间限制在早上 8 点到下午 6 点之间），以保持正常的肌肉量。

☞ 保持正常体重。

☞ 与自己的肿瘤医生协商，积极锻炼身体。

☞ 安排肌肉力量训练，尽量保持相位角（肌肉功能的指标）在 5 度以上。

感谢以下专家对本章写作的贡献和审校：戈尔韦诊所放射肿瘤科医疗主任、前列腺癌研究所（PCI）创始人和所长、爱尔兰国立大学医学聘用教授弗兰克·沙利文，美国洛杉矶南加州大学诺里斯综合癌症中心主任医师、泌尿生殖肿瘤医学科主任、南加州大学凯克医学院血液疾病和癌症医学科副教授戴维·奎因，美国加州杜阿尔特市希望医疗诊所肿瘤学家、肿瘤医学科副教授塔尼娅·多尔夫，意大利罗马大学转化医学和精准医学系内科副教授亚历山德罗·拉维亚诺，荷兰莱顿大学医学中心内科医学部内分泌学专家、糖尿病学教授汉诺·皮尔。

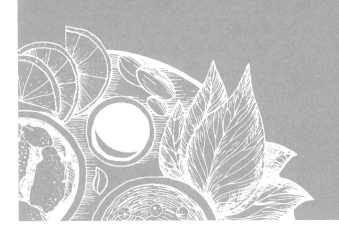

CHAPTER
EIGHT
第八章

断食、营养与结直肠癌

结直肠癌是什么，如何治疗

结直肠癌是全球第三大常见癌症，是高致死率的癌症之一，2018 年共计有 180 万例确诊病例。结肠和直肠是大肠的一部分，形成消化系统的终端，这一癌症肿瘤就发生于这两个部位，其中结肠大约 1.5 米长。大多数情况下，结直肠癌在早期阶段表现为结肠或直肠内的息肉，通常是良性息肉（腺瘤），但它们也可能恶变。（图 8.1）

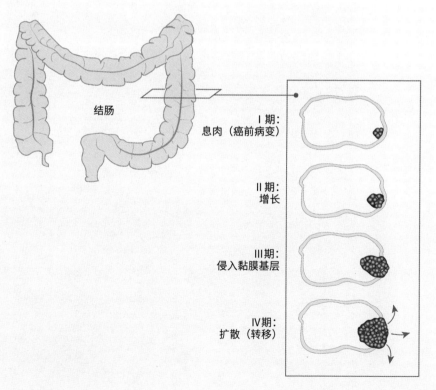

图 8.1 结直肠癌是由息肉的恶变引起的。息肉往往是良性的，但被认为是癌前病变形态。在肿瘤的不同阶段，息肉会变大（Ⅱ期和Ⅲ期），扩散到淋巴结，随后转移到其他器官，尤其是肝和肺（Ⅳ期）

结直肠癌的治疗策略包括化疗［氟嘧啶（fluoropirimidina）类、奥沙利铂（Oxaliplatino）、伊立替康、三氟利丁／替比拉西］和生物药物治疗［抗血管内皮生长因子（VEGF）药物：贝伐珠单抗、阿柏西普、雷莫芦单抗和瑞格菲尼］，这些药物可明显提高患者的生存率。

息肉和早期肿瘤都可以通过手术切除，而达到Ⅱ期至Ⅳ期的肿瘤不仅要通过手术治疗，还要采用包括化疗在内的治疗方法，在某些情况下还要配合放疗。Ⅳ期结直肠癌的肿瘤已经转移到其他器官（如肺部），肿瘤学家通常会建议患者使用额外的药物配合治疗，目的是阻断肿瘤中具有高度生物活性的特定靶点，如血管内皮生长因子（能够参与肿瘤的血管形成）。或者针对其他生长因子用药（如 EGFR，一种参与不同肿瘤生长的表皮生长因子受体），如西妥昔单抗或帕尼单抗。

1931 年，德国柏林的化学家和医生奥托·瓦尔堡凭借后来被称为瓦氏效应（effetto Warburg）的理论获得了诺贝尔生理学或医学奖。该理论认为，癌细胞能够减少对线粒体（mitocondri，细胞运动的引擎）产生的能量的依赖，通过糖酵解作用直接从糖类中获得能量。不久之后，人们进一步发现癌细胞能够迅速利用糖类，不仅用于生产为细胞活动提供动力的能量，还用于生产细胞本身的基本成分，如 DNA 和其他肿瘤快速生长所需的分子。

最近，美国南加州大学的一位住院医师告诉我，他不确定是否要研究饮食与癌症之间的关系，因为人们总对他说这是一个"伪科学"话题，经不起基于统计数据的试验。虽然这种认知也在转变，但事实上，饮食一直被许多科学家和肿瘤学家认为是治疗的一个边缘因素，是一种生活方式相关的因素，它最多可以对"真正的治疗"（即由化疗、激素疗法和免疫疗法组成的治疗）产生一定帮助。

这种态度源自肿瘤临床试验针对的是总生存期和肿瘤无进展生存期，

而根据美国食品药品监督管理局的标准开展随机试验来测试营养干预措施的效用是非常困难的，因为肿瘤对药物干预措施的反应是最好的。这就是为什么我和帮助我完成这本书的肿瘤学家们一起，试验了模拟断食饮食，这些饮食和药物一样，都是以单份包装或定制餐单的形式提供给患者，而不是由医生给患者饮食指导，后者难以监测和评估。事实上，通过与世界顶尖的癌症治疗中心合作，我们正在测试模拟断食饮食对总生存期和肿瘤无进展生存期的影响。

断食、模拟断食饮食与结直肠癌治疗

最近的研究结果表明，断食可能对结直肠癌的发生、发展及缓解具有重大影响。如今，在瓦尔堡发现糖对癌细胞的重要性近 100 年之后，人们才开始关注断食和其他形式的饮食限制对癌症的发生和治疗产生的影响，实在让人惊讶。

2010 年，在我的洛杉矶实验室工作的李昌汉博士将断食和化疗药物阿霉素结合起来治疗结直肠癌，并未发现该药物抑制结直肠癌细胞的能力有什么不同。但是，我们知道，断食本身可以像化疗药物一样对几种类型的肿瘤有效，而且可以加强化疗对多种肿瘤的效果。而几年后，我们才证实，断食结合奥沙利铂和其他化疗药物，在治疗结直肠癌方面效果非常好（见本章后文）。因此，必须明确的是，模拟断食饮食的使用必须建立在了解癌细胞分子和代谢特点的基础上，以便与最有效的药物结合，而药物同样也是根据其分子特点来选择的。考虑每种药物的作用机制非常重要，因为有些药物一旦与断食创造的条件结合，可能比其他药物表现得更好。在过去 10 年中，我们在确定生物标志物方面取得了重要进展，这使我们有可能预测靶向药物和化疗方案的有效程度。由于能够确定肿瘤的 DNA 序列或循环癌细胞的数量，肿瘤学正朝着愈发个性化的治疗方向发展。了解结直肠癌代谢的分子特征对确定最有效的干预措施至关重要。

关于肿瘤患者饮食的研究常常被放弃，原因之一是单独使用或与错误的药物结合使用时，饮食上的改变或断食的效果并不明显。然而，在小鼠研究中，模拟断食饮食的方法可以增加药物的疗效，有时甚至可以治愈小鼠。因此，早期的临床试验（尤其是与断食、模拟断食饮食和乳腺癌患者的有关试验）表明这些饮食策略可以提高化疗的疗效也就在情理之中了。

"逆瓦氏效应"

我们在早期试验中，会在"饿死"癌细胞（抗肿瘤血管生成）的同时用化疗攻击它们。我们观察到，所谓的"自由基"明显增加，这些有毒分子可以破坏 DNA 和细胞的许多成分。我们在与意大利热那亚加斯里尼儿童医院的乔瓦尼·比安基（Giovanni Bianchi）和莉齐娅·拉法盖洛的一项合作中，假设可以降低血糖的断食会迫使癌细胞拼命逆转瓦氏效应，来寻找其他能量来源。试验证明断食确实导致了一种与瓦氏效应相反的情况，我们称之为"逆瓦氏效应"：癌细胞被迫回到线粒体（细胞的动力引擎）中寻找更多能量。然而，问题是，在许多癌症中，细胞的线粒体被严重损坏，无法在不产生不良反应的情况下生产能量。我们注意到，处于断食情况下的癌细胞产生的能量更少，并以自由基的形式释放出大量的毒素，这些毒素迅速杀死了癌细胞。简而言之，在绝望的求生尝试中，癌细胞最终自杀了。（图 8.2）

断食、模拟断食饮食与针对结直肠癌的创新疗法

化疗可以杀死癌细胞，但也会杀死许多健康的细胞，尤其是那些生长速度很快的细胞，如产生毛发的毛母细胞或肠道内的细胞。研究人员正在大力开发"更聪明"的药物，即攻击肿瘤特别依赖的特定受体或代谢途径的药物。这类药物（如抗体）的不良反应不像化疗药物的不良反应那么大。除了这些抗体，目前还在研究名为"激酶抑制剂"的小分子药物，它们

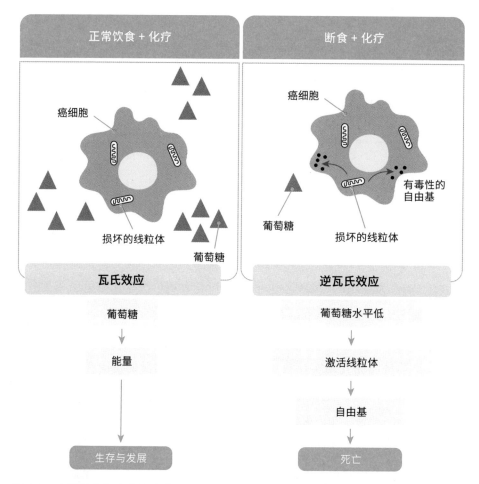

图 8.2　由线粒体组成的细胞的动力引擎在癌细胞中受到严重损坏。瓦氏效应指依靠这一机制的癌细胞从营养物质中获取能量，特别是通过糖酵解产生的能量。在断食过程中，癌细胞因为没有足够的糖来产生能量，会试图重新激活线粒体，但以自由基的形式产生高水平的毒素，导致癌细胞迅速自杀（修改自：Bianchi et al.，*Oncotarget*，2015）

专门针对某些肿瘤类型中被激活的某些生长过程。大多数癌细胞都有一种"组成型活化激酶"，即生长的信号或指令往往由于 DNA 的突变而一直处于"开启"模式。想象一下在高速公路上行驶的车辆能将信息传递给几千米外的其他车辆，而这些车辆又将信息传递给其他车辆，循环往复，就像一场接力赛。在正常的人类细胞中，激酶执行类似的功能。例如，你在吃了碳水化合物后，血糖会上升，导致胰腺释放胰岛素；胰岛素遍布全身，向不同类型的细胞传递不同的信号，比如向肌肉细胞发出信号，让糖进入。在有胰岛素的情况下，健康细胞吸收糖分的速度要快得多。与健康细胞不同的是，癌细胞由于 DNA 的突变，不管胰岛素或其他生长因子是否存在，它们总是让不同激酶（chinasi）保持"开启"状态。激酶抑制剂的功能就是阻止癌细胞的生长、杀死它们，"堵塞"极其繁忙的肿瘤高速公路。

我的实验室与热那亚大学和加斯里尼儿童医院合作，证明了几个周期的断食使激酶抑制剂对治疗结肠癌细胞更有效，这表明断食和模拟断食饮食可以与化疗以外的许多抗癌药物一起使用，可以与多种抗癌药物有效结合。[1]（图 8.3）

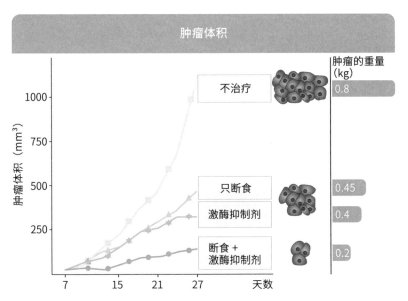

图 8.3 激酶是修改其他蛋白质的酶，断食能够增强患有结直肠癌小鼠体内激酶抑制剂（阻断被激活的生长基因）的活性（修改自：Caffa et al., *Oncotarget*, 2015）

对抗肿瘤的抗生素？用抗衰老干预措施对抗癌症

1928 年 9 月，苏格兰医生和微生物学家亚历山大·弗莱明（Alexander Fleming）正在研究葡萄球菌，即导致喉咙痛和其他感染的细菌。一天，弗莱明注意到，在他培养细菌的培养皿中，只有已经形成霉菌的地方没有细菌。弗莱明由此证明，霉菌中含有青霉素（penicillina），而青霉素可以杀死许多类型的细菌。这是演化为我们提供的伟大示范，一个 30 亿年的"研发"过程。霉菌与细菌争夺食物，因此不得不学会制造一种抗生素（青霉素）杀死对手，确保自身得以生存和生长。重点是，青霉素是要杀死细菌，而不是杀死制造它的霉菌，而且比起细菌，这些霉菌与人类更为相似。青霉素对细菌有毒性，但对人类没有，它自然成了全世界使用最广泛的抗生素。我们或许可以找到像青霉素一样能够控制甚至治愈肿瘤，又不会让患者产生不良反应的药物？有没有一种治疗肿瘤的"青霉素"呢？

我的团队和其他的研究团队已经发表了两篇文章，重点讨论抗癌药物让人联想到对细菌使用抗生素的情况。意大利米兰分子肿瘤研究所的玛伊拉·迪塔诺（Maira Di Tano）在我的实验室工作，她撰写了一篇文章，展示了如何结合两种已知的能使健康细胞不老化的饮食策略（维生素 C 和模拟断食饮食）来杀死结肠癌细胞。对小鼠和人类的大量研究已经表明，这两种策略具有抗衰老的作用，特别是模拟断食饮食。对于人类，周期性模拟断食饮食可以降低胆固醇、甘油三酯、血压、血糖和其他风险因素（见第三章）。如果它们与另一种抗衰老营养素（如维生素 C）一起施用，而不是与有毒药物一起施用，会发生什么呢？

化学家莱纳斯·鲍林（Linus Pauling）令维生素 C 因其抗衰老特性而闻名，他两次获得诺贝尔奖（一次为化学奖，一次为和平奖），同时还是位于美国帕萨迪纳的加州理工学院的教授，学院离我在洛杉矶工作的大学咫尺之遥。他本人每天服用几克维生素 C，活到了 93 岁。鲍林也是最早提出用维生素 C 抗癌的人之一。作为一名化学家，鲍林知道维生素 C 可以增加我前面提到的有毒自由基。但只给患者注射大量维生素 C 的临床试验结果寥寥无几，这也降低了人们对这一课题的研究兴趣。直到 2015 年，刘易斯·坎特利（Lewis Cantley）的实验室在《科学》上发表了一项关于小鼠的研究。[2] 该研究显示维生素 C 只对特定类型的结直肠癌细胞有治疗效果，这些细胞的突变激活了 Ras 蛋白的代谢途径，即我之前提到的"细胞间的信息高速公路"之一。

我们对断食和模拟断食饮食能否增强维生素 C 的抗癌作用产生了兴趣。玛伊拉·迪塔诺不仅对结直肠癌做了测试，还对其他类型的肿瘤做了测试，这些肿瘤的特点是存在 *KRAS* 突变——几乎 30% 的肿瘤都存在 *KRAS* 突变。[3] 研究结果表明，对 3 种不同类型的人类细胞、结直肠癌细胞及其他多种以 *KRAS* 突变为特征的肿瘤类型，维生素 C 本身对杀死癌细胞的效果不明显，但与断食或模拟断食饮食结合时，其抗肿瘤活性增加了 10 倍。[4]（图 8.4）

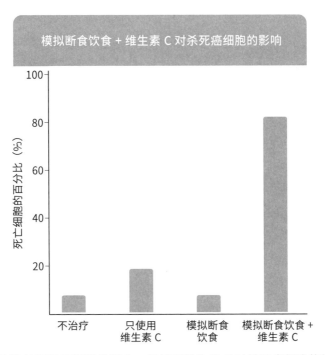

图 8.4　在几种结直肠癌细胞类型中，只使用维生素 C 对杀死癌细胞的效果有限或中等。然而，当维生素 C 与断食或模拟断食饮食结合，便具有了更强的杀死癌细胞的能力（高 10 倍）（修改自：Di Tano et al., *Nature Communications*, 2020）

　　为什么断食能增强维生素 C 杀死癌细胞的能力？正如前文提到的，这是因为癌细胞能够"重新连接"它们的代谢途径，找到生存和繁殖的方法。迪塔诺发现，接受维生素 C 的癌细胞提高了细胞的铁蛋白含量，铁蛋白能像海绵一样包裹铁（ferro）元素，阻止铁与维生素 C 发生反应。维生素 C 和铁相遇时，会产生有毒的自由基，毒性程度足够杀死癌细胞。（图 8.5）

　　然而，迪塔诺发现维生素 C 和周期性断食的组合不足以治愈小鼠，只有结合化疗，它们才对癌症产生了更明显的效果。（图 8.6）

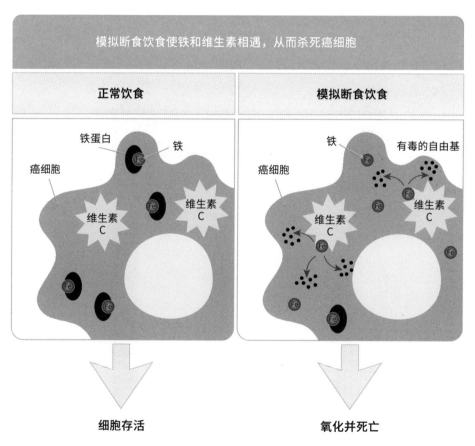

图 8.5　在正常饮食条件下，铁蛋白与铁结合，能够防止维生素 C 与后者发生反应。而在模拟断食饮食期间，铁蛋白减少，铁含量增加，使铁与维生素 C 反应，产生了有毒的自由基，从而杀死癌细胞（修改自：Di Tano et al.，*Nature Communications*，2020）

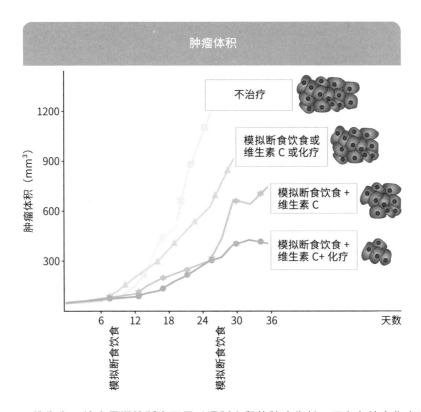

图 8.6　维生素 C 结合周期性断食不足以遏制小鼠的肿瘤生长，只有在结合化疗时才能遏制肿瘤生长（修改自：Di Tano et al., *Nature Communications*, 2020）

正如已经成功确定乳腺癌和其他癌症代谢途径的试验，如今，我的实验室正在全力以赴确定结直肠癌的代谢途径，以便可以使用无害的药物组合。

2020 年，另一个实验室证实，将断食和模拟断食饮食与一种名为雷帕霉素（Rapamicina）的激酶抑制剂相结合，可以实现结直肠癌小鼠的长期生存（图 8.7）。雷帕霉素实际上是能延长小鼠寿命的主要药物之一，因为它抑制了 S6K-mTOR 代谢信号通路。20 年前我的实验室就发现了该通路在衰老中的核心作用。[5] 无论在小鼠还是人类体内，雷帕霉素都会导致血糖升高，从而促进肿瘤的生长。因此，断食、模拟断食饮食和雷帕霉素的结合，

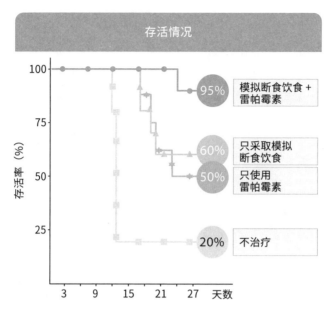

图 8.7　患有结直肠癌的小鼠在正常饮食与断食期间，使用或不使用雷帕霉素治疗的总体存活率。雷帕霉素是能延长小鼠寿命的主要药物之一，能阻断 *S6K-mTOR* 促衰老基因（修改自：Wenget et al.，*Nature Communications*，2020）

一方面可以在化疗过程中更好地保护健康细胞，另一方面可以减缓由 S6K-mTOR 活动或高血糖水平促进的肿瘤生长。

　　与雷帕霉素一样，地塞米松也会提高血糖水平，被广泛用于减少癌症患者的不良反应。因此，与肿瘤医生商议在使用这些药物的同时接受模拟断食饮食，以降低血糖、减少可能的不良反应、减缓肿瘤生长值得一试。[6]

断食和模拟断食饮食与结直肠癌治疗：临床案例

　　多年来，我的实验室在小鼠身上开展了断食和模拟断食饮食与结直肠癌的广泛研究，除了实验研究，我们还在临床研究的框架内，通过一些独立于临床研究的肿瘤学家，对一些患有这类肿瘤的患者做了跟踪研究。遗憾的是，断食和模拟断食的随机临床试验尚未完成，但在小鼠研究中观察到的强大效果和充满希望的早期临床数据表明，断食和模拟断食饮食有可能大大改善传统的肿瘤治疗方法。

在目前的研究中，我们没有发现模拟断食饮食引起的明显不良反应，到目前为止，结直肠癌患者使用这种饮食方法已被证明是安全的，而且耐受性良好。然而，我必须强调，如果结直肠癌患者想将模拟断食饮食纳入治疗，还需先等待临床试验的结果。

在撰写本书时，有两项开展中的关于断食对结直肠癌影响的临床试验。其中一项临床试验于 2020 年在中国开始，2400 名患者参加了随机试验，试验将断食与外科手术相结合。[7] 另一项临床试验在西班牙马德里开展，有100 名患者参加，他们在接受化疗前 24 小时进行短期断食，持续时间为44~48 小时。[8]

总而言之，有关使用断食和模拟断食饮食与不同疗法（化疗、激酶抑制剂、注射维生素 C）相结合来治疗结直肠癌的实验室结果非常有说服力，并已经过不同实验室证实。一些患者接受了这种组合疗法，并从中受益，但更大样本量的临床试验仍在进行中，并将在未来几年内完成。

正如前文提及的动物研究，维生素 C 和模拟断食饮食的组合只对 *KRAS* 突变的结直肠癌细胞有很好的效果，所以患者在将该疗法纳入考量之前，应咨询有资质的团队。

从营养学的角度来看，患有转移性结直肠癌的患者处于高风险状态，有时会出现明显的"合成代谢抵抗"。在这种情况下，限制热量摄入的策略会导致所谓的"分解代谢"过程，使疾病的预后恶化。因此，患者在不安排模拟断食饮食期间，需要定期进行耐力锻炼。此外，医生必须密切监测患者，以确保足够的热量和蛋白质摄入，可以加入监测肌肉量和力量的方法。化疗也会引起一些胃肠道的不良反应（恶心、呕吐、体液流失、腹泻、厌食），可能会增加患者营养不良的风险。

结直肠癌的其他营养疗法：肠道微生物群作用

众所周知，部分食物、化学物质接触、服用抗生素和药物会影响肠道微生物群（microbiota）及患结直肠癌的风险。肠道微生物群在结直肠癌的发生和发展中也发挥着重要作用。例如，结直肠癌患者的肠道细菌通常失衡，有益菌群不足，有害（致病性炎症）菌群过多。

这种失衡会造成慢性亚临床（即不易察觉的）炎症状态，增加 DNA 突变，从而促进结直肠癌的发生。[9]

正如 2020 年 5 月《癌症》杂志的一篇文章所述，调整肠道微生物群组成的定制饮食（如富含纤维的饮食）和补充多不饱和脂肪酸、多酚（polifenoli）和益生菌（probiotici）的饮食（如补充鱼肉的植物性饮食），可能是一种很有前景的提高癌症疗法疗效的方法。[10]

再比如，2015 年发表在《自然通讯》（Nature Communications）上的一项针对 40 名患者展开的临床研究指出，富含纤维的饮食能促进肠道菌群（flora intestinale）的多样化，并能减少生物标志物，也就是细胞增殖和炎症信号。[11]

在一项针对 992 名 Ⅲ 期结肠癌患者（结肠肿瘤已经扩散到一个或多个局部淋巴结中）展开的研究中，遵循美国癌症协会提供的《癌症幸存者营养和身体活动指南》（保持健康的体重，坚持体育活动，采取富含蔬菜、水果和全谷物的饮食）的患者在研究期间的死亡风险降低了 42%，5 年生存率也有所提高。[12]

进一步回顾相关文献，能够确定富含纤维的饮食对结肠癌患者和接受免疫疗法的患者具有积极影响，这为今后研究饮食策略在改善癌症预后方面的作用奠定了基础。[13] 除此之外，还有一个有前途的新研究领域，即使用 16S rRNA 对粪便进行宏基因组分析（意味着直接在环境中研究微生物群落）。未来有可能开发出个性化的疗法来干预患者的微生物群。[14]

总之，有必要开展大规模的调查和研究，明确断食、模拟断食饮食和其他饮食策略在治疗结直肠癌中的作用，不过现有的结果无疑给我们带来了希望。

在介绍了应对结直肠癌的治疗指征后，我想与大家分享一些患者的故事，以说明团队合作及结合综合疗法（包括营养和生活方式）与传统疗法的重要性。第一个病例的故事由安娜·路易莎·德卡斯特罗·芭卡琳（Ana Luisa De Castro Baccarin）医生讲述，这之后，我会介绍一些其他患者的故事和经历。

患者的故事与经历

KRAS 突变的转移性直肠癌的临床案例

"作为一名肿瘤医生，我每天都要面对生命的有限性。我们在无法保证延长患者生命的时候，至少要努力提高他们的生活质量，因为为我们的生活赋予更多的活力与延长寿命一样重要，甚至更重要。

"我一直在为我的问题寻找新的答案，然后我看到了瓦尔特·隆哥教授和他的同事们的研究。我一直奉行多维度思考的原则。在我的职业生涯中，我为患者提供的治疗以标准疗法结合饮食为中心，并注重新陈代谢。这也是我了解模拟断食饮食的原因。我心怀惊喜地阅读了隆哥教授团队最近发表的一篇文章，他们在文章中出色地展示了高剂量抗坏血酸（维生素 C）和模拟断食饮食的组合在治疗 KRAS 突变的结肠癌方面的能力。

"2020 年，我面临着所有肿瘤学家都害怕的时刻：我最关心的一个转移性肿瘤患者的疾病持续发展，已经没有任何治愈的希望。但同时，患者在临床上表现良好，能够接受治疗。在这样的情况下，指南会告诉你，最好的选择是对患者进行支持性护理（cure di supporto）。我该怎么做？我的患者当时 48 岁，2017 年被诊断为转移性直肠癌，并扩散到甲状腺和肝脏。患者用 Folfirinox（5-氟尿嘧啶、亚叶酸钙、伊立替康和奥沙利铂四药联合）进行第一轮化疗，第二轮化疗使用 Folfiri（5-氟尿嘧啶、亚叶酸钙和

奥沙利铂三药联合），第三轮化疗使用 Folfiri 和贝伐珠单抗。到 2020 年 9
月，癌症已经扩散到肝脏和肺部。

　　"由于没有新的治疗靶点，根据隆哥教授及其同事发表的文章，我提出了
一个新的治疗方案：第 1 天到第 5 天模拟断食饮食加奥沙利铂（130 mg/m²），
第 1 天到第 3 天加入抗坏血酸（60 g/ 天），第 4 天加入贝伐珠单抗（7.5 mg/kg）。
每 3 周重复一次。我没有联合使用氟嘧啶类药物。患者的结直肠癌特异性
肿瘤标志物癌胚抗原（antigene carcino-embrionario，CEA）的水平 9 月为
2436，11 月降至 1798。另一个标志物糖类抗原 19-9（CA19-9）测定保持
稳定。乳酸脱氢酶（LDH）值从 1322 下降到 841。值得注意的是，这是
2020 年以来患者首次出现肿瘤标志物下降，同时肝功能标志物也有所改善。
患者对治疗方案的耐受性相对较好，最明显的不良反应是在 5 天周期结束
时出现的疲惫，这一不良反应在预期内，因为这个治疗方案引起了氧化压
力。通过生物电阻抗分析法（analisi dell'impedenza bioelettrica）测量的患
者的肌肉量在所有周期中均保持不变。在周期中断期间，我还鼓励患者进
行耐力训练，并食用主要来源于植物而不是肉类的富含蛋白质的饮食。为
了在 5 天的模拟断食饮食期间更好地控制食欲，加入了 0.6 毫克利拉鲁肽，
这似乎并不影响方案的有效性。

　　"不幸的是，到 2021 年 1 月，患者的肿瘤标志物和肝酶再次升高，成
像显示肿瘤向肝脏和肺部发展。2020 年 12 月，巴西批准了三氟胸苷与地
匹福林盐酸盐的组合，患者接受了该组合治疗。鉴于肿瘤标志物的发展和
患者病情的恶化，2021 年 4 月我提出了进一步的支持性护理。在撰写本文
时，患者的症状得到了控制，我们在病人临床状况继续恶化的情况下向其
提供了进一步的支持性措施。出乎意料，患者已经大约 4 个月没有任何主
诉，根据肿瘤学指南，这本是不可能实现的，原本任何药物都不可能达到
这种效果。患者能够与家人一起再度过一个圣诞节，这个案例肯定会激励
世界各地的其他医生和患者。

　　"肿瘤的复杂性表明，肿瘤学的未来在于采用同样复杂的方法，即必须

同时管理不同肿瘤的激活方式。对化疗的代谢支持是一种很有吸引力的治疗工具，我对能够从隆哥教授的研究中受益而心怀感激。"

加布里埃莱

58 岁的瑞士男子加布里埃莱（Gabriele）一开始感到非常疲劳，这似乎是由于严重缺铁，医生为他开了一针铁剂，做了胃镜检查和结肠镜检查。几天后，他接到医生的电话，得知噩耗：他被诊断患有结肠癌。经过进一步检查［扫描仪、磁共振、正电子发射计算机断层扫描（PET）］，还发现了 3 个肝脏转移灶。加布里埃莱十分震惊，因为他一直过着非常规律和健康的生活（体重正常，不吸烟，极少喝酒，喜欢运动），不过他没有失去理智，他知道自己已经准备好战斗了。

加布里埃莱和他的朋友记得，他们观看了瑞士法语区的一档关于断食的电视节目 [15]，我在其中接受了采访，还有一部洛桑的沃州大学医院（Centre Hospitalier Universitaire Vaudois，CHUV）的纪录片，片名是《断食有好处吗？》[16]。加布里埃莱继续搜索信息，发现了许多在化疗期间断食的人的经历，他们选择了在奥沙利铂输液前 36 小时和输液后 36 小时断食，这些患者的断食都得到了肿瘤医生的批准。加布里埃莱还改变了自己的日常饮食，戒掉了乳制品和含糖的食品。

2020 年 2 月中旬，加布里埃莱开始化疗并接受了两次手术，直到同年 10 月，他一直遵循上述饮食模式（断食和日常饮食），只在第一个化疗周期出现了一些典型的不良反应（头痛、口中有金属味、疲倦、腹泻等）。在剩下的时间里，他没有出现其他与药物有关的不良反应，并继续尝试断食。治疗结束后，加布里埃莱的体重恢复，经过 20 次物理治疗后，他又可以滑雪了；自 2021 年 4 月起，他恢复了部分工作。

"目前，我的手和脚仍有刺痛感，起床时有轻微的头晕，有时会突然感到疲倦，尽管经历了这些，我仍以积极的方式看待生活。"

马克西米利安·隆哥

马克西米利安·隆哥（Maximilian Longo）是一名优秀的创意总监，他在 43 岁时被诊断出患有Ⅳ期结肠癌，即癌症已经扩散到其他器官。马克西米利安在一次复杂的外科手术中切除了 33 厘米结肠、部分腹膜（覆盖腹腔的薄膜）和 65 个淋巴结，之后他去了我在米兰的诊所，罗米娜·伊内斯·切尔维尼医生给了他日常饮食的建议，并让他联系热那亚圣马蒂诺综合医院的临床研究负责人，在那里接受标准疗法结合模拟断食饮食。

在短短几个月内，马克西米利安实施了多管齐下的抗癌策略：标准疗法（手术和 12 个周期的化疗）、模拟断食饮食、抵消治疗的神经毒性作用的各种补充剂、基因分析，以及使用医用大麻的疼痛管理疗法。在化疗周期之间，他还遵循基于长寿饮食法的饮食习惯。

马克西米利安还是一个充满激情的摩托车手。在最后一个化疗周期开始之前，他带着继续治疗所需的一切，骑着摩托车穿越了撒哈拉沙漠，拍摄了一部以摩托车作为治疗方法的短片。他的故事被《日常事实》[17] 和《路书》[18] 杂志采用，这两本杂志报道了这位摩托车手环游世界的非凡冒险。尽管在途中有几次感到恶心，但马克西米利安仍以良好的状态穿越了沙漠，他忍受了旅途中的艰辛，比如某些情况下温度高达创纪录的 55 ℃。

此处引用马克西米利安在《日常事实》中的一段话："我们不知道自己会活多久，虽然据生存统计数说是 5 年，但最好还是充分利用生命，酝酿情感，创造激情，研究如何超越事物的边界，挑战当前的技术极限，就会出现新的可能性，让我们得以重新定义自己，这能从根本上延长生命。因为当你展望未来时，时间的流动是相对的。"

目前，马克西米利安必须再次接受几轮化疗，他对此的态度非常积极，因为他已经证明了自己的能力。

---○ 结直肠癌治疗总结 ○---

☞ 标准疗法（化疗、激酶抑制剂等）。

☞ 与你的肿瘤医生讨论，将标准疗法与模拟断食饮食结合。

☞ 与你的肿瘤医生讨论，通过大剂量注射维生素 C 进行实验性治疗的可能性（如果你罹患的是 *KRAS* 突变肿瘤）。

☞ 在两次治疗之间，遵循长寿饮食法（见第三章）。

☞ 在治疗期间，每天禁食 13~14 小时（例如把进食时间限制在上午 8 点到下午 6 点之间），确保保持正常的肌肉量。

☞ 保持正常体重。

☞ 与你的肿瘤医生协商，根据实际情况积极参加体育锻炼。

☞ 尽量通过肌肉力量训练保持相位角（肌肉功能的指标）在 5 度以上。

感谢以下专家对本章写作的贡献与审校：医学与预防医学教授海因茨－约瑟夫·伦茨（Heinz-Josef Lenz），临床科学副主任、癌症药物开发中心联合负责人、美国洛杉矶南加州大学诺里斯综合癌症中心和凯克医学院转化科学项目联合负责人约瑟夫·特伦斯·兰尼（Josef Terrence Lanni），意大利米兰大学肿瘤内科学教授兼肿瘤内科学院院长、意大利国家肿瘤研究所肿瘤内科和血液科主任菲利波·德布劳德，肿瘤学家、巴西圣保罗安娜·芭卡琳肿瘤学与生活质量研究所创始人安娜·路易莎·德卡斯特罗·芭卡琳，以及意大利热那亚加斯里尼儿童医院研究员莉齐娅·拉法盖洛。

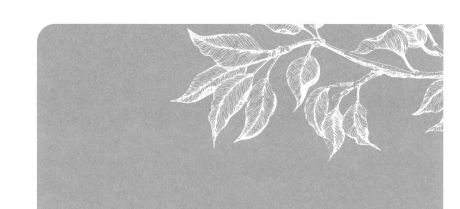

CHAPTER
NINE
第九章

断食、营养与肺癌

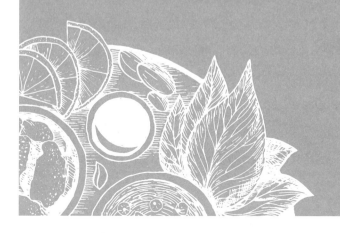

肺癌是什么，
如何治疗

　　肺癌是工业化国家人口中癌症致死的主要原因。在美国，肺癌是男性死亡的主要原因；在女性群体中，肺癌也已经超过乳腺癌，成为死亡率最高的癌症。据美国癌症协会统计，肺癌在癌症死因中位居榜首。肺癌发病率随着年龄的增长而增加，确诊患者的平均年龄在 60~70 岁。[1] 那么，导致肺癌的风险因素是什么呢？

　　第一个风险因素是吸烟。众所周知，吸烟是导致肺癌的主要原因之一。据美国疾病控制与预防中心（Centers for Disease Control and Prevention, CDC）的数据，即使某人每天只吸几支烟，也会使患肺癌的概率增加 15~30 倍。[2] 最近发表在《国家癌症研究所期刊》（*Journal of the National Cancer Institute*）上的一项研究对约 9000 人开展了调查，研究显示戒烟 5 年后，患癌风险开始下降，但仍比戒烟 25 年的人患癌风险高 3 倍。不吸烟者如果被动吸烟，患癌风险更高。[3]

　　第二个风险因素是暴露在氡气中。国际癌症研究机构（International Agency for Research on Cancer, IARC）将氡——一种污染全世界室内空气的放射性化学物质，列为可增加吸烟者癌症发病率的一个重要风险因素。氡气主要存在于土壤中，它从土壤中逸出，散布到环境中，并在封闭的空间中积累，成为危险因素。

　　第三个风险因素是空气污染和接触工业来源的毒剂。[4] 据美国疾病控制与预防中心报告，肺部的恶性肿瘤分为两大类：一是小细胞肺癌（carcinoma polmonare a piccole cellule, SCLC）或小细胞瘤，约占病例的 15%~20%。二是非小细胞肺癌（carcinoma polmonare non a piccole cellule, NSCLC）或非小细胞瘤，约占病例的 70%。

　　大多数肿瘤没有扩散到淋巴结的患者（Ⅰ期和Ⅱ期）都要接受微创手

术（intervento chirurgico minimamente invasivo）。手术后符合治疗条件的 II 期患者通常接受以铂类药物为基础的化疗，这种治疗方法已被证明可以增加生存率。[5]

在 III A 期，肺癌转移到胸部淋巴结，符合条件的患者一般会在手术前接受化疗或化疗和放疗。这种术前治疗的目的是缩小肿瘤的体积，抑制微转移灶形成，以期改善手术的效果。III A 期非小细胞肺癌的情况各不相同，具体如何治疗，应综合肿瘤科、胸外科和放疗科的建议。

在大多数情况下，III B 期和 IV 期肺癌患者是不宜接受手术的。III B 期患者可以接受化疗，同时接受放疗，必要时再进行免疫疗法。IV 期患者通常要接受全身性治疗，即到达身体所有部位的治疗，但放疗也可用于控制症状，减少原发肿瘤或转移瘤（如骨转移瘤）给患者带来的痛苦，从而改善患者的生活质量。[6]（图 9.1）

在我们关于断食和癌症的早期研究成果发表几年后，我接到了一位朋友的电话，他是一位著名的癌症研究员，被确诊为肺癌。这位朋友的治疗效果不佳，时日无多。我向他提供了结合断食和化疗所需的信息。一年后，我收到消息，这位研究员按照我的建议治疗后，身体状况很好，已经重返工作岗位。六七年后，我再次询问此人的情况，被告知他仍然健在。不幸的是，在确诊后的第八年，他去世了。但是，如果考虑到肺癌的 5 年生存率约为 10%，而且此人最初对按周期进行的化疗反应不好，预期寿命可能还会短得多，那么当时我为他提供的组合疗法，可能已经改变了原本的结果。患者在诊断出这样一种侵袭性肿瘤后，8 年的生存期无疑是罕见的。

支持将模拟断食饮食与其他抗癌疗法结合的另一个重要观点是，它有可能减少不良反应，增强患者的体质，让患者依靠自己的力量对抗肿瘤。一些患者的不良反应可能非常严重，甚至对其中的一小部分人来说有生命

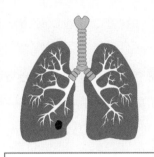

I 期
肿瘤直径小于 3 厘米

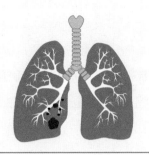

II 期
肿瘤直径小于 6 厘米

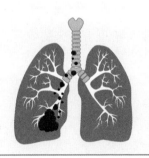

III 期
肿瘤直径大于 6 厘米，转移到淋巴结中

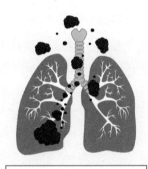

IV 期
肿瘤转移到多个其他器官

图 9.1　肺癌可以在肺的任何部位发展，生成一个阻碍空气正常流动的肿块。在 I 期和 II 期，肺部肿瘤很小，通常用微创手术治疗；在 III 期通常会转移到胸部的淋巴结；而 IV 期则会扩散到两肺、肺周围和远端器官

危险。几年前，我的一位老同事就死于免疫疗法的不良反应。必须要指出的是，我们仍然不知道模拟断食饮食是否会减少任何特定疗法的不良反应，但迄今为止，我们已在各种临床研究中把模拟断食饮食与化疗、放疗、激酶抑制剂、激素疗法和免疫疗法结合起来。肿瘤学家或临床研究报告称，在大多数情况下，结合癌症疗法和模拟断食饮食后有治疗效果改善或不良反应减少的现象，但在进一步的临床研究完成之前，我们还不清楚这种组

合的结果。在当年那个罹患肺癌的癌症研究者的案例中，包括在其就职的医院工作的肿瘤学家在内的所有人都明白，我们不能等待新的临床研究，肿瘤学家也准许在癌症治疗中纳入断食和模拟断食饮食。因此，鉴于这种癌症的侵袭性，患者和肿瘤学家在治疗肺癌时应考虑采用模拟断食饮食与标准疗法结合的治疗方式。

断食、模拟断食饮食与肺癌治疗：实验室研究

我们最初发表的文章表明，断食能显著提高治疗小鼠不同类型肿瘤的化疗的疗效，但当时我们的研究还没有涉及肺癌。几年后，瑞士一组研究员发表了一篇文章，介绍了化疗结合断食影响小鼠肺部的两种肿瘤：人类间皮瘤（mesotelioma，即间皮中出现的恶性肿瘤，最常发生在胸腔）和肺癌。[7] 文章中的一项数据展示了非常明显的效果，与我们在黑色素瘤和乳腺癌病例中展示的效果一致。文章的主要关注点不是肿瘤的生长，而是小鼠能否被治愈，该研究得出了两个结果：第一，在间皮瘤的案例中，只接受化疗或只断食的小鼠无一痊愈，而接受化疗加断食的小鼠中，有近 60% 的小鼠被治愈；第二，将从肺癌患者体内提取的癌细胞放在小鼠体内，只接受化疗或只断食的小鼠无一痊愈，而近 40% 接受化疗加断食治疗的小鼠康复。（图 9.2）

又一次，最有效的方法不是只采取断食来"饿死"癌细胞这一老旧的观念，也不是只采取标准疗法，而是在分子层面上了解两种疗法如何相互补充，再将二者结合。

断食和模拟断食饮食与激酶抑制剂

几年后，我们在与热那亚大学的合作中，发现断食也可以增加名为赛可瑞（crizotinib）的激酶抑制剂对肺癌细胞的疗效。具体来说，赛可瑞可以阻断 ALK 基因（geni ALK）和 ROS1 基因（geni ROS1，参与细胞的信

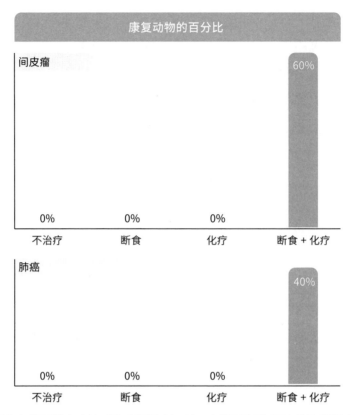

图 9.2 只有在使用联合疗法（化疗和断食）时，才能观察到 60% 的胸膜间皮瘤小鼠与 40% 有肺腺癌细胞的小鼠的肿瘤完全消退（修改自：Y. Shi et al., *BMC Cancer*, 2012）

号传递和生长）产生的蛋白质，由此阻断癌细胞的生长。激酶抑制剂是靶向疗法的一部分，是一种针对癌细胞特定功能的治疗方法。这项研究证实，断食和模拟断食饮食可以与各种类型的治疗策略结合，而不仅仅是与化疗结合。[8]（图 9.3）

断食和模拟断食饮食、维生素 C 与肺癌

上述激酶抑制剂的毒性比化疗或放疗的毒性小，但仍会引起不良反应。此外，它们不一定会杀死癌细胞，可能只是阻断它们的生长。如前几章所

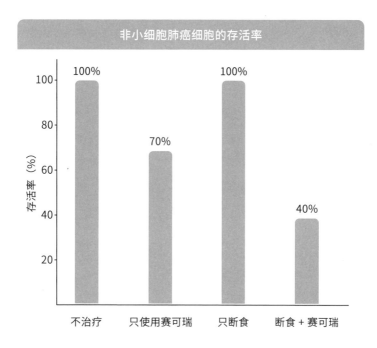

图 9.3　激酶抑制剂即药物赛可瑞与断食相结合，相对于不治疗、只使用赛可瑞或只断食，能更有效地减少非小细胞肺癌细胞的数量（修改自：Caffa et al.，*Oncotarget*，2015）

述，我们了解健康细胞和癌细胞的差异，利用这一点，我们可以使用不仅无毒，甚至可能对患者有保护作用的药物。玛伊拉·迪塔诺在意大利米兰分子肿瘤研究所我的实验室中将维生素 C 与模拟断食饮食结合，用于治疗肺癌，这两种治疗方法都以能够防止细胞衰老和损伤而闻名。迪塔诺证明，断食和模拟断食饮食加上维生素 C 对抑制几种类型的肺癌细胞非常有效（图 9.4）。我在前文中介绍过只化疗或只模拟断食饮食的情况，即使只使用维生素 C 和模拟断食饮食中的一种策略，也会使对肺癌细胞的抑制率略有增加，将二者结合使用就会非常有效，可以杀死癌细胞而不损害健康细胞。需要强调的是，只有当癌细胞属于一种特定但广泛存在的类型，即 KRAS 突变型，才会有这样的效果。[9]

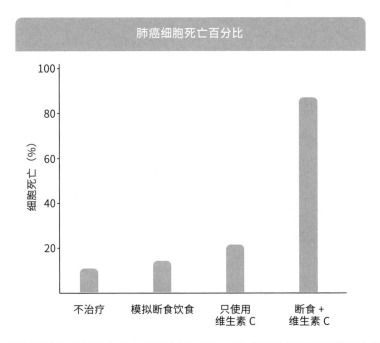

图 9.4　模拟断食饮食和维生素 C 的组合增加了 KRAS 突变的肺癌细胞的死亡率（修改自：Di Tano et al.，*Nature Communications*，2020）

断食和模拟断食饮食、免疫疗法与肺癌

　　前文提到，免疫疗法（使用药物刺激免疫系统攻击癌细胞）是当今前景大好的疗法之一。然而，多数患者对免疫疗法没有反应，而有反应的患者中有很大一部分未能痊愈。当然，很多实验室正努力使免疫疗法更有效，适用于更多的患者，且开发了很多令人振奋的新策略。正如我们在之前的章节中所见，这些策略也包括断食和模拟断食饮食。这并不令人意外，我们在 2016 年就发现，断食与模拟断食饮食与化疗相结合可以有效引导免疫系统对抗小鼠的乳腺癌和黑色素瘤。[10]

　　有效的免疫疗法之一是使用阻断程序性细胞死亡蛋白 -1（proteina di morte cellulare programmata1, PD-1）的药物，该蛋白存在于一种名为 T 淋巴细胞（linfociti T）的免疫细胞中。通常情况下，PD-1 会阻止免疫细胞攻击同一个体的其他细胞。免疫疗法可移除癌细胞的这种保护效果。在实践中，药物会刺激免疫系统攻击癌细胞，即使二者属于同一个人。这种疗法的局限性在于，免疫治疗药物（farmaci immunoterapici）不是专门针对癌细胞的，因此免疫细胞可以同时攻击癌细胞和健康细胞。理论依据、实验室数据和临床研究表明，断食和模拟断食饮食只对癌细胞有毒性，对健康细胞没有毒性，但鉴于在某些情况下断食和模拟断食饮食可能导致免疫细胞也攻击健康细胞，因此需要针对更多的样本开展临床研究，才能得出准确结论。

因此，我们和很多人一样，提出一个问题：当断食或模拟断食饮食与免疫疗法相结合会发生什么？也许断食或模拟断食饮食可以使免疫疗法对癌细胞的毒性更强，而对正常细胞的毒性更弱？西班牙纳瓦拉大学的鲁本·皮奥（Ruben Pio）实验室首次论证了这一假设，他们将断食与一种抗PD-1（anti-PD-1）药物相结合。与我们对大多数患者的了解相反，单独使用抗PD-1药物对小鼠的肺部肿瘤不起作用。[11] 无论是否使用免疫疗法，肿瘤的生长速度都一样快。但是，如果让小鼠断食数天，并结合免疫疗法，不仅肿瘤停止了生长，而且约50%的小鼠似乎被治愈了——它们存活了几个月，而人们本以为会继续生长的幸存癌细胞死亡了（图9.5）。

我们很快也会公布模拟断食饮食与不同的免疫治疗药物结合以对抗不同类型癌症疗效的研究结果，但我现在就可以表明，效果非常好，尽管这个方法并不像人们想象中那么简单。选择模拟断食饮食与免疫治疗药物结合的时间很重要，最重要的是将模拟断食饮食与不同的免疫治疗药物结合，从而实现效果最大化。这是一个非常有前景的组合，我认为如果经过临床试验证实，它有潜力成为多种癌症的标准组合疗法。我在前文就提到过很重要的一点，即除了帮助抑制癌细胞，还要验证模拟断食饮食是否有助于减少免疫系统对健康细胞和器官的攻击，从而减轻治疗的不良反应，特别是考虑到有些不良反应会危及患者生命，这点尤为重要。

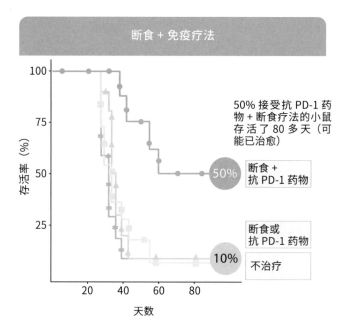

图 9.5 断食与免疫疗法（抗 PD-1 药物）结合，可使 50% 患肺癌的小鼠存活，且至少 80 天没有癌症迹象，有可能已被治愈（修改自：Ajona et al.，*Nature Cancer*，2020）

断食和模拟断食饮食与肺癌治疗：临床研究

在我们第一个关于断食和癌症的临床研究中，10 名患者中有 1 名肺癌患者，是IV期非小细胞肺癌，癌细胞已扩散到骨骼、肝、脾和胰腺。[12] 患者每21天接受一次化疗，药物是哌替啶（75 mg/m^2）和卡铂（540 mg/m^2）。在前 5 个化疗周期中，患者正常饮食，每个周期后体重下降约 1.8 千克，每个周期后约 3 周才恢复到正常体重。其他不良反应包括严重的肌肉痉挛、疲惫、手脚麻木、容易瘀伤和肠道问题。在第 6 个周期中，患者在化疗前 48 小时和化疗后 24 小时断食，体重下降约 2.7 千克，但这一周期结束后，患者在 10 天内恢复到正常体重。与前几个周期不同，这次患者只感到轻微疲劳和虚弱。

同时接受化疗与 72 小时断食后，患者反馈的不良反应明显减少（图

9.6）。患者反馈，在安排断食的周期中，体力比之前的周期恢复得更快，在接受化疗后仅 3 天，她就步行了近 5 千米。化疗周期结束后 6 个月做的最后一次超声扫描显示，其肺部的主要肿瘤块没有变化，脾脏和肝脏的疾病活动与接受化疗前相比有所下降。

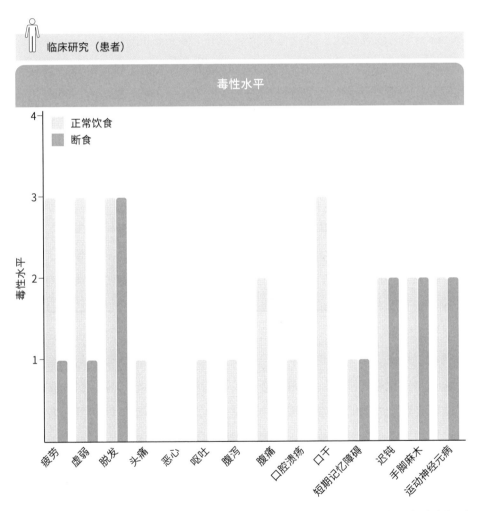

图 9.6　一名 IV 期肺癌患者在化疗的第一个周期未接受断食，化疗的不良反应似乎更强，而在随后的周期中，患者结合了断食与化疗，在一些情况下没有出现不良反应（如恶心）。毒性水平从 0 到 4，代表从无毒性到毒性极强（修改自：Safdie et al., *Aging*，2009）

这一案例及其他临床试验中接受模拟断食饮食与不同疗法组合的肺癌患者的案例表明，结合周期性模拟断食饮食和标准疗法，总体上是安全和有前景的。

此外，一些临床试验已经涉及断食和模拟断食饮食、血糖（即血液中的葡萄糖含量）水平与肺癌标准疗法相结合的作用。例如，罗（Luo，音）及其同事研究了 342 名非小细胞肺癌患者，并指出与血糖指数正常（低于 99 mg/dl）的患者相比，空腹血糖水平高于 126 mg/dl 的患者的死亡风险增加了 69%。[13] 虽然在这个案例中，我们讨论的不是断食和模拟断食饮食对肺癌发展过程的影响，但我们知道了两点：第一，在小鼠体内，断食和模拟断食饮食可以有强大的抗肿瘤作用，甚至可以辅助治愈癌症，让患者存活；第二，正如一些临床研究显示的，周期性模拟断食饮食可以降低空腹血糖，促使许多患者的血糖降到正常水平。由此可见，断食周期可以通过降低血糖水平对肺癌患者的死亡率产生一定的影响。当然，第二点需要经过大型随机临床试验才能证实。

不过，我们需要知道，血糖水平对肺癌患者的影响是有争议的。事实上，杨锦荣（Jin-Rong Yang，音）及其同事近期开展的研究表明，血糖水平低于 91 mg/dl 的非小细胞肺癌患者比血糖水平高的患者死亡风险更高。[14] 这再次说明，无论什么类型的癌症，癌症护理和患者的健康状况都是复杂的问题，要更好地处理这些问题，需要一个专家团队参与。我们的合作者沙迪亚·贾拉勒（Shadia Jalal，参与了本章撰写的肿瘤学家）目前正在美国印第安纳大学开展一项临床试验，试验在治疗非小细胞肺癌的过程中结合了化疗、免疫疗法和断食。我很高兴看到有研究者对这一有前景的组合进行试验，该组合在小鼠研究中产生了重要成果。

其他营养疗法与肺癌：生酮饮食

生酮饮食是摄入高脂肪、低碳水化合物的饮食，近期研究在动物模型和人类身上都试验了该营养疗法与标准疗法的组合，特别是针对脑瘤开展的相关研究。然而，你会从我即将介绍的临床试验中看到，局部晚期非小细胞肺癌患者在接受放疗和化疗时很难遵循这种饮食法，导致患者耐受性差。

美国艾奥瓦大学的一组研究人员开展了第一阶段的临床试验，以确定无法接受手术的局部晚期非小细胞肺癌患者，包括Ⅲ期患者（肿瘤已扩散到淋巴结、邻近器官或组织）和Ⅳ期患者（肺部肿瘤病变和转移数量有限），对接受约6周生酮饮食结合放疗和化疗的耐受性。[15]

生酮饮食法摄入的热量90%来自脂肪，8%来自蛋白质，2%来自碳水化合物。每一餐都由大学里的代谢厨房提供。7名患者参与了这项研究：2名患者完成了研究；4名患者由于难以坚持、便秘、疲惫、腹胀和恶心而未能在治疗期间坚持生酮饮食；1名患者出现了严重的不良反应（血液中尿酸水平异常），被暂停研究。

这个例子表明，患者可能难以遵循脂肪摄入量很高、碳水化合物摄入量很低的生酮饮食，这种饮食法也可能引起严重的不良反应。不过，这并不妨碍人们考虑采取较为温和的生酮饮食，患者可以在日常生活中践行这类饮食法，并交替使用其他饮食法。正如我在前文论证的，我认为当患者对标准疗法的反应不佳或预期反应不佳时，肿瘤学家和营养学家应考虑交替使用长寿饮食法（这是一种不那么极端的生酮饮食）及模拟断食饮食，尽量降低侵袭性很强的癌症（如肺癌）患者在接受治疗时的肌肉量损失和虚弱感。

2014年，研究人员在墨西哥开展了一项随机试验，重点关注接受化疗的非小细胞肺癌患者的营养、临床和炎症指标，以及生活质量。研究人员比较了两种类似的饮食策略，其不同之处在于其中一种饮食策略包含了二十碳五烯酸（acido eicosapentaenoico，EPA）口服补充剂，这是一种Omega-3脂肪酸。

92名年龄在18~80岁的患者参与了这项研究，他们都患有非小细胞肺癌，不过处于不同的阶段：一部分患者是ⅢB期，即肿瘤已经扩散到锁骨上方的淋巴结或胸部的另一侧；另一部分患者是Ⅳ期，即肿瘤已经扩散到另一个肺或身体的其他区域。患者被分为两组。与未服用补充剂的组别相比，服用补充剂的患者反馈身体状况有明显改善，疲劳感、食欲不振和神经病变都有减少，其中神经病变指一种或多种神经功能紊乱，导致受影响区域疼痛、肌肉无力、麻木或麻痹。

该研究的最终结论是，补充二十碳五烯酸可以改善患者的生活质量。[16]然而，需要注意到，在对治疗的反应和癌症存活率方面，两组患者没有发现差异。

患者血清的25-羟维生素D［25（OH）D］水平越高，患者生存期越长，但这一发现是观察性研究的结果，难以确定这种维生素的较低水平是否真的是肿瘤复发和发展的决定因素。

2018年，研究人员在日本开展的一项随机双盲试验（studio pilota a doppio cieco）中，155名非小细胞肺癌患者在接受手术后的一整年里，要么服用维生素D（1200 IU/天），要么服用安慰剂，即更多的是为了心理作用而非生理上的效果。研究人员对这些患者进行了大约3年的跟踪调查，以了解这种补充剂是否能增加肺癌患者的生存率。[17]当他们把分析的目标转向25-羟基维生素D（或称骨化二醇）水平较低的早期腺癌（肿瘤起源于腺体的分泌细胞）亚组时，相对于服用安慰剂的组别，服用维生素D的组别表现出更好的5年无复发生存率（86% vs 50%），以及总生存率（91% vs 48%）。

在这一章的剩余部分，是一名肺癌患者的自述。

患者的故事与经历

玛吉·琼斯

我叫玛吉·琼斯（Maggie Jones），我在满40周岁前的一个星期，从洛杉矶搬到了香港，开始一段新的职业生涯。整一个月后，在2018年10月，我被诊断罹患了ⅣB期非小细胞肺癌，肿瘤已经转移到我的大脑和一只眼晴里，以及胸部和颈部的几个淋巴结，随后我的大脑、肝脏和腹部又出现了其他转移。当时，治疗后的平均预期寿命为 6~8 个月，5 年生存率不到 1%，约等于零。

我绝望地度过了好几天，然后开始审视自己所处的境况，觉得这样的灾难不可能真的发生在我身上。人能活下去。1000 相对于 100 万来说，也不过是百分之零点几，我想我只需要掌控能够掌控的事情。

确诊后的那个周末，我断食了 24 小时。重新开始进食时，我采用了以植物为主的生酮饮食法，主要成分是生的有机蔬菜和油。我看了瓦尔特·隆哥教授关于断食的一些研究，并开始每月一次的 80 小时纯水断食。

2018 年 11 月，我接受了第一次脑部放射外科手术，切除了两个肿瘤后，有 3 周感到虚弱、震颤、出汗和呕吐。2019 年 4 月，我做了第二次放射外科手术，切除了另外两个肿瘤，短短几天后我就恢复工作了。在手术前，我实行了为期 3 天的纯水断食。

从确诊到现在已经两年半了，从我收到"没有疾病迹象"的消息到现在也有一年半了。我很高兴自己仍然"无癌"，但由于治疗，我遭受了脑损伤。于我而言，断食是一个重要的工具，它可以缓解治疗带给我的很多不利影响，以及我肿胀和坏死的大脑。（图 9.7）

我创立了公司，宣传这些拯救生命的基于代谢的疗法，以及告诉人们如何使用这些疗法。我的下一部纪录片名为《癌症进化》（*CANCEREVO-LUTION*），用以宣传隆哥教授关于营养和癌症的研究。隆哥教授所坚守的原理，是我现在仍然活在这世上的原因之一。

○ 肺癌治疗总结 ○

☞ 标准疗法（化疗、放疗、免疫治疗、靶向治疗等）。
☞ 与你的肿瘤医生讨论，将标准疗法与模拟断食饮食相结合。

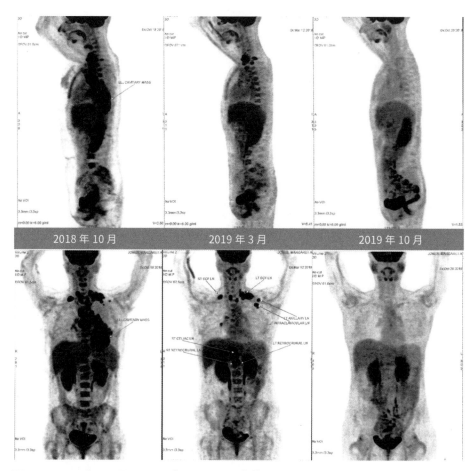

图 9.7　2018 年 10 月至 2019 年 10 月，玛吉的 CT 图像

☞ 在两次治疗之间，遵循长寿饮食法（见第三章）。

☞ 如果这些还不够，请与你的肿瘤医生和营养师沟通，将模拟断食饮食和长寿饮食与基于植物和鱼类的低蛋白生酮饮食相结合，确保不会对肌肉量和免疫功能产生负面影响。

☞ 在营养不良的情况下，与你的肿瘤医生沟通，考虑补充维生素 D 和 Omega-3 脂肪酸。另请参见附录 1。

☞ 在治疗期间，每天断食 13~14 小时（例如将进食时间限制在上午 8 点到下午 6 点之间），确保保持正常的肌肉量。

☞ 保持正常体重。

☞ 与你的肿瘤医生协商，积极参加体育锻炼。

☞ 尽量通过肌肉力量训练保持相位角（肌肉功能的指标）在 5 度以上。

感谢以下专家对本章写作的贡献和审校：意大利米兰大学肿瘤内科学教授兼肿瘤内科学院院长、意大利国家肿瘤研究所肿瘤内科和血液科主任菲利波·德布劳德，美国印第安纳大学医学院梅尔文和布伦·西蒙癌症中心医学副教授沙迪亚·贾拉勒，意大利罗马大学转化医学和精准医学系内科副教授亚历山德罗·拉维亚诺。

断食、营养与血癌

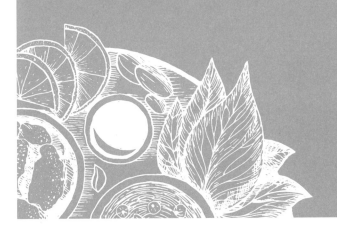

血癌是什么，如何治疗

血癌起源于血细胞，通常是由细胞本身生产过程中的错误造成的（图 10.1）。全世界每年新增血癌病例超过 100 万例，成人患者和儿童患者皆有。[1] 最常见的血癌类型有 3 种：第一种是白血病，由异常的血细胞离开产生血液的组织（如骨髓），进入循环系统导致；第二种是淋巴瘤，起源于免疫系统的淋巴细胞；第三种是骨髓瘤（mieloma），起源于制造抗体的白细胞。由于抗体是免疫系统产生的蛋白质，用于保护身体免受外来物质和有机体（所谓的"抗原"）的侵害，因此骨髓瘤会破坏免疫系统的正常功能。

除此以外，血癌还包括 60 多种不同类型的疾病，每种疾病都有自身的临床特点、治疗方法和预后。

血癌主要治疗方法的选择取决于多个因素，如肿瘤的具体特征、患者的年龄和总体健康状况等。

化疗仍然是血癌的主要疗法，而且像放疗一样，往往在骨髓移植之前进行。事实上，化疗和放疗都会损害骨髓，而白血病细胞正是起源于骨髓，通过骨髓移植，患者会获得来自捐赠者的健康干细胞，或是使用自己的干细胞。血癌的治疗方法还包括免疫疗法，即利用免疫系统来对抗癌症。最后，还有一些靶向药物疗法，阻断癌细胞内的特定异常情况。[2]

2012 年的一天，我收到了来自伍迪·赖特（Woody Wright）的一封电子邮件，他当时在美国著名的得克萨斯大学西南医学中心工作。我认识伍迪很久了，但没有深交。他开创性地研究了端粒（染色体的末端部分）的

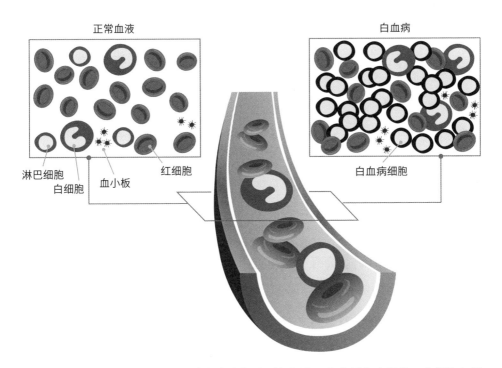

图 10.1　血癌起源于骨髓，骨髓产生血细胞（红细胞、血小板和白细胞，白细胞包括单核细胞、淋巴细胞和中性粒细胞等），以对抗感染并生成新的血细胞。如果血细胞的DNA 损伤累积到一定程度，它们就会不受控制地生长，导致血癌，从而破坏血细胞的正常功能

作用，以及所谓的海弗利克极限（limite di Hayflick），即人体细胞产生其他相同细胞的能力极限，因而在衰老研究领域声名鹊起。伍迪与西南医学中心的同事推测，这个极限在衰老过程中起着核心作用。换句话说，他认为人类停止产生新细胞，也是因为端粒会缩短，当它们变得过短，就会向细胞发出停止分裂和停止产生新细胞的信息。我记得在一次会议上，伍迪问了我许多关于断食、模拟断食饮食和癌症的问题。因为伍迪也是肿瘤领域的杰出研究者，我当时没觉得他问这些问题有特别的缘由，直到我收到那封电子邮件，他在其中透露道，几年前他被确诊多发性骨髓瘤。

伍迪是在 6 年前知道自己得病的，起因是他的一节颈椎病变。他接受了放疗和来那度胺（Revlimid）治疗，这种药物可以减少癌细胞的血液供应，导致癌细胞死亡。伍迪接受了 3 年治疗，一直是有效的，但渐渐地，他的癌细胞产生了耐药性。肿瘤医生给他开了一套鸡尾酒疗法，这些药物在几个月内有用，但之后癌细胞也对其产生了耐药性。医生给他开的药里有地塞米松，而在几年后，根据我们的小鼠研究，推测地塞米松可能会因血糖升高而产生不良反应，促进癌细胞生长。难怪这种药物让伍迪一直有不良反应。当时，伍迪、他在哈佛肿瘤医院的肿瘤医生和我就他的病例撰写了一份报告（我们从未发表过这份报告），其中指出，使用"单一疗法"，即在治疗任何癌症时使用单一药物和混合药物，在大多数情况下会导致耐药性。2012 年 1 月，肿瘤医生给伍迪开出了包含 3 种药物的鸡尾酒疗法，癌细胞出现了巨大的反应，肿瘤标志物从 170 降到 10 以下，但癌细胞随后对这种治疗也产生了耐药性，2012 年 5 月，肿瘤标志物又开始上升。

之后伍迪开始接受周期性模拟断食，第一个断食周期为 5 天，结束时的断食周期为 10 天，他将模拟断食饮食与不同药物结合。尽管单独使用不同的药物对伍迪不再有效，但当 10 天的模拟断食饮食与其中 2 种药物结合时，可以观察到显著的反应，表明癌细胞对"模拟断食饮食 +2 种药物"的组合很敏感。（图 10.2）

断食和模拟断食饮食与血癌治疗：实验室研究

受到伍迪案例的启发，我们在 2015 年发表了一项研究，主题是周期性模拟断食饮食对寿命、疾病和患病风险因素的影响，数据来自小鼠研究和患者临床研究。起初，我们让中年小鼠每月接受 2 个周期的 4 天模拟断食饮食，一直到它们进入老龄。除了延长小鼠的寿命，周期性模拟断食饮食使肿瘤的发生率降低了近二分之一。该研究的另一项重要发现是，常见的血癌之一淋巴瘤的发病率也降低了。上述情况在小鼠研究中特别常见，在我们的案例中，近 70% 正常喂养的小鼠在生命周期中会患淋巴瘤，而如果

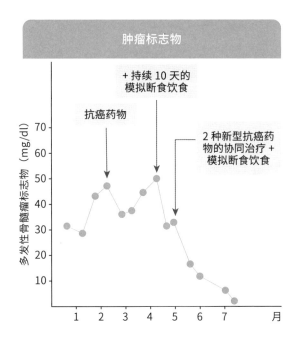

图 10.2 观察肿瘤标志物水平发展趋势，以跟踪一名多发性骨髓瘤患者的肿瘤发展情况。在使用鸡尾酒疗法后，该患者的癌细胞出现了巨大的反应。尽管如此，癌细胞依然对药物产生了耐药性，肿瘤标志物再次升高。然而，当加入为期 10 天的模拟断食饮食后，肿瘤标志物出现了明显的下降，表明癌细胞对药物与模拟断食饮食的组合很敏感（修改自一份尚未发表的报告）

对中年小鼠采取每月 2 次、每次 4 天的周期性模拟断食饮食，这一比例会降低到 40%。（图 10.3）

因此，即使仅采取周期性模拟断食饮食，也足以产生重要影响，但原因尚不清楚。我们不知道模拟断食饮食能预防淋巴瘤，还是在淋巴瘤细胞形成后杀死了它们，或者更可能是二者皆有。

我们已经在之前的小鼠研究中看到，周期性断食和模拟断食饮食足以杀死多种癌细胞，但不知道其是否对治疗血癌有效。2017 年，得克萨斯大学西南医学中心医院的一个实验室发表了一项关于断食和血癌影响的研究，这个实验室正是伍迪所在的实验室，研究对象是白血病［具体而言，

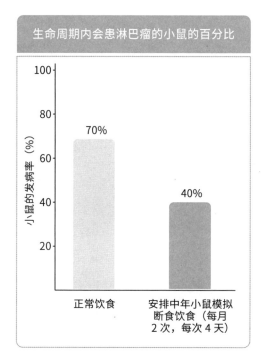

图 10.3　小鼠淋巴瘤的发病率。正常饮食的小鼠中，近 70% 患淋巴瘤，而采取模拟断食饮食的小鼠中，只有 40% 会得淋巴瘤（修改自：Brandhorst et al.，*Cell Metabolism*，2015）

是 B 淋巴细胞（linfociti B）和 T 淋巴细胞急性淋巴细胞白血病（leucemia linfoblastica acuta, ALL）]。该研究显示单独接受周期性断食的结果与我们对淋巴瘤的研究结果一致，断食可抑制 B 淋巴细胞及 T 淋巴细胞急性淋巴细胞白血病的发展。[3]（图 10.4）

　　相比之下，单独采取周期性断食对另一种白血病，即急性髓系白血病（leucemia mieloide acuta, AML）完全不起作用。[4]（图 10.5）

　　由于使用周期性断食对 B 淋巴细胞及 T 淋巴细胞急性淋巴细胞白血病也起作用，但不能阻止小鼠超过 25% 的死亡率，而且考虑到它对急性髓系白血病无效，这项研究的结果与我们提出的建议一致，即在多数情况下将模拟断食饮食与标准疗法结合，能使后者更加有效，并防止癌细胞产生耐药性。然而，不排除一些患者单独采取断食和模拟断食饮食也可能有用，

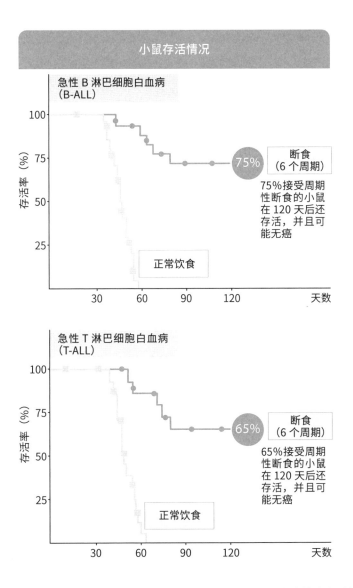

图 10.4 急性淋巴细胞白血病影响 B 淋巴细胞（通常是对抗感染的白细胞）或 T 淋巴细胞（负责适应性免疫应答的白细胞），接受断食的患癌小鼠存活时间更长（修改自：Lu et al.，*Nature Medicine*，2017）

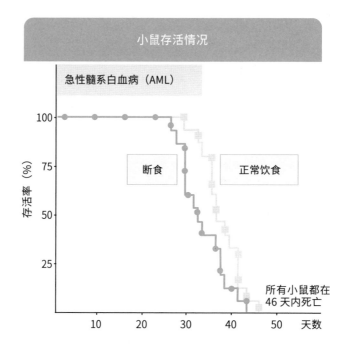

图 10.5   断食对急性髓系白血病小鼠的生存率没有影响（修改自：Lu et al.，*Nature Medicine*，2017）

特别是在还没有必要接受化疗或其他疗法的疾病早期阶段。我们在参加临床试验的几名患者身上也观察到了这一点。

断食和模拟断食饮食与血癌治疗：临床研究

虽然在大多数动物研究中，周期性断食和模拟断食饮食只有在与标准疗法结合时才会对一系列癌症产生有力的疗效，但我在本章展示的小鼠研究表明，单独采用断食对防治某些类型的血癌非常有效。除了本章前文介绍的对一名多发性骨髓瘤患者采用模拟断食饮食的临床案例，我还收集了几名来自其他诊所的患者案例。

例如，一项研究对一名 42 岁的女性进行了 3 年的随访，她确诊了 1 级

（ⅢA 期，进展期）滤泡性淋巴瘤。这是一种生长缓慢的淋巴系统肿瘤，身体在淋巴结或其他器官中产生异常的 B 淋巴细胞时，就会产生这种肿瘤。[5]患者实行了 21 天的纯水断食，然后选择了以蔬菜为基础的不添加盐、油、糖和精制碳水化合物的饮食法，并且未接受标准疗法。医生分别在 3 个月和 6 个月后对患者做了复查，发现患者无癌症症状。在接下来的几年里，患者的 CT 和 PET 扫描也显示没有癌症迹象。研究者记录，第一次肿瘤消退与第一次纯水断食同时发生，并表示，正如动物研究显示的那样，可能仅采取断食就足以治愈这种类型的淋巴瘤。[6]

　　但是，癌症患者不应该从这一研究结果中认定，仅靠断食就能治愈癌症。不过，患者可以与肿瘤医生讨论本书展示的数据。正如我在前文所说，患者要警惕那些不愿去读本书中提到的文章，就断定营养在癌症治疗中没有任何作用的肿瘤医生。我记得我曾在一部名为《食物治疗》（*The Food Cure*）的纪录片中接受了采访，但看完这部片子的成片后我非常担心，因为纪录片提到的患者中至少有一人，也可能有几人，在拒绝标准疗法并试图仅靠食物来治疗癌症后，不是病情加重就是去世了。尽管我们看到，仅靠断食或一些极端形式的营养方法能治愈癌症或对抗癌有效，但我们不可以忘记，在许多情况下，标准疗法也能达到同样的效果。我们还要意识到，拒绝标准疗法，试图完全用食物治愈自己的做法可能是致命的。纪录片中讲述了一名女性患者的故事，她患有早期乳腺癌（Ⅰ期到Ⅱ期）。医生选择的治疗方法是全乳切除手术（手术切除整个乳房）、化疗和放疗。这名患者原本有很高的治愈率，但她拒绝手术，决定只用非常有限的饮食和自我施用大麻油来治疗。经过多年的斗争，她死于癌症。

　　我们跟踪调查了几名在治疗前的观察阶段（即还没有用药）采用长寿饮食或定期模拟断食饮食，或兼用两者治疗白血病的患者。这些患者都是在正式开展抗癌治疗之前来找我们寻求帮助的，在经过多年仅使用断食策略和模拟断食饮食治疗后，他们的身体状况良好，不需要接受化疗或使用其他药物。上述结果非常有希望，但仍远非结论性的结果。我们和其他研究团队很快将开展临床试验，希望能够证实，仅靠模拟断食饮食就能遏制人体内某些类型的血癌（包括淋巴瘤、白血病和骨髓瘤）的发生，以及可能作用于其发展过程，而这一点已经在小鼠研究中得到证明。我们还将在临床试验中测试这一假设：对仅采取模拟断食饮食无法控制癌症的患者，模拟断食饮食和标准疗法的结合可能对治愈或控制癌症更为有效。

我将在下一节提到，针对血癌，在断食的同时，研究人员还做了其他营养疗法试验。

治疗血癌的其他营养疗法

一项对 84 名患者开展的研究表明，从蔬菜、水果、坚果和种子等食物中摄入抗氧化剂（antiossidanti），践行健康的生活方式（不吸烟、不接触污染物、限制饮酒），可以降低慢性淋巴细胞白血病［leucemia linfatica cronica（CLL），一种发生于血液和骨髓的癌症，因为发展过程缓慢被称为"慢性"］患者的感染和并发症风险，改善他们的生活质量。[7]

患者被分为两组，一组接受白血病治疗方案，另一组在接受相同治疗方案的基础上摄入抗氧化剂。第二组患者的感染性并发症较少，可能是因为患者的免疫系统受到了刺激。

另一项针对 568 名非霍奇金淋巴瘤（一种起源于淋巴细胞、白细胞的癌症）女性患者开展的研究假设，多吃蔬菜，尤其是绿叶蔬菜和柑橘类水果可能有助于改善患者的预后，增加患者的生存机会，尽管这些做法对疾病发展和存活率的影响可能因肿瘤亚型不同而各异。[8]

一些研究表明，饮食习惯可能影响血癌的发病或发展。例如，大多数患有急性淋巴细胞白血病的儿童确诊时，似乎都有摄入过量食物的问题。[9]

接下来，你会看到一些患者的故事，他们在与肿瘤医生达成一致后，决定将断食和模拟断食饮食与标准疗法结合。

患者的故事与经历

克里斯

2009 年 12 月，克里斯（Chris）被诊断为慢性淋巴细胞白血病，这类癌症的两个重要特征是白细胞及淋巴细胞的绝对值缓慢而稳定地增长。

克里斯在阅读了加拿大《国家邮报》（*National Post*）上一篇介绍我的研究的文章后，决定尝试为期 4 天的纯水断食，接着他的肿瘤标志物开始下降，这是从未发生过的事情。第二年，他又进行了 4 次纯水断食，然后发现了模拟断食饮食。他从 2017 年开始实践模拟断食饮食，现在大约每年会实践 5 个周期。克里斯发现自己的白细胞计数和淋巴细胞计数绝对值回落到 2011 年的数值水平，整个过程中他没有采用任何其他疗法，而是采取了研究案例中常用的观察和等待策略。

克里斯说："我的故事的意义在于，今天我的数值几乎和 2011 年的一样，我问过血液科护士，她告诉我，她没见过未断食的患者的病情能像我这样得到缓解。"

匿名患者 C.

这名患者在 18 个月内拜访 15 位专家后，于 2012 年 10 月被诊断为真性红细胞增多症（policitemia），这是一种罕见的血癌，由骨髓细胞的改变造成血细胞失控生长引起。在这一案例中，*JAK2* 基因也有一个突变，这在这类癌症中很常见。

2017 年 9 月，患者需要开始使用羟基脲片进行化疗（最初每天 1 次，连续 5 天，然后每周 2 次，连续 6 天），化疗导致她胃肠道功能紊乱、严重疲劳、全身不适，反复呕吐、腹泻，极度疲惫使她连着睡了两天。情况恶化到她会在街上晕倒，体重下降了很多。

"我曾把这些经历描述为连续两天的彻底失忆，就像被车撞了一样……那种痛苦传遍了身体每一处，并持续了 48 小时。"

当时患者的一个密友正阅读我的《长寿饮食》，并通过社交软件给她发了其中一页有关使用模拟断食饮食对抗癌症的内容。在尝试了模拟断食饮食后，C. 决定联系瓦尔特·隆哥基金会诊所，罗米娜·伊内斯·切尔维尼博士为她联系了热那亚圣马蒂诺综合医院的临床研究医生。

"化疗给我的身体造成了很大负担，我担心我的身体条件无法再参与这项研究。"患者回忆说。但相反，在 2018 年 11 月，她成了研究参与者。在接受化疗期间，她一开始断食，那些严重的不适症状就立即消失了，包括更年期提前在内的其他与治疗有关的不良反应也得到了控制，患者和她的医生都非常满意。

"如果我没有通过一周的模拟断食饮食获得重生的机会，病情导致的更年期问题可能会让我的生活一团糟。"

匿名患者 A.P.

2014 年，A.P. 是一位身体健康的 46 岁女性，有工作，已婚，是 3 个孩子的母亲。突然，她开始感到疲倦和头晕，有时症状严重到必须卧床，无法去上班。她去看医生，医生最初认为这些不适症状是由于缺铁，但在她出现胃胀等症状并做了相应检查后，她被诊断为Ⅳ期滤泡性非霍奇金淋巴瘤。

几天后，患者开始了 6 个周期的化疗（R-CVP 化疗，这是一种抗癌药物组合，即利妥昔单抗联合环磷酰胺、长春新碱和类固醇泼尼松龙），每个周期间隔 3 周，外加一个周期的"维持"治疗和一个周期的放疗。由于第一次化疗未能缩小肿瘤，医生决定让患者接受更激进的化疗（R-CHOP，包含利妥昔单抗、环磷酰胺、多柔比星、长春新碱和泼尼松），进行干细胞自体移植，最后放疗。

就在这时，患者的丈夫看到了英国报纸上一篇关于我的研究的文章。夫妻两人又读了其他一些资料，发现了迈克尔·莫斯利（Michael Mosley）为英国广播公司二台《地平线》（Horizon）制作的关于断食的节目。

2015 年 7 月，A.P. 写信给我，而我在回信中提供了建议。A.P. 将这些建议转述给了她的主治医生，这位医生比较年轻，顾虑太多，不支持断食。A.P. 随后决定换一家医院。新的医生年长且更有经验，他告诉 A.P.，如果她想这样做，并认为自己能管理好断食饮食，他很乐意支持她。

就这样，A.P. 开始在治疗前 3 天和治疗后 1 天断食。她很注意在断食后的第二天吃非常简单的食物，这使她恢复了正常体重。虽然她用于结合断食的 R-CHOP 疗法非常激进，并给她带来了化疗的典型不良反应（脱发、虚弱、恶心等），但她对治疗的耐受性非常好，体验并不比第一个周期中比较温和的化疗体验差多少。

"从心理学的角度来看，断食对我确实有帮助。我讲述的治疗'故事'看起来相当简单，但如果你亲身经历，就会有一种兜圈子的感受，不停碰壁、纠正路线，还有突如其来的治疗，更不用说等待结果的极端折磨了。"她回忆道，"断食让我感觉我可以在某种程度上掌控我的治疗。"

到了干细胞移植的时候，A.P. 像化疗时那样也进行了断食，并在 2016 年夏天完成了治疗，肿瘤缩小了 80%，并退化到了Ⅲ期。

患者在治疗结束后再次联系我时，我建议患者请她的肿瘤医生指导她进行两个月一次的断食，并考虑结合使用大剂量的维生素 C，到目前为止，她成功地做到了这些（最近一次联络是在 2021 年 3 月）。她说："我的打算是每 8 周断食一次，努力达到理想体重，遵循隆哥教授的建议，努力活到 120 岁！"

现在是 2021 年，A.P. 尽量避免食用加工食品，主要遵循鱼素饮食，每周吃两次鱼，很少吃白肉和红肉。

"我定期做检查，最后一次 CT 扫描显示，旧肿瘤的瘢痕组织没有增长，实际上还略有缩小。我没有接受任何治疗，我的医生似乎有些惊讶。（他们在检查时问我还在接受什么治疗，我说'没有'，他们一直反复确认！）

"我永远感谢隆哥教授的研究，以及他与普通人分享研究成果的慷慨。我认为非专业媒体同样重要，因为这些媒体能让我这样的人了解到这些研究。"

斯特凡诺·昆塔雷利

斯特凡诺·昆塔雷利（Stefano Quintarelli）是一名企业家，他曾是信息系统、网络服务和安全领域的教授。他是意大利第一家互联网供应商I.NET 的创始人，是第 17 届欧洲议会成员，也是欧盟委员会人工智能高级专家组成员。如今，他是意大利数字化机构指导委员会的主席，可持续发展解决方案网络（UNSDSN）指导委员会的成员，联合国贸易便利化与电子商务中心贸易和运输先进技术咨询小组的主席，同时也是哥白尼计划执行委员会的成员。以下是他的讲述。

"2018 年 1 月的一个星期五，我想购买额外的健康保险，于是做了一次体检。检查结束后，血液科医生告诉我他想再做一次检查，然后通知我结果。那天晚上，我接到他的电话：'您得了白血病，但请不要担心，下周二我详细向您说明。'把'白血病'和'不要担心'放在一起，确实非常矛盾。

"几个月前的一次晚宴上，瓦尔特·隆哥教授提到，他正开展一些很有前景的动物实验，研究断食和模拟断食饮食对不同类型白血病的影响。于是那天晚上，我给身在洛杉矶的隆哥教授打电话，他告诉我意大利几家医院刚刚开始这一研究。

"在接下来的几周里，我疯狂地阅读能在网上查到的所有医学资料，研究了我能研究的一切。我做了一些后续检查，并在我知道的所有癌症治疗中心听取了不同的意见。

"最终，我决定前往米兰的国家癌症研究所参与一个试验方案，试验涉及血液肿瘤（tumori ematologici）患者采取模拟断食饮食，克劳迪奥·韦尔涅里博士是负责人。

"几个月的时间里，我在韦尔涅里博士的严密监督下，经历了一个频繁断食的周期。断食对我的淋巴细胞影响很明显，其发展趋势类似锯齿状，在模拟断食饮食结束后，淋巴细胞的数量会减少。

"必须指出的是，国家癌症研究所的试验方案对患者的要求很高，这个方案也必须在有医学监督的情况下实施。现在，我遵循非常严格的鱼素饮食，限制摄入碳水化合物。我也继续断食，不过始终在医生的监督下实施，且频率更低，同时根据验血的结果来调整。

"结果是，在诊断后的 3 年多时间里，我的病情几乎保持稳定。当然，我无法进一步证明是断食使我的病情保持稳定，所以我是个例，我的情况不能被看作具有统计学意义，也无法应用到其他患者身上。但也不能断言，如果我没有采用周期性模拟断食饮食，我的病情会如何发展。

"话虽如此，我的案例连同实验室研究的结果提供了鼓舞人心的数据，说明与我有同样遭遇的患者，能够有机会参与到临床试验中，评估模拟断食饮食的实际临床效果。同时，到目前为止，我遵循的试验过程使我免于接受免疫抑制或骨髓抑制的治疗，比如化疗。而这一点对我来说是非常积极的。"

⸺ 血癌治疗总结 ⸺

☞ 标准疗法（化疗等）。

☞ 与你的肿瘤医生讨论，将标准疗法与模拟断食饮食结合，或者在不需要治疗的情况下单独采用模拟断食饮食。

☞ 在两次治疗之间，遵循长寿饮食法（见第三章）。

☞ 在治疗期间，每天断食 13~14 小时（例如将进食时间限制在上午 8 点到下午 6 点之间），确保保持正常的肌肉量。

☞ 保持正常体重。

☞ 与你的肿瘤医生讨论，积极参加体育锻炼。

☞ 尽量通过肌肉力量训练使相位角（肌肉功能的指标）保持在 5 度以上。

感谢意大利罗马大学转化医学和精准医学系内科副教授亚历山德罗·拉维亚诺对本章写作的审校与建议。

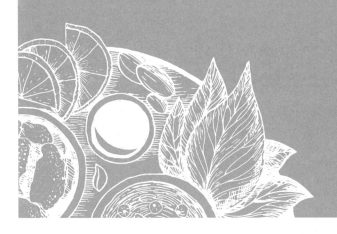

断食、营养与神经系统肿瘤

神经系统肿瘤是什么，如何治疗

每年每10万人中大约有30人罹患神经系统肿瘤（图11.1）。胶质瘤（glioma）是最常见的神经系统肿瘤，占所有神经系统恶性肿瘤的78%。[1]

星形细胞瘤（astrocitoma）起源于星形细胞（astrociti），星形细胞形成的组织包围和保护着大脑和脊髓（midollo spinale，白质）中的其他神经细胞。

室管膜瘤（ependimoma）起源于形成脑室（ventricoli cerebrali）内衬的室管膜细胞（cellule ependimali）。

少突胶质细胞瘤（oligodendroglioma）起源于少突胶质细胞（oligodendrociti），少突胶质细胞包绕神经细胞，形成绝缘的鞘结构，促进神经冲动的传递。胶质瘤的级别分为Ⅰ级到Ⅳ级。

多形性胶质母细胞瘤（Ⅳ级）是最常见的恶性胶质瘤。

神经母细胞瘤起源于神经系统的细胞，多发于婴儿和儿童。神经母细胞瘤由神经母细胞形成，后者是存在于交感神经系统中的未成熟或正在发育的神经细胞，而交感神经系统由遍布全身的神经组成，负责控制身体的自主功能，如心跳。神经系统肿瘤诊断需要结合医学、临床和影像学评估，包括接受有造影剂的CT和磁共振成像。通过组织活检，可以对肿瘤进行鉴定和明确诊断。

一般来说，在可能的情况下，最先采取的治疗措施是手术切除肿瘤，其目的是尽可能地保留脑功能，保障患者健康。

患者接受手术后通常会进行放疗（PORT，术后放疗），特别是抗击高级别肿瘤，而低级别肿瘤［如星形细胞瘤、少突胶质细胞瘤和低级别少突星形细胞瘤（oligoastrocitoma）］的治疗方案则不那么明确，包含观察、术后放疗和用替莫唑胺进行化疗。

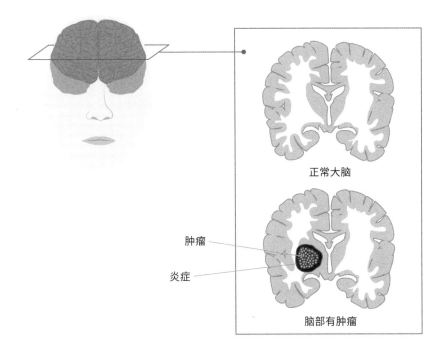

图 11.1　神经系统肿瘤是由神经系统任一部分的细胞损伤和突变引起的。细胞损伤和突变会形成不同类型的肿瘤，可能是良性肿瘤，也可能是恶性肿瘤

2018 年 4 月，我在洛杉矶收到了一条从意大利发来的短信，一位知名意大利电视节目主持人告诉我，她被诊断出患有具有高度侵袭性的神经母细胞瘤（影响神经系统细胞的肿瘤）。这是 15 年前我和团队在热那亚加斯里尼儿童医院与莉齐娅·拉法盖洛合作，开始结合断食研究的第一种肿瘤，这种肿瘤常见于儿童。我告诉患者，她必须采取激进的治疗方法，我建议她与肿瘤医生商量，是否愿意与我们合作，将标准疗法与周期性模拟断食饮食和生酮饮食结合。然而，我认为她始终没能说服她的主治医生，或者至少无法系统地与我们合作，而合作本可以对抗癌有贡献。这让我很难接受，因为对于这种类型的癌症，标准疗法一般不能让患者长期生存。正因如此，意大利肿瘤学家在米兰国家癌症研究所基金会和热那亚大学圣马蒂诺综合医院开展的一项纳入多种类型癌症患者的临床试验框架内，尝试断

食或模拟断食饮食是有意义的。2012 年，我们曾发表了一项关于小鼠的研究，研究显示神经母细胞瘤在 70 天内杀死了 100% 的小鼠，尽管小鼠已经接受了一种强效的毒性化疗剂。相反，用同样的化疗剂结合断食治疗，有 25% 的小鼠在治疗一年后仍然存活，表明这组的部分小鼠完全无癌。在一项类似的研究中，研究人员对另一种类型的神经母细胞瘤开展了实验，接受化疗和断食周期组合治疗的小鼠 6 个月后的存活率为 42%，而只接受化疗的小鼠在 80 天内 100% 死亡。（图 11.2）

约翰·麦凯恩（John McCain）曾是美国总统候选人、参议员，共和党初选获胜者，后在竞选中被巴拉克·奥巴马（Barak Obama）击败。麦凯恩在 2017 年被诊断患有胶质母细胞瘤（glioblastoma），这是神经系统的另一种侵袭性肿瘤。这种肿瘤影响的不是神经元，而是大脑的胶质细胞（cellule gliali），后者有支持和保护神经元等作用。2012 年，我们发表了几篇论文，表明使用周期断食可以提高化疗和放疗对小鼠胶质母细胞瘤的效果。2008 年，具有强大临床背景的费尔南多·萨夫迪博士加入了我们的研究团队，他在将断食的益处转化为临床术语方面贡献很大。2011 年，我们与南加州大学的神经外科医生托马斯·陈（Thomas Chen）合作，研究了断食与化疗药物替莫唑胺联合使用的好处，研究发现这种治疗组合能很有效地杀死不同类型的胶质母细胞瘤的癌细胞（图 11.3）。特别的是，断食似乎可以保护健康细胞，同时使癌细胞对治疗更加敏感。

一个周期的断食与化疗相结合，对减缓小鼠体内胶质母细胞瘤的生长有显著效果，而单独化疗则没有什么长期效果。事实上，一个月后，只化疗或只断食的小鼠中只有 40% 存活，而同时接受化疗和断食的小鼠存活率有 80%。[2]（图 11.4）

我们结合断食和放疗治疗胶质母细胞瘤时，也观察到了类似的效果，即断食使放疗更加有效。一个月后，95% 同时接受断食和放疗的小鼠仍然存活，而只接受其中一种疗法的小鼠存活率只有不到 40%（图 11.5）。

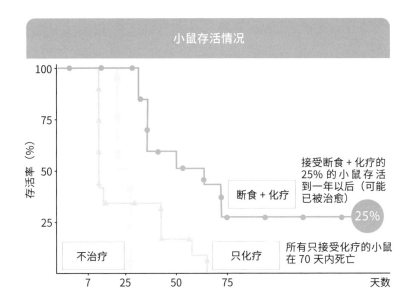

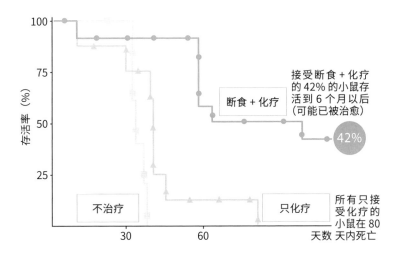

图 11.2　上图：患有神经母细胞瘤（由位于身体不同区域的未成熟神经细胞发展而成的癌症）的小鼠在只接受化疗后 70 天内死亡，而接受化疗和断食的患癌小鼠有 25% 存活到一年后，可能已经被治愈。下图：患另一种神经母细胞瘤的小鼠在只接受化疗后 80 天内死亡，而结合化疗和断食的患癌小鼠有 42% 存活到 6 个月后，可能已经被治愈（修改自：Lee et al.，*Science Translational Medicine*，2012）

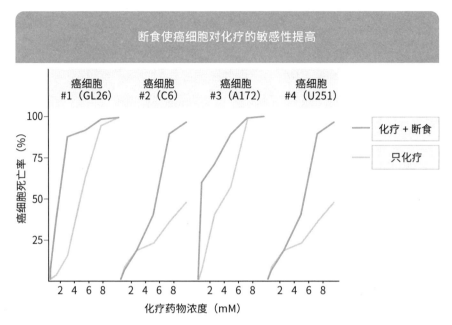

图 11.3 化疗药物随着浓度的增加，能更有效地杀死不同类型的胶质瘤细胞（即中枢神经系统的支持细胞类型）。与单独化疗相比，化疗与断食结合时效果更强（修改自：Safdie et al.，*PLOS One*，2012）

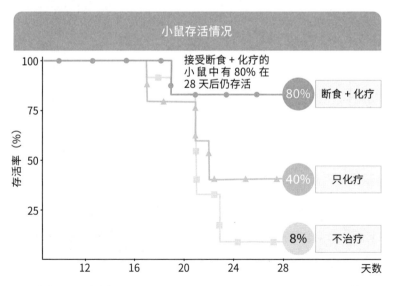

图 11.4 断食使化疗对癌细胞更有效，一个月后，实行断食并接受化疗的小鼠有 80% 存活，而只接受化疗的小鼠只有 40% 存活（修改自：Safdie et al.，*PLOS One*，2012）

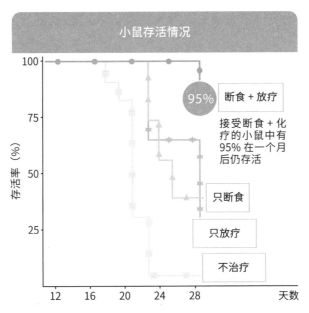

图 11.5 断食使放疗对癌细胞更有效，一个月后，实行断食并接受放疗的小鼠存活率有 95%，而只接受放疗或只断食的小鼠存活率只有不到 40%（修改自：Safdie et al., *PLOS One*，2012）

　　麦凯恩确诊胶质母细胞瘤时，我们已经与肿瘤学家合作了 10 年，测试断食结合癌症标准疗法，但与我们合作的肿瘤学家都在学术机构工作，他们专注于研究创新。我知道，如果当时我们联系到治疗麦凯恩的肿瘤医生，他也绝不会允许患者用断食或模拟断食饮食补充标准疗法。2015 年，经过 5 年的抗癌斗争，乔·拜登（Joe Biden）总统的儿子博·拜登（Beau Biden）也死于胶质母细胞瘤。这是累及数百万人的疾病的两个代表性案例，反映出癌症治疗体系不再是患者的最优选，尤其是对约翰·麦凯恩、博·拜登或前文那个意大利名人而言，他们没有能起效的其他选择。

断食和模拟断食饮食与神经系统肿瘤治疗：临床研究

肿瘤的特征有三：第一，生长速度逐渐加快；第二，血管生成（形成滋养肿瘤的血管）；第三，激活转移。除此以外，还有一些近期研究的较为深入的癌细胞特征，这些特征可能指向了治疗神经系统肿瘤要面对的目标：基因组不稳定性（instabilità del genoma，在细胞分裂过程中 DNA 和其他基因突变的趋势增加）、炎症和细胞代谢重编程，以及肿瘤微环境。

肿瘤失控的迅速增长是一个消耗能量和资源的过程，在此过程中癌细胞改变了代谢方式。20 世纪 30 年代，奥托·瓦尔堡因 "发现呼吸酶的性质和行为" 而获得诺贝尔生理学或医学奖时就提出过这个看法。[3] 我在前文解释过，瓦氏效应描述了癌细胞中发生的变化，即癌细胞中的葡萄糖消耗量激增。由于存在瓦氏效应，主要来自食物中碳水化合物的葡萄糖为很多肿瘤提供了燃料，促进了肿瘤生长。

接下来，我将介绍生酮饮食及其在治疗人类神经系统肿瘤功效方面的最新研究。

很少有研究关注断食或模拟断食饮食对人类胶质母细胞瘤发展的作用。近期一项由德国临床医生团队开展的研究考察了生酮饮食和纯水断食的组合效果。参加研究的胶质母细胞瘤患者接受了两种治疗：一种是放疗和健康饮食，另一种是放疗加上为期 6 天的生酮饮食和 3 天的纯水断食组合。正如预期，试验证明这种为期 9 天的营养调整是安全的，但并没有造成胶质母细胞瘤进展的显著差异。6 个月后，断食和生酮饮食组合结合放疗组中，20% 的患者没有出现疾病进展，而正常饮食只接受放疗的患者组的这一比例是 16%。[4]

这一结果并不令人惊讶，尤其是这些营养干预措施只实施了一个周期。其实以月计算周期开展模拟断食饮食和常规疗法（包括放疗和化疗）组合研究会更有用。由于我们面对的是一种侵袭性很强的肿瘤，治疗方法更应积极。正如我们在临床试验中及本书介绍的各种故事中所见，只有结合 3 种干预措施，在一年中多次重复治疗周期，才有可能影响患者的生存期。

　　不过，这项研究提供了一条非常重要的信息，那就是血糖水平如何影响胶质母细胞瘤患者的生存期。事实上，完成一个周期的断食和生酮饮食的患者血糖水平低于 83.5 mg/dl，肿瘤的生长速度更慢，患者的生存期更长——20% 的患者的生存期接近 3 年。相比之下，接受放疗和常规饮食的患者，其血糖水平高于 83.5 mg/dl，生存期不超过 13 个月。我们已经知晓周期性断食会降低血糖，而这些结果再次证实，这一类型的癌症患者需要以月为计算周期，实行断食与低蛋白素食生酮饮食、我在《长寿饮食》中描述的鱼素长寿饮食，以及标准疗法（放疗、化疗或是近期采用的抗神经系统肿瘤的药物）交替结合应用。我在前文解释过，这仍然是一个实验性方案，可以在临床试验中应用，或者由肿瘤学家、分子生物学家、营养学家等合作实行。

　　2011 年发表的一篇临床病例研究报告阐述了断食和模拟断食饮食对治疗神经系统肿瘤的作用。案例中的患者 65 岁，女性，患有多形性胶质母细胞瘤（GBM），它是星形细胞瘤的一种，是高度恶性肿瘤。最初，这名女士接受了标准疗法、3 天的纯水断食疗法，以及每天摄入约 600 卡的 4∶1 生酮饮食（4 份脂肪和 1 份碳水化合物 + 蛋白质），结合连续补充维生素和矿物质 14 天，将上述所有疗法持续 2 个周期。患者表现出高尿酸血症（iperuricemia，血液中累积代谢废物尿酸），第二个周期的低热量饮食不再采用生酮饮食。[5] 不过患者对营养疗法反应良好，治疗 2 个月后，PET 及磁共振成像都不再显示有肿瘤块。然而，在营养治疗中断 10 周后，肿瘤再次出现。

　　2018 年，《营养学前沿》（Frontiers in Nutrition）杂志发表了一篇临床病例研究报告，患者 38 岁，确诊多形性胶质母细胞瘤。该患者接受了改良的标准方案（手术、放疗和化疗）结合生酮饮食和断食治疗。患者在手术切除肿瘤前断食 72 小时，然后遵循生酮饮食和每天 900 卡的模拟断食饮食 21 天，并辅以维生素和矿物质。第 22 天，生酮饮食的热量增加到每天1500 卡，患者还接受了高压氧治疗（ossigenoterapia iperbarica，在加压环境中吸入纯氧）和其他有针对性的代谢疗法。临床分析显示，术前代谢疗法（生酮饮食和模拟断食饮食）有治疗效果，且患者的健康状况一直很好，至少连续 2 年都有肿瘤消退证据。[6]

生酮饮食

如前文所述，在神经系统肿瘤的疗法中，有一个非常有潜力的营养干预措施，那就是生酮饮食。生酮饮食有 4 个特点：（1）脂肪含量非常高，碳水化合物含量低（通常脂肪与碳水化合物的比例为 4∶1 或更高）；（2）蛋白质含量可低可高；（3）提供正常的热量；（4）有持续几周的生酮饮食食谱，也有持续数月的，在癌症治疗期间持续时间甚至更长。模拟断食饮食实际上也是一种生酮饮食，它提供大量的脂肪和相对较少的碳水化合物，但因为提供的热量很少，蛋白质也非常少，所以被称为模拟断食饮食。模拟断食饮食以植物为基础，且与生酮饮食不同，一般每月只实行4~5 天。（表 11.1）

表 11.1　生酮饮食与模拟断食饮食的主要特点

特点	生酮饮食	模拟断食饮食
热量摄入	正常	低
碳水化合物摄入	低	低—中
脂肪摄入	高	高
蛋白质摄入	根据研究分级，从低到高	非常低
持续时间	几周到几个月不等	每 3~8 周实行 4~5 天
构成	既有动物来源，也有植物来源	植物来源

生酮饮食与模拟断食饮食不同，前者提供了正常的热量摄入，包括源于高脂肪的热量，因此生酮饮食既可以减缓肿瘤的生长，也可以促进肿瘤的生长，取决于肿瘤的类型。鉴于胶质母细胞瘤侵袭性极强，许多动物模型研究表明，生酮饮食可以减缓肿瘤的生长速度。目前，我们正在测试结合生酮饮食、模拟断食饮食与标准疗法对治疗这类肿瘤的疗效。在下一节中，我将讨论在临床试验中观察到的胶质母细胞瘤患者采取生酮饮食的效果。

一项针对 20 名复发性多形性胶质母细胞瘤成年患者的小型临床试验表明了生酮饮食的可行性，尽管患者没有严格遵循生酮饮食，而且耐受性差，导致结果没有统计学意义。因此，不建议将生酮饮食作为唯一疗法，要与标准疗法结合使用，还必须经过肿瘤医生的评估。[7]

美国密歇根州立大学的一个研究团队发表了两名胶质瘤患者的临床病例研究报告，其中有一些值得注意的结果。如前文所述，胶质瘤是一种起源于胶质细胞（围绕和支持神经元的细胞）的脑肿瘤。这些患者最初只接受了低热量摄入的生酮饮食方案，但肿瘤仍在继续发展。同一研究团队还报告了其他 30 名患者的情况，这些患者接受了不同的生酮饮食方案与标准疗法结合的治疗（30 名患者中只有一人只接受生酮饮食）。一些患者的肿瘤情况得到了长期缓解，持续时间从 4 个月到 5 年多不等，且没有严重的不良反应。[8]

2017 年发表的一项研究方案让 12 名胶质母细胞瘤患者接受生酮饮食，将生酮饮食作为支持性疗法与传统疗法相结合。该研究主要目的是调查这一组合的可行性、患者对其的耐受性，以及其对患者健康和生活质量的影响。[9] 结果显示，患者参与率和维持率都很低：12 名患者中只有 4 人完成了为期 3 个月的生酮饮食。由于该研究的主要目的是评估患者是否能够完成生酮饮食，因此没有关注肿瘤的进展。[10]

2019 年，荷兰的研究人员发表了一项分析报告，研究对象为 11 名多形性胶质母细胞瘤患者，他们在化疗前接受了为期 2 周的液体生酮饮食。

6 周后，患者改为摄入固体食物和中链甘油三酯乳液，后者是可通过饮食摄取的化合物，以椰子油和中链甘油三酯为基础，能为身体供给热量。生酮饮食共持续 14 周。在这 11 名患者中，9 人达到酮症状态，6 人完成了临床试验，未出现任何严重不良反应。结果证明生酮饮食是可行的，但在这个研究中，起到支持作用的合作伙伴和持续护理发挥着决定性的作用。[11]

为了提高患者对这种饮食法的依从性，英国贝塞斯达的研究人员开发了一种创新方法，将生酮饮食和模拟断食饮食结合，以"经典"的 4∶1 比例（4 份脂肪和 1 份蛋白质 + 碳水化合物）为基础。这项研究为期 6 个月，目的是确定对多形性胶质母细胞瘤患者采用这种饮食策略的可行性、安全性、耐受性和疗效。8 名患者中有 5 人完成了 6 个月的研究，另外 3 人则分别因为肿瘤进展（2 名患者）和饮食限制性太强（1 名患者）而中断试验。尽管患者对生酮饮食似乎具有良好的耐受性，但遗憾的是，由于参与研究的患者数量较少，研究人员无法得出确切的结论。[12]

如上所见，这些研究大多只提供了短期的可行性和安全性数据，因为大多数试验是非随机的（没有两个样本组的比较）、短期的，以及参与研究的都是晚期癌症患者。因此，显然有必要开展随机临床试验，以进一步评估生酮饮食对癌症患者的潜在治疗作用、疗效、安全性和可行性。此外，还必须考虑到一些生酮饮食不是以植物或鱼肉为基础，而是含有大量的动物蛋白和脂肪，这可能会加速肿瘤的发展。

接下来，我将讲述一些患者的故事和经历。

患者的故事与经历

塞巴斯蒂安

2019 年，塞巴斯蒂安（Sebastien）48 岁，是一家跨国公司的研究员。一天下班后，他骑车回家时转错了弯，感觉迷失了方向。他非常诧异，因为这条路他走了 15 年。几个星期后，他开始撞到桌子和椅子，有一天醒来时头疼得厉害。之后，他开车去一个朋友家的时候，发现后面的车和经过的车都在不停地按喇叭，因为他没有在自己的车道上行驶。他意识到他的视力和感知都出了问题。

塞巴斯蒂安被诊断出患有脑肿瘤，确诊 5 天后接受了手术，手术成功切除了大部分可见的肿瘤。6 周后，他开始接受放疗和化疗。诊断结果是一种对治疗不敏感的 IV 级胶质母细胞瘤。塞巴斯蒂安回忆道："这个世界越是像要崩塌，我就越有决心抗争到底。"

塞巴斯蒂安购买了关于癌症、营养和冥想的书，尤其是开始研究胶质母细胞瘤的科学文献，努力保持专注和积极的心态。一位朋友把我的一个采访转发给了塞巴斯蒂安，我在其中谈到了模拟断食饮食及其理论基础。随后，塞巴斯蒂安找到了相关文章，发现模拟断食饮食已在小鼠研究中与治疗胶质母细胞瘤的标准化疗（替莫唑胺）结合使用。

读完文章后，塞巴斯蒂安决定每个月在化疗的 5 天内断食。"在断食之前的几个月，我化疗时没有感觉很难受，但后来到了治疗的第 4 天或第 5 天，我会感到非常疲惫，一天中的大部分时间都躺着。断食改变了一切。我不是在'忍受治疗'，而是在与肿瘤斗争，在掌控局势。我不能说我很享受那 5 天的治疗和断食，但其间我能够正常工作生活，而且没有不适感。"

塞巴斯蒂安每两个月接受一次核磁共振扫描，他第一次断食不久后做的扫描显示，异常脑组织体积明显缩小（50%）。塞巴斯蒂安反馈，在 6 个月的治疗结束时异常脑组织消失了，治疗的最后两个月是与断食结合的。

手术 15 个月后，塞巴斯蒂安已经恢复了 80% 的工作，并继续每两个月接受一次模拟断食饮食，希望这能有助于防止肿瘤复发。

玛丽安娜·因科尔瓦亚

玛丽安娜·因科尔瓦亚（Marianna Incorvaia）出生于 1953 年 1 月 5 日，故事由她的女儿讲述。

　　"我的妈妈非常积极，充满活力。2020年9月夏天，她过完假期回来后，感觉自己疲惫虚弱，起初以为是思念家乡西西里岛的缘故。2020年10月开始，她的语言障碍越来越严重：她忘记了人和物的名字。我们意识到这类问题越来越多，于是求助了家庭医生，他建议我们咨询神经科医生。然而随着时间的推移，情况恶化，在我们的坚持下，妈妈做了核磁共振扫描，确诊了胶质母细胞瘤。

　　"瑞士伯尔尼大学医院的神经外科医生认为我妈妈的情况不适合手术。很快，一个为期6周的放疗（周一至周五）与每天服用药物替莫唑胺的化疗就开始了。在这期间，我妈妈服用了高剂量的可的松，这让她吃不下任何东西。放疗对她产生了毁灭性的影响：她很难控制自己的情绪，无法保持理智。这个治疗周期的后半段，她感到非常疲劳和饥饿。

　　"在长达6周的治疗结束后，有4周的休息时间，她基本上每天要睡20个小时。我的妈妈'不复存在'。她失去理智，几乎不与人交流，也不表达任何情绪，非常冷漠。

　　"在4周的休息结束后，她开始了为期5天的化疗周期，使用了更高剂量的替莫唑胺，同时接受了5天的模拟断食饮食。我和我的兄弟姐妹读过瓦尔特·隆哥教授的很多理论，以前也断食过，尽管我们对断食的效果感到乐观，但没有想到会有如此令人惊讶的结果。

　　"5天的治疗结束后，我的妈妈又回来了，她十分清醒地与我们交流，开始重新感知发生在她身上的事情，并开始有情绪流露。在精神层面上，这个化疗周期结合模拟断食饮食产生了巨大的影响。我们再次拥有了妈妈，她的疲惫感大大减少，恢复了清醒，但也意味着她必须理性地面对肿瘤。她必须面对疾病，这令她产生了难以纾解的恐慌。

　　"经过3周的休息，妈妈又开始了新一轮的化疗和模拟断食饮食。由于睡眠减少，她的饥饿感更强了，但这次她也坚持完成了5天的模拟断食饮食。在这期间，替莫唑胺结合模拟断食饮食的效果也很明显，但更多是在身体层面。在静养几个月后，她又开始外出，在附近散散步，并最终能够开始接受物理治疗，治疗目的是强化她的肌肉。此外，在这个周期结束时，她的恐慌也不再发作。

"接着是第三个周期的化疗和第三个周期的模拟断食饮食。在此期间，妈妈的恢复也很明显，尤其是身体层面的恢复。另外要说的是，由于必须服用可的松，妈妈患上了糖尿病，不过，在模拟断食饮食周期中，不需要使用任何胰岛素。

"妈妈与疾病的斗争仍然是漫长而艰难的。依我愚见，治疗肿瘤需要几种类型的干预。只有结合各种因素，才能让妈妈在接受放疗后恢复。妈妈的治疗包括化疗、营养疗法，特别是模拟断食饮食，再加上锻炼、按摩，还有大量的爱。妈妈和我住在一起，我可以说，如果没有模拟断食饮食，她的情况会糟糕得多。这种饮食方法的确有助于消除化疗中常见的疲劳症状。"

凯　文

2018 年 1 月，长期居住在中国的美国人凯文（Kevin）被诊断出患有少突星形细胞瘤，且无法接受手术。

凯文在寻找标准放疗和化疗以外的可能疗法时发现了我们的研究。他采用了断食方案（最初发现很难连续断食 2 天以上），并且在非断食周期也实行所谓的间歇性断食（digiuno intermittente）。

过去 3 年，最显著的结果是肿瘤缩小了约 50%，转移灶完全消失。更令人惊讶的是，由于凯文也采用了与长寿饮食法相似的日常饮食，他的整体健康状况发生了彻底转变。

"隆哥教授的研究远不止挽救了我的生命，还帮助我恢复健康，让我有机会与 3 个孩子一起享受更长、更幸福的人生，让我能在孩子的生活中发挥积极作用。我永远感恩这一切。"

○ 神经系统肿瘤治疗总结 ○

☞ 标准疗法（化疗等）。

☞ 与你的肿瘤医生讨论，将标准疗法与模拟断食饮食结合。

☞ 与你的肿瘤医生和营养师讨论，将模拟断食饮食与基于素食和鱼类的低蛋白生酮饮食结合，确保不会对肌肉量和免疫功能产生负面影响。

☞ 在两次治疗之间，遵循长寿饮食法（见第三章）。

☞ 在治疗期间，每天断食 13~14 小时（例如将进食时间限制在上午 8 点到下午 6 点之间），确保保持正常的肌肉量。

☞ 保持正常体重。

☞ 与你的肿瘤医生协商，积极参加体育锻炼。

☞ 尽量通过肌肉力量训练保持相位角（肌肉功能的指标）在 5 度以上。

感谢以下专家对本章写作的贡献与审校：美国南加州大学凯克医学院神经外科、病理学和整形外科教授，神经肿瘤外科主任，脑肿瘤与脊髓肿瘤研究团队主任托马斯·陈；美国迈阿密西奈山医疗中心胸外科和胃肠道外科医生贵尔南多·萨夫迪；意大利罗马大学转化医学和精准医学系内科副教授亚历山德罗·拉维亚诺；意大利热那亚加斯里尼儿童医院研究员莉齐娅·拉法盖洛。

断食、营养与黑色素瘤

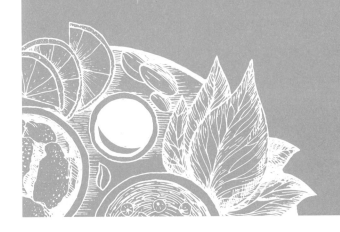

黑色素瘤是什么，如何治疗

　　黑色素瘤是皮肤癌的一种。根据世界癌症研究基金会（World Cancer Research Fund）和美国癌症研究所的数据，黑色素瘤是第 19 种常见的癌症，2018 年全球有近 30 万例新发病例。[1] 黑色素瘤常见于中老年人群，但其他年龄段人群也有分布。皮肤白皙的人患黑色素瘤的风险更高，高加索人种患黑色素瘤的风险是 1∶50。皮肤癌有两类：一类是上皮瘤（epitelioma），起源于构成表皮的角质形成细胞。另一类是黑色素瘤，是由黑色素细胞（melanociti）发展而来的恶性肿瘤，黑色素细胞产生赋予皮肤和头发颜色的黑色素，分布在皮肤表层和最深层的交界处。

　　黑色素瘤是成年人常见的癌症之一，是所有皮肤癌中最危险的一种，主要发生在男性的躯干（背部、胸部、头部、颈部）和女性的四肢（特别是腿部），而由眼部（眼黑色素瘤）、眼睛周围、黏膜［如食道 - 胃 - 肠区域或泌尿生殖系统（sistema genito-urinario）］的黑色素细胞形成的黑色素瘤较为少见。

　　近几十年来，高加索人种中黑色素瘤的新发病例每年增加 3%~5%。肤色白皙或是有着蓝色眼睛及金发或红发的人更易患黑色素瘤，表现为有很多非典型痣（nevi atipici，不同颜色、边缘不规则或不清晰、形状不对称的痣）或家族中有黑色素瘤患者。（图 12.1）

　　早期黑色素瘤可以通过手术切除，ⅠA 期肿瘤的治愈率在 98% 以上，但如果黑色素瘤的厚度超过 1 毫米，就需要检查前哨淋巴结（linfonodi sentinella，与诊断出黑色素瘤的皮肤区域相关的淋巴结）。局部放疗可以减少复发风险。如果是晚期黑色素瘤或者肿瘤已经转移，基本会用免疫疗法和激酶抑制剂取代有效性较低的化疗。[2]

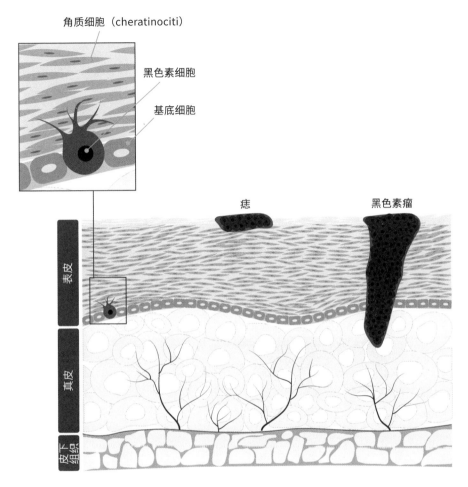

图 12.1　黑色素瘤是一种由黑色素细胞（一种皮肤细胞）转变而成的肿瘤。黑色素瘤的主要标志是痣的外观发生变化，或出现有特殊特征的新痣（绝大多数的痣是良性的）

　　几年前，我参加了在波士顿麻省理工学院举行的一场会议，与会的有全球多位杰出的癌症研究人员和临床医生。其中一位肿瘤学家在证明免疫疗法能够对抗黑色素瘤方面发挥了核心作用，他讲述了免疫疗法对抗黑色素瘤的首次大型试验是如何被认定失败的，原因是该疗法没有在参与试验的患者身上产生足够的疗效。几年后，也是由于免疫疗法在对抗黑色素瘤方面的成功，2018 年的诺贝尔生理学或医学奖被授予发现免疫疗法药物的

科学家，这些药物可以增强免疫系统攻击黑色素瘤细胞的能力。（图 12.2）

　　首个免疫疗法对黑色素瘤影响的试验被认定失败的原因之一，是该疗法只在较少的患者身上取得了良好的效果。除此之外，免疫疗法的费用也很高，每个患者每年要花费数万美元，甚至 10 万美元！两年前，我们曾发表过一篇文章，介绍了模拟断食饮食等价格低廉的干预措施如何在小鼠身上达到类似的效果，使免疫系统的细胞不仅对黑色素瘤有攻击性，也对乳腺癌细胞有更强的攻击性。因此，我们当下的研究旨在探究两个问题：第一，模拟断食饮食能否提高免疫疗法的疗效，以及增加对其有反应的患者数量；第二，模拟断食饮食能否在无法负担免疫疗法费用的患者身上起到部分免疫疗法的作用。正如我在前文说过的，我对这两者都持适度乐观的

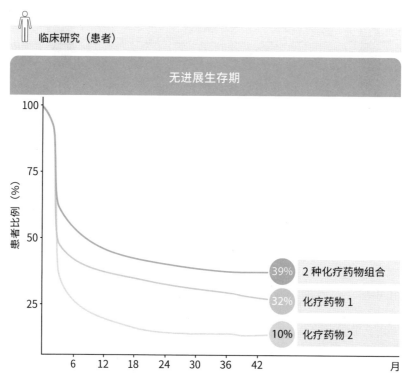

图 12.2　免疫疗法中使用的药物组合使免疫系统对黑色素瘤细胞的攻击性大大增强，对患者 42 个月后的生存率有显著影响（修改自：Wolchok et al.，*New England Journal of Medicine*，2017）

态度，我相信，模拟断食饮食、免疫疗法及其他药物的组合终将被证明是最有效的。

断食和模拟断食饮食与皮肤癌治疗：实验室研究

我们的第一个黑色素瘤研究实际上并不涉及断食，而是研究血液中生长因子 IGF-1 水平非常低的小鼠。事实上，断食会导致 IGF-1 水平下降，这只是断食引起的众多变化之一。我们对小鼠做了周期性的化疗（多柔比星），发现 60 天后，所有"正常"小鼠（即 IGF-1 水平正常的小鼠）都死于肿瘤或化疗的不良反应；IGF-1 水平低的 60% 的小鼠在 90 天后仍然活着（图 12.3）。正如我们在其他类型的肿瘤研究中所见，单独使用标准疗法可以减缓肿瘤的生长，但如果它与非常低水平的 IGF-1 结合，就会更加有效，并且可能使患有一种黑色素瘤的小鼠治愈率很高。

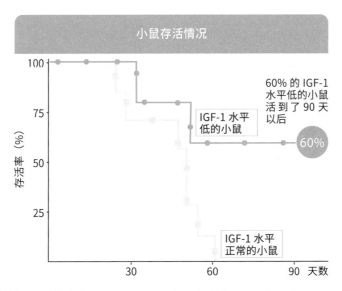

图 12.3 经过 60 天的化疗，所有 IGF-1 水平正常的小鼠都死了，而 IGF-1 水平低的小鼠中的 60% 在 90 天后仍然活着，这表明后者被治愈了（修改自：Lee et al., *Cancer Research*，2010）

我们将黑色素瘤细胞注射到 IGF-1 水平很低的小鼠（即所谓的 GHRD 小鼠，其基因突变与很少生肿瘤的厄瓜多尔拉龙综合征患者的基因突变相同）体内，或注射到通过饮食降低 IGF-1 水平的小鼠体内，也得到了类似的结果，后者饮食中的蛋白质含量极低。[3]（图 12.4）

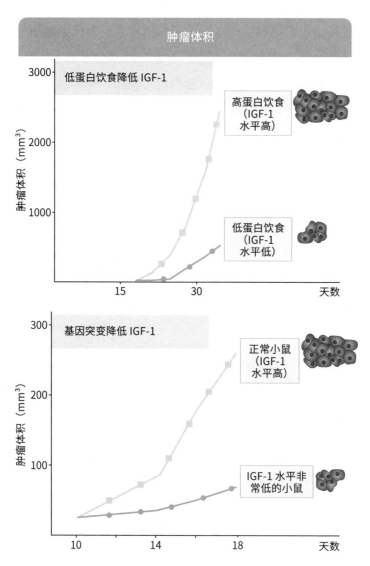

图 12.4　上图：在接受高蛋白饮食的小鼠中，黑色素瘤的体积更大；下图：与正常小鼠相比，由于基因突变，IGF-1 水平非常低的小鼠的黑色素瘤体积更小（修改自：Levine et al., *Cell Metabolism*, 2014）

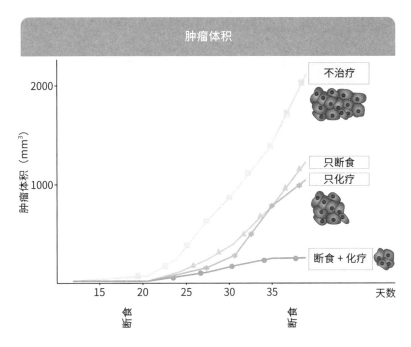

图 12.5 断食和化疗大幅减缓了小鼠黑色素瘤的生长，但小鼠并没有被治愈（修改自：Shim et al.，*Cancer Research*，2015）

几年后，我们将断食与化疗（多柔比星或环磷酰胺）结合起来治疗黑色素瘤，观察到肿瘤生长速度有所下降，但小鼠没有被治愈（图 12.5）。对此的一个可能解释是，这类药物通常不用于治疗黑色素瘤，使用疗效更强的药物有可能治愈小鼠的肿瘤。[4]

尽管化疗和断食的组合并没有使小鼠被治愈，但其确实减少了黑色素瘤细胞在肾脏、淋巴结、卵巢、脾脏和肝脏的转移。[5]（图 12.6）

为了量化断食对提高黑色素瘤化疗效果的作用，我们做了一个实验，评估单独化疗或化疗结合断食对黑色素瘤细胞的 DNA 损伤水平。在未做任何治疗的情况下，黑色素瘤细胞的 DNA 损伤水平约为 2（在 0 至 60 的范围内），化疗后 DNA 损伤水平仍为 2；单独断食时 DNA 损伤水平上升到 6；而结合化疗与断食后，DNA 损伤水平则达到 40，是前两组的 20 倍。[6]（图 12.7）

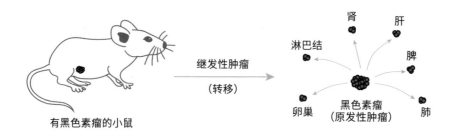

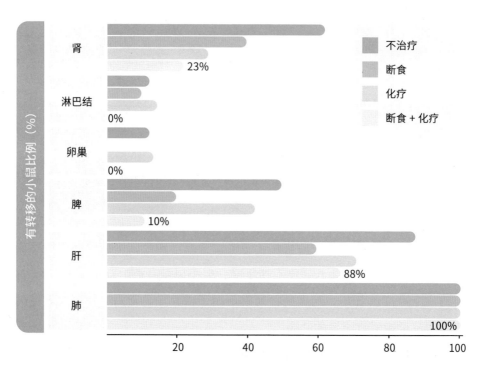

图 12.6 尽管小鼠未能被治愈，但 48 小时的断食与化疗结合减少了黑色素瘤细胞在肾脏、淋巴结、卵巢、脾脏和肝脏的转移（修改自：Lee et al.，*Science Transalational Medicine*，2012）

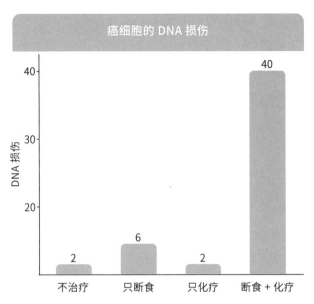

图 12.7　只化疗或结合断食治疗的黑色素瘤细胞的 DNA 损伤水平（修改自：Lee et al., *Science Transalational Medicine*，2012）

如今，我们正尝试结合模拟断食饮食与化疗以外的药物，其中一些药物会降低 IGF-1 水平。我们的目标是为癌细胞营造最恶劣的生存条件，同时不对健康细胞产生不利影响。我们已经知道，IGF-1 水平很低或断食的人实际上获得了一定的保护，患癌风险较低，因此将降低 IGF-1 的药物、模拟断食饮食和标准疗法结合起来，是测试许多癌症疗法的极佳选择，因为这会杀死癌细胞，而对健康细胞和器官有益。

你将在后文看到，测试断食、模拟断食饮食、降低 IGF-1 的药物和专门针对肿瘤类型的药物（如化疗、免疫疗法、激酶抑制剂等）的组合非常重要。

模拟断食饮食能否取代免疫疗法或使其更加有效？

正如本书所述，周期性断食和模拟断食饮食能恢复小鼠免疫系统的活力、缩小肿瘤体积，表明在断食对肿瘤生长的影响中，免疫系统的细胞发挥了关键作用。[7] 基于这些数据，我们试图了解断食和模拟断食饮食能否刺激免疫系统攻击肿瘤。正如我们在乳腺癌的案例中观察到的那样，当我们治疗患黑色素瘤的小鼠时，无论是只断食和模拟断食饮食，还是只化疗（多柔比星），都可以看到攻击肿瘤的免疫细胞数量有小幅增加。但我们结合化疗与周期性断食和模拟断食饮食治疗小鼠时，攻击肿瘤的免疫细胞数量增加到原来的 3 倍（图 12.8），导致这组小鼠的肿瘤体积仅为没有接受任何治疗的小鼠的三分之一（图 12.9）。

　　另一个研究团队采取断食、使用一种激酶抑制剂（索拉非尼）或结合两者来治疗人体内的黑色素瘤。仅断食或仅使用激酶抑制剂（索拉非尼）对消灭黑色素瘤细胞几乎没有影响，但使用断食和激酶抑制剂组合则几乎抑制了两种不同类型的所有黑色素瘤细胞。这再次说明，只使用药物或只断食在抑制癌细胞方面没有明显的效果，而两者的结合却非常有效。[8]

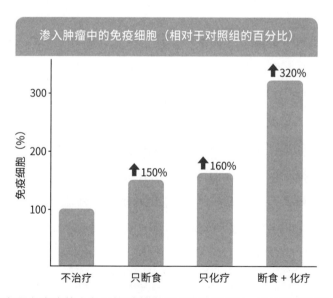

图 12.8　患有黑色素瘤的小鼠只接受断食或只接受化疗时，攻击癌细胞的免疫细胞数量略有增加。而当化疗与周期性断食结合时，免疫细胞的数量增加到原来的 3 倍（修改自：Di Biase et al., *Cancer Cell*, 2016）

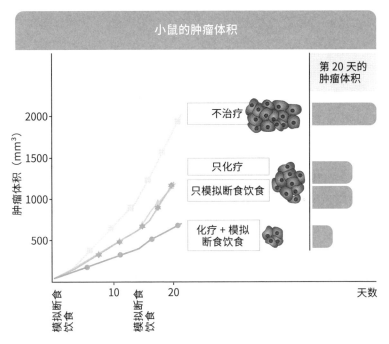

图 12.9 化疗结合周期性断食和模拟断食饮食的小鼠的黑色素瘤肿块体积是未接受治疗的小鼠的三分之一（修改自：Di Biase et al., *Cancer Cell*, 2016）

断食和模拟断食饮食与皮肤癌治疗：临床研究

我们还没有机会开展黑色素瘤治疗与断食和模拟断食饮食结合的临床研究，但已经有几名患者在不同的临床试验中把断食和模拟断食饮食与其他疗法结合起来。在一项已发表的相关研究中，作者研究了瘦素（能调节葡萄糖水平并导致糖尿病）的水平，以及糖尿病对黑色素瘤患者的影响，目的是了解这两个因素如何影响患者的生存。相比瘦素水平较低的患者，瘦素水平高的患者更有可能发生黑色素瘤转移。此外，同时患有黑色素瘤和糖尿病的患者显示出更高的生存率下降的风险。[9] 虽然还不能从这些结果中得出结论，但我们还是可以考虑开展临床试验，以了解较高的血糖及IGF-1 和瘦素水平是否会促进黑色素瘤和其他肿瘤的生长。如前所述，我们的人体试验表明，断食和模拟断食饮食会降低瘦素、葡萄糖和 IGF-1 的水平，而我们的小鼠研究表明，IGF-1 有助于黑色素瘤细胞的生存和生长（见前文图表）。

黑色素瘤治疗总结

☞ 标准疗法（手术、放疗、免疫治疗、化疗等）。

☞ 与你的肿瘤医生讨论，将标准疗法与模拟断食饮食结合。

☞ 若本章介绍的治疗组合还不足以应对你的情况，请与你的肿瘤医生和营养师讨论，将模拟断食饮食与基于素食和鱼类的低蛋白生酮饮食结合，确保不会对肌肉量和免疫功能产生负面影响。

☞ 在两次治疗之间，遵循长寿饮食法（见第三章）。

☞ 保持正常体重。

☞ 与你的肿瘤医生协商，积极参加体育锻炼。

☞ 尽量通过肌肉力量训练保持相位角（肌肉功能的指标）在 5 度以上。

感谢以下专家对本章写作的贡献和审校：德国拜仁慕尼黑工业大学附属伊萨尔河畔医院皮肤科－皮肤肿瘤科主任克里斯蒂安·波施（Christian Posch），意大利罗马大学转化医学和精准医学系内科副教授亚历山德罗·拉维亚诺。

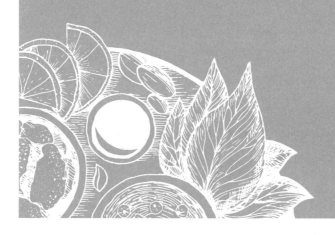

CHAPTER

THIRTEEN
第十三章

断食、营养与肾癌

肾癌是什么，
如何治疗

肾癌可分为不同类型。在成人患者中有肾细胞癌（RCC），这是最常见的类型，起源于构成肾脏大部分体积的皮质和髓质区域；以及起源于肾盂的肾盂移行细胞癌（carcinoma a cellule transizionali，RTCC）。（图 13.1）

肾癌非常常见，2018 年有超过 40 万例新发病例，位列男性常见癌症第 9 名，女性常见癌症第 14 名。[1]

肾是一个过滤血液的器官，会接触到食物、药物、饮料、环境中的毒素，这些毒素会造成 DNA 损伤并诱发癌症。肾癌的风险因素还有吸烟（与每天吸烟的数量和吸烟的年限有直接关系），其他风险因素有肥胖、高血压、运动量少、酗酒、接触某些化学物质（工业上用作溶剂的三氯乙烯）、女性怀孕超过 5 次及遗传风险因素。[2]

肾癌没有明显的临床表现，但可能会出现一些症状，如虚弱、不合理的体重骤降及低热。随着病情的发展，会出现更具体的症状，如血尿（ematuria）、疼痛和体检时可感觉到的肿块。[3]

医生如果怀疑患者肾脏存在肿瘤，会让患者接受超声扫描，并可能安排 CT 扫描、磁共振成像和尿路造影（urografia，检查尿路的特定测试）。

就治疗而言，如果肾脏肿瘤位于器官的局部，可以通过手术切除。在大多数情况下，手术只切除肿瘤而保留器官的其他部分。

不幸的是，25%~30% 的患者确诊时已经是晚期肾癌，肿瘤已转移到附近的淋巴结、肺部、骨骼、肝脏和另一个肾脏。此外，已经通过手术切除肿瘤的患者也很有可能复发。

一些肾脏肿瘤采用非化疗药物治疗，目的是防止血管生成，即产生为

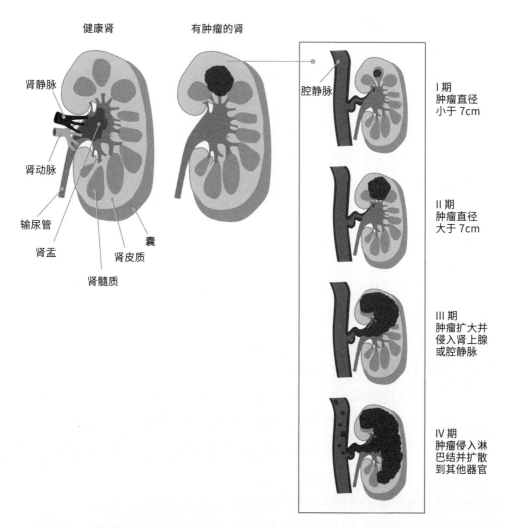

图 13.1　肾细胞癌是肾癌的主要类型，起源于肾脏的最大部分（肾皮质和肾髓质），而肾盂移行细胞癌则起源于肾盂。I 期和 II 期肾癌，肿瘤块局限于肾脏，II 期肾癌肿瘤块更大。III 期肾癌，肿瘤已经从肾脏扩散到邻近的淋巴结。IV 期肾癌，肿瘤扩散到肾脏以外，到达更多的淋巴结或身体远端，如骨骼、肝脏和肺部

肿瘤块提供营养的新血管。另一种用于治疗转移性（即癌细胞已经扩散到患者身体其他部位）肾癌的疗法是免疫疗法，该疗法会刺激免疫系统攻击肿瘤。这些疗法也可以合并使用，以改善患者的反应。[4]

2014 年 7 月，法航机长、飞行员让 - 雅克·特罗雄（Jean-Jacques Trochon）联系了我。让 - 雅克患有 IV 期肾癌，这意味着肿瘤已经扩散到身体的其他部位。他的肿瘤医生，古斯塔夫·鲁西研究所（Gustave Roussy Institute）的贝尔纳·埃斯屈迪耶（Bernard Escudier）说，肿瘤在他的肺部迅速生长，情况紧急，他应该接受转移性肾癌的治疗。肿瘤医生还告诉他有一种新型抗血管生成治疗，其目的是阻断肿瘤的血液供应，但没有证据表明患者能够长期生存。让 - 雅克知道，如果同意治疗，不仅不能确定它是否有效，而且会结束自己的职业生涯。于是，他说服诊所给他做开胸手术，以清除肺部的转移性肿瘤块，争取时间。他的肿瘤医生确信，这只是在拖延时间，肿瘤还会复发。

让 - 雅克在一部名为《断食，新疗法？》（Le jêune, une nouvelle thérapie?）的纪录片中听说了断食和癌症疗法，我在纪录片中接受了采访。他被纪录片的内容吸引，认定断食可能是他在接受手术前对抗肿瘤所需的"缺失环节"。他联系了我，解释了开胸手术的情况，并决定安排为期 12 天的纯水断食。他在我们通完电话后立即开始断食（我没有向他推荐断食，而是建议他进行几次较短的模拟断食），断食期间一直与我保持联系，同时也在医生的监督之下。在经历了最初几天能预想到的困难之后，他在第 5 天向我反馈，说他感到头脑清醒，精力充沛。到了第 9 天，他能够在家附近的湖边跑几圈，他的妻子简直难以置信。断食结束时的检查结果比让 - 雅克所希望的要好：术前超声扫描显示，肿瘤不仅停止了生长，而且右肺（第一次接受手术的肺）的 10 个肿瘤中有 5 个已经坏死，换句话说，就是癌细胞消失了。让 - 雅克告诉我，外科医生说从来没有见过这样的事情，听说让 - 雅克做了 12 天的纯水断食，他非常担忧，又很惊讶。

让 - 雅克相信断食的好处，决定将其纳入他的个人治疗方案。除了安排长期断食，他和妻子还在每天实行间歇性断食，包括晚上 8 点前吃晚餐，不吃早餐，在第二天中午左右吃午餐。夫妻二人至今仍在遵循这种断食方式。我建议健康的人不吃早餐，只在短期内实行间歇性断食，但就让 - 雅克的情况而言，以上方法可能是个好主意。一般来说，我的建议是断食 12 小时，进食时间控制在 12 小时内。

很快，让－雅克就恢复了健康，不仅恢复了飞行任务，还参加了世界上最大的商业飞机空客 380 的飞行训练。他执行飞行任务时也遵循模拟断食饮食，感觉这比吃航空公司的工作餐更让他有活力。他的同事们都听说了他恢复得很好，他告诉我，许多人被他的活力打动，以他为榜样，也开始尝试模拟断食饮食。

除了在 2016 年更新了飞行执照，让－雅克还决定组织一次会议，召集世界各地从事癌症补充疗法研究的顶尖临床医生和科学家。为此，他发起了一次筹款活动，包括法国航空公司在内的一些赞助商为之捐款。会议定名为"2017 重新审视癌症"，于 2017 年 9 月在欧洲领先的癌症研究和治疗中心古斯塔夫·鲁西研究所举行，我作为发言人参加了会议。

如今，让－雅克仍在与癌症做斗争，但他状况良好，他将所有的热情都投入到帮助其他面临这种折磨的癌症患者身上。他于 2020 年退休，此后全职帮助其他患者找到更有效的治疗方法，结合标准疗法、模拟断食饮食和其他综合疗法，例如一些抗血管生成（antiangiogenico）的植物提取物。在抗癌过程中，他还使用了螺旋藻（spirulina），这是一种具有潜在抗癌特性（尚未证实）的微藻。

让－雅克与妻子希瑟·怀特霍尔－特罗雄（Heather Whitehall-Trochon）一起撰写了《逆境飞翔》（*Flying Against the Odds*）一书，书中记录了他的抗癌经历。断食仍然是让－雅克健康生活方式的基本组成部分，如今，他每月断食 5 天左右。让－雅克是一位真正的战士，他的经历说明了抗癌既可以使用标准疗法和手术，也可以使用具有坚实实验基础的补充方法。这种组合可以为患者的治疗和生存带来巨大的改变。

实验室研究

在阅读了让 – 雅克纯水断食 12 天的成功经验后，你可能会认为断食可以治疗肾癌，很不幸，事实并非如此。例如，得克萨斯大学的一个实验室表明，长期非常严格的能量限制对小鼠肾肿瘤的生长几乎没有影响，除非与阻断自噬结合，自噬是细胞在缺乏食物的情况下激活的自我吞噬过程。[5]（图 13.2）

与其他癌症一样，断食和模拟断食饮食起到了"百搭牌"效用，将肿瘤逼入绝境，"逃避饥饿路线"让细胞通过摄取自己的成分来获取能量，这被称为自噬。然而，这种方法可能只适用于某种类型的肾癌，而其他类型肾癌的癌细胞可能需要更多的葡萄糖或更多的 IGF-1、胰岛素、瘦素等。在许多情况下，断食和模拟断食饮食可以作为一张"百搭牌"，但肿瘤学家和科学家必须利用他们掌握的技术，找出肿瘤的弱点，再结合模拟断食饮食

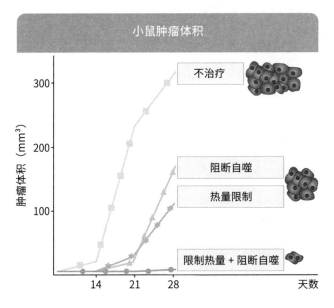

图 13.2   阻断自噬与热量限制结合，可减缓小鼠肾脏肿瘤的生长（修改自：Lashinger et al.，*Cancer Metabolism*，2016）

使治疗有效。在许多情况下，简单地将标准疗法（化疗、激素治疗、免疫治疗等）与模拟断食饮食结合就能起效；而在其他情况下，则有必要首先应用模拟断食饮食，然后确定肿瘤如何获取营养，以及它在断食时依赖什么（即弱点）。这是我们在意大利米兰分子肿瘤研究所实验室的小鼠研究中一直在做的事情，也是我们在临床试验中开始做的事情。

营养与肾癌：临床研究

生酮饮食

在我撰写这本书期间，一项针对转移性肾癌患者的试点临床试验正在进行，研究生酮饮食与标准疗法相结合的可行性。正如在本章开始对肾癌的介绍，这些病例的治疗方案通常包括防止血管生成的药物或免疫疗法，可以单独使用，也可以在不同的组合中使用。

这项研究最近在法国启动，参与研究的有 20 名患者，研究为期一年，患者被要求遵循 2∶1 的生酮饮食，即两份脂肪和一份蛋白质＋碳水化合物，并加入维生素补充剂。

研究人员主要关注耐受性、不良反应的频率，以及患者的实际依从性、病情未恶化阶段的生存率和 2 年后的总生存率。[6]

然而，为了了解生酮饮食与标准疗法相结合对治疗肾癌的潜在作用，我们不仅需要看到这项研究的结果，还需要看到其他更大规模的临床研究的结果。

———— 肾癌治疗总结 ————

☞ 标准疗法（化疗等）。

☞ 与你的肿瘤医生讨论，将标准疗法与模拟断食饮食结合。

☞ 在两次治疗之间，遵循长寿饮食法（见第三章）。

☞ 如果这些还不够，请与你的肿瘤医生和营养师讨论基于素食和鱼类的低蛋白生酮饮食，确保它不会对肌肉量和免疫功能产生负面影响。

☞ 在治疗期间，每天断食 13~14 小时（例如，将进食时间限制在上午 8 点到下午 6 点之间），确保保持正常的肌肉量。

☞ 保持正常体重。

☞ 与你的肿瘤医生协商，积极参加体育锻炼。

☞ 尽量通过肌肉力量训练保持相位角（肌肉功能的指标）在 5 度以上。

感谢以下专家对本章写作的贡献和审校：法国犹太城古斯塔夫·鲁西研究所肾癌研究团队前主任、欧洲肿瘤学学会（ESMO）肾癌咨询团队前任协调员贝尔纳·埃斯屈迪耶，意大利罗马大学转化医学和精准医学系内科副教授亚历山德罗·拉维亚诺。

　　这本书的写作十分不易，一方面，保证科学性和临床标准很重要；另一方面，我想为患者提供一种"综合医学"方法的相关信息，而目前的肿瘤治疗体系还没有准备好接受这种方法，或者说刚刚起步。因此，我邀请了多位来自美国、意大利和欧洲其他国家的数家主要肿瘤中心的肿瘤学家、医生、科学家，他们在提供相关知识方面发挥了关键作用，而且在很多情况下压制了我的乐观情绪，因为证明模拟断食饮食和长寿饮食在肿瘤学中的重要性这条道路还很漫长。

　　不过，我想和他们一起，通过介绍长寿饮食及模拟断食饮食如何对癌症风险因素产生明确且一致的影响，激发患者、肿瘤风险人群及对长寿健康的饮食方式感兴趣的人的热情。我还希望清楚地阐述模拟断食饮食对治疗小鼠多种癌症的强大效果，并强调它有可能产生"百搭牌"效应，即不仅不增加治疗的不良反应，似乎还能够减少不良反应，使标准疗法对人类更加有效。

　　就我个人而言，我几乎不怀疑模拟断食饮食在多种癌症治疗中发挥的作用，而我的肿瘤学家同事则更为谨慎，他们要求看到对更大基数的患者开展的随机临床试验的结果。首先我们必须要考虑到，大范围的随机临床试验进程缓慢且花费很高，所以当一项模拟断食饮食结合标准疗法研究完成时，癌症标准疗法可能又变了，又需要做新的研究。举个例子，一项关注所谓"无进展生存期"的研究，目的是确定某种疗法是否延长了肿瘤无进展的时间，完成该研究大概需要 7 年。最近，在与多所世界一流的肿瘤医院共同制订模拟断食饮食和乳腺癌的随机临床试验时，我们认为，在 7 年内，乳腺癌的标准激素疗法可能发生变化，这会使我们的试验结果几乎没有用武之地。我认为这个系统就像一艘巨轮，它需要几年的时间来改变航向，而患者却在此期间遭受痛苦，走向死亡。

我不再重申我认为这个系统应该如何改变，因为我几乎在每一章都提到了这点。不过，我希望这本书将有助于改变癌症治疗的方向，使之更加以患者为中心，从而使患者能够使用有合理科学依据的、安全的综合疗法，并能更快地使用这些疗法。冒着让意大利读者认为我"美国化"得有点过头的风险，我以电影《好人寥寥》（*A Few Good Men*）中黛米·摩尔（Demi Moore）扮演的角色的台词来收尾。一名同事问她为什么喜欢海军陆战队，她答道："因为他们在守卫边疆，而且保证：'今晚没有人会伤害你，我会在这里守护你。'"我知道癌症患者也希望他们的"抗癌小队"能像海军陆战队一样，但目前，我所说的"抗癌小队"还不存在。

癌症患者营养不良的筛查与评估

　　肿瘤在一个器官里产生，但却影响身体的总体功能，这就是为什么癌症被认为是一种复杂的系统性疾病，需要多专业和多学科的治疗。副肿瘤综合征（sindromi paraneoplastiche）就是由肿瘤引发的一系列症状和体征，超出了肿瘤对病变器官的影响，常见于晚期癌症患者。在这些症状中，营养不良具有临床意义，因为它的出现频率很高，而且对患者的临床预后有重大影响。

　　欧洲临床营养和代谢协会近期指出，营养不良"可以定义为一种状态，是由营养物质摄入或吸收不足，导致身体成分（去脂体重减少）和细胞质量改变，从而导致身体和精神功能减弱，会损害疾病的临床结果"。从致病原因来看，营养不良可能由食物匮乏、疾病或衰老造成，或三者皆有。肿瘤相关的营养不良被认为是疾病引起的带有炎症的营养不良，因为肿瘤引起的炎症反应在导致营养状况恶化的行为和代谢变化中起着重要作用。

　　肿瘤相关的营养不良也被称为肿瘤性恶病质（cachessia neoplastica），与单纯的食物匮乏导致的营养不良不同，这是一种渐进的症状，特点是肌肉数量和质量的变化，同时可能伴有脂肪组织的损失。癌症相关的恶病质对临床结果影响深远，因为其降低了患者对治疗的耐受性，阻碍了治疗计划的完成，影响了患者的生活质量。因此，有肿瘤性恶病质的患者的总生存率和无进展生存率都有所下降。包括欧洲临床营养和代谢协会与欧洲肿瘤学学会在内的国际科学协会都定期建议癌症患者的护理方案要注意营养。特别是所有的癌症患者都应该接受营养不良的风险筛查，对那些检测结果呈阳性的患者，应该进一步确定是否存在后一阶段的症状。

癌症患者营养不良的筛查

营养筛查的目的是预测由营养因素导致临床结果好转或恶化的可能性，并评估营养干预是否能影响这一过程。通常情况下，这种筛查程序快速、简单，不需要专业技能，应由医院人员或当地的卫生保健部门完成。筛查使用的工具旨在检测蛋白质和能量摄入方面的营养不良，并预测这种营养不良在患者目前和未来的病情下是否会发展或恶化。所有国际指南中都会给出的基本建议是，只有经过验证的工具才能应用于日常实践。对于哪种评估工具是"最好的"，目前尚未达成普遍的共识，也没有特定的评估工具专门适用于特定类型的癌症。因此，国际指南建议使用营养不良通用筛查工具（MUST）、营养风险筛查 2002（NRS-2002）、短期营养评估问卷（SNAQ）或营养不良筛查工具（MST），我将在下面一一解释。

MUST：这个简单的营养筛查工具是由英国肠外和肠内营养协会开发的。它可以对患者的 BMI、前 3~6 个月的体重减轻程度及疾病的急性影响进行评分。累积得分等于或大于 2 时，患者可被定义为处于高营养风险，需要进一步的营养评估和护理。

NRS-2002：这一营养筛查工具分为两部分，首先评估患者的临床特征，包括 BMI、前几个月体重减轻程度、筛查时的食物摄入量和疾病的严重程度。如果对其中至少一个问题的回答是肯定的，则继续参加第二部分筛查，并根据营养状况改变的严重程度和由此引起的疾病（应激代谢）给出相应的分数。最终得分在 3 分及以上的患者确定为有营养风险。

SNAQ：这个营养筛查工具对 3 个简单问题的答案加以评估："你的体重下降是不是你自己干预的""上个月你是否有食欲下降的情况"和"你在

上个月是否使用过食物补充剂或鼻胃管喂食"。最终得分在 2 分及以上的，则表明患者有营养风险，需要治疗。

MST：这个筛查工具考虑到患者前几个月是否存在无意的体重减轻，及其食欲下降的严重程度。2 分及以上可以确定患者有营养风险，需要治疗。

其他更复杂但被证明是诊断营养不良的可靠工具也可以加入评估程序中，如患者主观整体评估（PG-SGA）。

癌症患者营养不良状况评估

诊断癌症患者营养不良的最佳工具仍存在争议。由于肿瘤性恶病质的主要特征是肌肉数量和质量的变化，与肿瘤类型无关，因此使用影像学技术来诊断癌症相关的营养不良似乎是必要的。第三腰椎水平的 CT 扫描图像可以提供患者身体成分的可靠信息。医学界普遍认为这种技术是测量肌肉数量和质量的最佳方法。然而，这一技术有客观的局限性，使得它较少用于身体成分的常规测量。尤其是 CT 是一种昂贵的检查方法，并涉及电离辐射暴露。出于这个原因，医生从不要求将 CT 扫描专门用于身体成分的定性和定量评估，而是在需要 CT 扫描帮助诊断或随访时使用所收集的图像。[1]

其他替代工具有磁共振成像，因为成本高而使用有限；还有轴向 X 射线密度测定，也被称为双能 X 射线吸收法（DEXA），这一技术更可靠，但会使患者暴露在辐射中。其他可靠安全的技术，如生物电阻抗分析法（BIA），不在国际指南推荐中，因为这些技术不测量肌肉质量，而是根据体内含水量推算。然而，生物电阻抗分析法及其进阶版矢量生物电阻抗分析法（BIVA）在遇到潜在的干扰因素时可以提供相关的临床信息。

影像学技术的使用，特别是 CT 扫描，让我们有可能确定肿瘤性恶病质的主要表型（fenotipo，即特征），但也突出了肿瘤性恶病质本身表现的复杂性。一项大型研究检查了 1139 名接受手术的结直肠癌患者，其中大约 30% 的人未表现出恶病质，而 12% 的人表现出肌肉量减少［肌肉松弛

（sarcopenia）]，16% 的人表现出肌肉脂肪变性（miosteatosi，肌肉脂肪浸润），16% 的人表现出肌肉松弛和肌肉脂肪变性，13% 的人表现出肌肉脂肪变性和内脏肥胖，4% 的人表现出肌肉脂肪变性、内脏肥胖和肌肉松弛。

为应对影像学应用的实际挑战，科研人员开发了几种替代方法。握力测试是一种经过验证的标准化技术，可以测量非优势手臂（我们用得少的那只）的肌肉功能。然而，这一技术不应看作测量肌肉量的替代品，因为肌肉量及肌肉功能之间没有线性关系。不过这项测试已被证明对肺癌患者身体状况有预测作用，可作为营养干预措施有效性的一个指标。[2]

基于一个多器官和多数处于癌症晚期患者的大型数据库，科研人员建立了一个可信的与 BMI 有关的体重减轻（WL）分类系统。通过结合 BMI 和体重减轻百分比，有可能得出一个患者生存期的可信数字。尤其是最差的预后与低 BMI 和高减重率有关，而最好的预后则与高 BMI 和低减重率有关。[3]

近期，欧洲、北美洲、南美洲、亚洲和澳洲最重要的临床营养学会就诊断营养不良的简单程序达成了共同协议，该程序也被批准用于诊断癌症相关的营养不良。全球营养不良领导倡议（GLIM）要求，一旦从一个经批准的工具中得出营养不良的测试结果，就要评估表型（体重减轻、低 BMI 或肌肉量减少）和病因（食物摄入或吸收减少、炎症）。如果营养筛查的结果呈阳性，且同时存在至少一个病因和一个表型，则可诊断为营养不良。要强调的是，这一程序最近得到了欧洲肿瘤学学会关于肿瘤性恶病质的指导方针的认可。

癌症患者营养不良诊断的临床重要性

普遍认为，在不同的国家和医疗机构，因经济资源和医疗人员不同，仍然缺乏诊断与癌症相关的营养不良状况的硬性标准。然而，准确掌握癌症患者的营养状况和癌细胞的分子特征，有助于实现个性化治疗方法，包括安宁疗护（palliative）和疾病调节疗法。安宁疗护旨在消除症状和满足患者需求，而疾病调节疗法则针对疾病本身的原因。同时，对个性化疗法的需要促使人们用"安宁疗护"取代了"支持性护理"一词，以避免人们通常将其（错误地）等同于与疾病末期相关的治疗。事实上，应该将安宁疗护理解为旨在减少患者疼痛和其他严重疾病症状的关怀，而不应该将其局限于患有癌症晚期和重病的人。

及时诊断营养不良可以预测癌症疗法的疗效和毒性，从而调整癌症疗法的应用；它可以改善癌症患者的生活质量，降低临床治疗相关的费用。

并发症（comorbidità）是同时影响同一患者的另一种疾病，会阻碍癌症患者的康复，而与癌症有关的营养不良是一种常见的并发症，也是一种可以解决的风险因素。

感谢意大利罗马大学转化医学和精准医学系内科副教授亚历山德罗·拉维亚诺对本部分写作的贡献和审校。

关于断食与模拟断食饮食的癌症临床研究

在这个附录中，我汇集了所有已发表的和尚未完成的相关研究。在表附 2.5 中，我还总结了预防癌症和其他疾病的研究的主要成果。

由我和其他人发表的关于断食和癌症的临床研究至少有 6 项，涉及 260 名患者，其中 172 名患者采用了断食或模拟断食饮食（其他患者是对照组，用以与断食的患者比较）。总的来说，这些研究表明，断食与化疗和放疗结合是安全的，而且患者耐受性良好，有助于减少治疗本身的不良反应。

按照时间顺序，第一项研究发表于 2009 年，收集了 10 名自愿选择在化疗的同时接受断食的患者（4 名乳腺癌患者、2 名前列腺癌患者，卵巢癌、子宫癌、非小细胞肺癌和食管癌患者各 1 名）的数据。第二项研究由荷兰莱顿大学在 2015 年发表，重点研究了短期断食的可行性及其对 13 名乳腺癌或卵巢癌患者的化疗耐受性的影响，其中 7 名患者接受了断食。

2016 年，我们发表了一项临床研究，20 名患者在接受基于铂类药物的化疗前的 24 小时、48 小时或 72 小时内实行纯水断食。总体来说，收集到的数据显示，对乳腺癌、卵巢癌、子宫癌和肺癌患者来说，断食 72 小时结合化疗是安全可行的，而且断食 72 小时的患者似乎比断食 24 小时的患者的不良反应更少。

德国柏林夏里特医学院的研究人员在 2018 年发表的一篇文章中表示，妇科癌症患者对模拟断食饮食结合化疗具有良好的耐受性，与正常饮食的患者相比，这些患者的生活质量更高，疲劳感更少。

2020 年，荷兰一个癌症中心的研究团队发表了一项关于 131 名乳腺癌患者的新研究，65 名 HER2 阴性肿瘤患者接受了模拟断食饮食。参与研究的患者肿瘤处于 II 期和 III 期，即肿瘤可能扩散或尚未扩散到周围组织和淋巴结。

2020 年，我们发表了两项临床试验的结果，共有 36 名激素受体阳性的乳腺癌患者在接受激素治疗的同时接受了模拟断食饮食。周期性模拟断食饮食让患者的胰岛素（血糖水平上升时由胰腺产生）、瘦素（脂肪组织产生的激素）和 IGF-1（促进细胞增殖，因此也促进癌细胞增殖）水平下降。从临床角度来看，这些因子水平的下降很重要，因为这 3 个因素与许多肿瘤类型的生长有关，并可能影响患者的生存。

总体来说，这些结果虽然不是结论性的，但与大量的实验室研究一起，初步证明了模拟断食饮食的安全性和潜在功效，并强调了需要扩大临床研究，以确定模拟断食饮食对减少不良反应及提高各种抗癌药物疗效的影响。每项研究的更多细节见下表。

目前正在开展的一些临床研究关注断食安全性及其对癌症治疗的影响、患者的耐受性和有效性。我在表格中概述了尚未完成的研究，这些研究考察了不同的断食方案与用于治疗乳腺癌、黑色素瘤、前列腺癌（包括晚期和转移性）和其他实体肿瘤（tumori solidi）或血液肿瘤的标准疗法相结合的作用。一旦研究完成，我们就能够了解断食对 700 多名患者的影响，并帮助我们将模拟断食饮食纳入几种甚至许多种癌症的疗法中。还有许多研究已经完成，只待发表，这些研究证实了模拟断食饮食是安全的，并首次展示了模拟断食饮食与许多不同疗法结合起来治疗不同类型癌症的潜在功效。

我们只需要等待所有研究的结果。同时，如果你想了解更多的信息，可以在 www.clinicaltrials.gov 输入临床试验的编号［Number of Clinical Trial（NCT），见表格的最后一栏］，这些选自收入了全世界私人或公共资助的临床试验的数据库。

表附 2.1 已发表的研究

研究	癌症或病理类型	地点	研究类型	干预措施	患者数量	断食患者数量	NCT（参考）
1	各种类型的癌症：乳腺癌、前列腺癌、卵巢癌、子宫癌、非小细胞肺癌和食管癌	美国加利福尼亚州洛杉矶南加州大学	一系列病例的报告	化疗前和（或）化疗后 5~56 小时内断食 48~140 小时	10	10	NCT01304251 ①
2	乳腺癌（HER2 阴性，II 期和 III 期）	荷兰莱顿大学医学中心	随机前导研究 (studio pilota)	化疗前 24 小时和化疗后 24 小时内断食	13	7	NCT01304251 ②
3	各种类型的癌症：卵巢癌、尿道癌、乳腺癌、子宫癌、非小细胞肺癌	美国加利福尼亚州洛杉矶南加州大学诺里斯综合癌症中心和洛杉矶综合医疗中心合作	随机临床研究，平行分配	化疗前断食 24 小时、48 小时或 72 小时（化疗前 48 小时、化疗后 24 小时）	20	20	NCT00936364 ③
4	卵巢癌和腺癌	德国柏林夏里特医学院	随机交叉研究	断食 60 小时（化疗前 36 小时、化疗后 24 小时）	50	34	NCT01954836 ④
5	乳腺癌（HER2 阴性，II 期或 III 期）	荷兰莱顿大学医学中心与阿姆斯特丹粉红丝带乳腺癌研究团队合作	多中心、随机研究	使用短期模拟断食饮食协同新辅助化疗（chemioterapia neoadiuvante）	131	65	NCT02126449 ⑤
6	乳腺癌（接受激素治疗的激素受体阳性乳腺癌患者）	意大利热那亚大学和米兰国家癌症研究所基金会	前瞻性单臂研究，II 期	每 3~4 周重复一次模拟断食饮食，最多可连续 8 个周期	36	36	NCT03595540 & NCT03340935 ⑥
患者数量（总数/断食人数）					260	172	

表附 2.2 已发表的研究

研究	癌症或病理类型	地点	研究类型	干预措施	患者数量	断食患者数量	NCT（参考）
1	妇科癌症	德国弗莱堡大学医疗中心肿瘤科和妇科肿瘤科	交叉对照前导研究	整个化疗周期的一半时间内，进行4个周期的96小时断食	30	30	NCT000011610（⑨）
2	多种癌症：乳腺癌、前列腺癌、结直肠癌等	意大利热那亚大学	前瞻性单臂研究，Ⅲ期	每3~4周安排模拟断食饮食	90	90	NCT03595540（⑩）
3	乳腺癌	法国蒙彼利埃癌症研究所	定性研究	化疗前至少24小时以上，进行时长介于36小时至7天之间的断食	151	16	（⑪）
4	妇科癌症	美国田纳西大学医学院诺克斯维尔分校	随机对照研究	化疗周期前24小时及结束后24小时断食	20	20	（⑫）
5	1级滤泡性淋巴瘤	美国加利福尼亚州真北（TrueNorth）健康中心	临床案例	21天纯水断食	1	1	（⑬）
6	多种癌症：乳腺癌、前列腺癌、结直肠癌等	法国营养与健康网	在线队列研究	在确诊前后的整个过程中都断食，无论是否接受化疗	2741	164	NCT03335644（⑭）
患者数量（总数/断食人数）					3033	321	

表附 2.3　尚未完成的研究

研究	癌症或病理类型	地点	研究类型	干预措施	患者数量	断食患者数量	NCT
1	结直肠癌	复旦大学公共卫生学院生物统计学教研室与中国人民解放军海军医大学、上海交通大学、同济大学合作	随机临床研究，平行分组	治疗前 8 小时或 24 小时断食	2400	2400	NCT04345978
2	结直肠癌	IMDEA 食品研究所与西班牙马德里索菲亚王后医院合作	随机临床研究，平行研究	化疗前至少提前 24 小时实行44~48 小时断食	100	100	NCT04247464
患者数量（总人数/断食人数）					2500	2500	

表附 2.4 尚未完成的研究

研究	癌症或病理类型	临床试验主题	地点	研究类型	干预措施	患者数量	断食患者数量	研究的主要目的	NCT
1	乳腺癌/黑色素瘤	饮食干预对癌症肿瘤的影响：DigesT 试验	意大利米兰国家肿瘤研究所基金会	单臂研究和 3 组患者	在手术切除原发肿瘤（乳腺）或淋巴结（乳腺、黑色素瘤）之前或之后，进行为期 5 天的周期性模拟断食饮食	100	93	确定术前和术后阶段模拟断食饮食所引起的免疫和代谢变化	NCT03454282
2	乳腺癌(90)和前列腺癌(30)	模拟断食饮食在减少乳腺癌和前列腺癌患者的不良反应及提高化疗反应中的作用	美国加利福尼亚州洛杉矶南加州大学诺里斯综合癌症中心及洛杉矶综合医疗中心合作	随机临床研究，II 期	化疗前 3 天，持续 12 周的化疗期间和化疗后 1 天接受模拟断食饮食	120	81	研究模拟断食饮食是否能减少化疗的毒性，增加其疗效	NCT01802346
3	实体肿瘤或血液肿瘤	接受癌症治疗的患者进行模拟断食饮食	意大利热那亚大学	单臂前导研究，前瞻性研究	以月为周期的模拟断食饮食	90	62	验证对接受治疗的实体肿瘤或血液肿瘤患者实行以月为周期的模拟断食饮食的可行性和安全性	NCT03595540

（续表）

研究	癌症或病理类型	临床试验主题	地点	研究类型	干预措施	患者数量	断食患者数量	研究的主要目的	NCT
4	乳腺癌	BRCA主要家庭营养干预随机试验	意大利勒巴勒莫大学保罗·贾科内综合医院	随机临床研究	每2个月进行一次模拟断食饮食	300	23	测试模拟断食饮食对IGF-1水平和其他风险因素的影响	NCT03570125
5	晚期转移性前列腺癌	晚期转移前列腺癌患者的断食和营养疗法	德国柏林夏里特医学院	随机临床研究	调整过的60小时断食（化疗前36小时和化疗后24小时断食）	60	44	评估断食和化疗组合的有效性	NCT02710721
6	以铂类药物为基础的化疗	短期断食对化疗毒性的影响	美国加利福尼亚州洛杉矶南加州大学诺里斯综合癌症中心和洛杉矶综合医疗中心合作	随机临床研究	化疗前短期断食	70	47	评估晚期恶性实体肿瘤患者在接受铂类药物联合化疗前短期断食的安全性和可行性	NCT00936364
患者数量（总数/断食人数）						740	350		

运用断食和模拟断食饮食预防癌症和其他疾病的可行性和安全性

　　研究也在健康成年人身上测试了模拟断食饮食，受试者包括一些有风险因素的人，如高胆固醇、高血糖、存在炎症等。从下表中可以看出，这些研究共涉及 100 名患者，其中 71 人执行了断食。最显著的结果是血糖、IGF-1、体重、脂肪、C 反应蛋白（CRP，一种炎症指数）、血压、甘油三酯和胆固醇下降。这些指标的下降幅度，在那些数值高于理想水平的患者群体中更为明显，说明模拟断食饮食可以成为减少慢性病风险因素的有力工具。一项即将发表的类似规模的研究证实了这些结果。总的来说，已发表的和尚未完成的关于断食和模拟断食饮食的临床研究涉及大约 1000 名癌症患者，其中超过 500 人被划分到断食和模拟断食饮食组。

表附 2.5 预防性研究

癌症或病理类型	地点	研究类型	干预措施	患者数量	断食患者数量	主要结果	断食对照组	不良反应	NCT（参考）
健康成年人	美国加利福尼亚州洛杉矶南加州大学	随机对照临床试验前导研究	3个周期的5天模拟断食饮食，之后25天正常饮食	38	19	空腹血糖、IGF-1、体重、躯干脂肪和C反应蛋白降低，干细胞再生增加（不显著），去脂体重增加	19名成功完成3个周期模拟断食饮食的参与者与19名对照组参与者对比	平均而言，参与者反馈的不良反应严重程度非常低，且低于"轻度"（相比完成第一个周期的模拟断食饮食后，完成第二个和第三个周期后的不良反应程度更低）	NCT02158897（7）
风险因素低的健康成年人	美国加利福尼亚州洛杉矶南加州大学	随机对照交叉研究	3个周期的5天模拟断食饮食，之后25天正常饮食	100	71	体重、躯干脂肪和总脂肪、血压、BMI、空腹血糖、甘油三酯、IGF-1、总胆固醇和低密度脂蛋白、C反应蛋白下降	模拟断食饮食组中75%的患者与对照组中90%的患者	经过3个周期的模拟断食饮食后，受试者只报告了少数轻度和极少数中度不良反应	NCT02158897（8）
患者（总数/断食人数）				138	90				

① F. M. Safdie, T. Dorff, D. Quinn, L. Fontana, M. Wei, C. Lee, P. Cohen, V. D. Longo, "Fasting and Cancer Treatment in Humans: a Case Series Report", *Aging*, 2009. DOI: 10.18632/ aging.100114. PMID: 20157582; PMCID: PMC2815756.

② S. de Groot, M. P. Vreeswijk, M. J. Welters, et al., "The Effects of Short-term Fasting on Tolerance to (neo) Adjuvant Chemotherapy in HER2-Negative Breast Cancer Patients: a Randomized Pilot Study", *BMC Cancer*, 2015. DOI: 10.1186/s12885-015-1663-5. PMID: 26438237; PMCID: PMC4595051.

③ T. B. Dorff, S. Groshen, A. Garcia, M. Shah, D. Tsao-Wei, H. Pham, C. W. Cheng, S. Brandhorst, P. Cohen, M. Wei, V. Longo, D. I. Quinn, "Safety and Feasibility of Fasting in Combination with Platinum-based Chemotherapy", *BMC Cancer*, 2016. DOI: 10.1186/ s12885-016-2370-6. PMID: 27282289; PMCID: PMC4901417.

④ S. P. Bauersfeld, C. S. Kessler, M. Wischnewsky, A. Jaensch, N. Steckhan, R. Stange, B. Kunz, B. Brückner, J. Sehouli, A. Michalsen, "The Effects of Short-Term Fasting on Quality of Life and Tolerance to Chemotherapy in Patients with Breast and Ovarian Cancer: A Randomized Cross-Over Pilot Study", *BMC Cancer*, 2018. DOI: 10.1186/ s12885-018-4353-2. PMID: 29699509; PMCID: PMC5921787.

⑤ S. de Groot, R. T. Lugtenberg, D. Cohen, M. J. P. Welters, I. Ehsan, M. P. G. Vreeswijk, V. T. H. B. M. Smit, H. de Graaf, J. B. Heijns, J. E. A. Portielje, A. J. van de Wouw, A. L. T. Imholz, L. W. Kessels, S. Vrijaldenhoven, A. Baars, E. M. Kranenbarg, M. D. Carpentier, H. Putter, J. J. M. van der Hoeven, J. W. R. Nortier, V. D. Longo, H. Pijl, J. R. Kroep, Dutch Breast Cancer Research Group (BOOG), "Fasting Mimicking Diet as an Adjunct to Neoadjuvant Chemotherapy for Breast Cancer in The Multicentre Randomized Phase 2 DIRECT Trial", *Nature Communications*, 2020. DOI: 10.1038/s41467-020-16138-3. PMID: 32576828; PMCID: PMC7311547.

⑥ I. Caffa, V. Spagnolo, C. Vernieri, F. Valdemarin, et al., "Fasting-Mimicking Diet and Hormone Therapy Induce Breast Cancer Regression", *Nature*, 2020. DOI: 10.1038/ s41586-020-2502-7. Epub 2020 Jul 15. PMID: 32669709.

⑦ S. Brandhorst, I. Y. Choi, M. Wei, C. W. Cheng, S. Sedrakyan, G. Navarrete, L. Dubeau, L. P. Yap, R. Park, M. Vinciguerra, S. Di Biase, H. Mirzaei, M. G. Mirisola, P. Childress, L. Ji, S. Groshen, F. Penna, P. Odetti, L. Perin, P. S. Conti, Y. Ikeno, B. K. Kennedy, P. Cohen, T. E. Morgan, T. B. Dorff, V. D. Longo, "A Periodic Diet that Mimics Fasting

Promotes Multi-System Regeneration, Enhanced Cognitive Performance, and Healthspan". *Cell Metabolism*, 2015. DOI: 10.1016/j.cmet.2015.05.012. PMID: 26094889; PMCID: PMC4509734.

⑧ M. Wei, S. Brandhorst, M. Shelehchi, H. Mirzaei, C. W. Cheng, J. Budniak, S. Groshen, W. J. Mack, E. Guen, S. Di Biase, P. Cohen, T. E. Morgan, T. Dorff, K. Hong, A. Michalsen, A. Laviano, V. D. Longo, "Fasting-Mimicking Diet and Markers / Risk Factors for Aging, Diabetes, Cancer, and Cardiovascular Disease", *Science Translational Medicine*, 2017. DOI: 10.1126/scitranslmed.aai8700. PMID: 28202779; PMCID: PMC6816332.

⑨ S. Zorn, J. Ehret, R. Schäuble, B. Rautenberg, G. Ihorst, G. Bertz, P. Urbain, A. Raynor, "Impact of Modified Short-Term Fasting and Its Combination with a Fasting Supportive Diet During Chemotherapy on the Incidence and Severity of Chemotherapy-Induced Toxicities in Cancer Patients- A Controlled Cross-Over Pilot Study", *BMC Cancer*, 2020. DOI: 10.1186/s12885-020-07041-7. PMID: 32571329; PMCID: PMC7310229.

⑩ F. Valdemari, I. Caffa, A. Persia, A. L. Cremonini, L. Ferrando, L. Tagliafico, A. Tagliafico, A. Guijarro, F. Carbone, S. Ministrini, M. Bertolotto, P. Becherini, T. Bonfiglio, C. Giannotti, A. Khalifa, M. Ghanem, M. Cea, M. Sucameli, R. Murialdo, V. Barbero, R. Gradaschi, F. Bruzzone, C. Borgarelli, M. Lambertini, C. Vernieri, G. Zoppoli, V. D. Longo, F. Montecucco, S. G. Sukkar, A. Nencioni, "Safety and Feasibility of Fasting-Mimicking Diet and Effects on Nutritional Status and Circulating Metabolic and Inflammatory Factors in Cancer Patients Undergoing Active Treatment", *Cancers* (Basel), 2021 Aug 9;3(16):4013. DOI: 10.3390/cancers13164013. PMID:34439167; PMCID: PMC8391327.

⑪ S. Mas, A. Le Bonniec, F. Cousson-Gélie, "Why do Women Fast During Breast Cancer Chemotherapy? a Qualitative Study of the Patient Experience", *British Journal of Health Psychology*, 2019. DOI: 10.1111/bjhp.12358. PMID: 30825263.

⑫ C. J. Riedinger, K. J. Kimball, L. C. Kilgore, C. W. Bell, R. E. Heidel, J. D. Boone, "Water Only Fasting and its Effect on Chemotherapy Administration in Gynecologic Malignancies", *Gynecologic Oncollogy*, 2020. DOI: 10.1016/j.ygyno.2020.09.008. PMID: 32958269.

⑬ T. R. Myers, M. Zittel, A. C. Goldhamer, "Follow-up of Water-Only Fasting and an Exclusively Plant Food Diet in the Management of Stage IIIa, Low-Grade Follicular

Lymphoma", *BMJ Case Reports*, 2018. DOI: 10.1136/bcr-2018-225520. PMID: 30093470; PMCID: PMC6088289.

⑭ P. Fassier, B. Srour, B. Raynard, L. Zelek, P. Cohen, P. Bachmann, M. Touillaud, N. Druesne-Pecollo, L. Bellenchombre, F. Cousson-Gélie, V. Cottet, F. Féliu, S. Mas, M. Deschasaux, P. Galan, S. Hercberg, P. Latino-Martel, M. Touvier, "Fasting and Weight-loss Restrictive Diet Practices Among 2,700 Cancer Survivors: Results from the NutriNet-Santé Cohort", *International Journal of Cancer*, 2018. DOI: 10.1002/ijc.31646. PMID: 29971783.

注 释
ANNOTAZIONE

导 言

1　National Cancer Institute, "Alcohol and Cancer Risk". 最终修订时间是 2018 年 9 月 13 日。

2　American Cancer Society, "Lifetime Risk of Developing or Dying from Cancer". 最终修订时间是 2020 年 1 月 13 日。

3　Cancer Research UK, "Lifetime Risk of Cancer". 最终修订时间是 2018 年 11 月 9 日。

4　AIOM, AIRT, SIAPEC, *Cancer Figures in Italy*, 2020.

5　M. di Tano, F. Raucci, C. Vernieri, I. Caffa, R. Buono, M. Fanti, S. Brandhorst, G. Curigliano, A. Nencioni, F. de Braud, V. D. Longo, "Synergistic Effect of Fasting Mimicking Dict and Vitamin C Against KRAS Mutated Cancers", *Nature Communications*, 2020. DOI: 10.1038/s41467-020-16243-3. PMID: 32393788; PMCID: PMC7214421.

6　US Food and Drug Administration, "Expanded Access | Keywords, Definitions, and Resources". 最终修订时间是 2019 年 9 月 2 日。

第一章　饿死癌症，给养患者

1　S. di Biase, C. Lee, S. Brandhorst, B. Manes, R. Buono, C. W. Cheng, M. Cacciottolo, A. Martin-Montalvo, R. de Cabo, M. Wei, T. E. Morgan, V. D. Longo, "Fasting-Mimicking Diet Reduces HO-1 to Promote T Cell-Mediated Tumor Cytotoxicity", *Cancer Cell*, 2016. DOI: 10.1016/j.ccell.2016.06.005. PMID: 27411588; PMCID: PMC5388544.

2　Ibid.

3   S. di Biase, H. S. Shim, K. H. Kim, M. Vinciguerra, F. Rappa, M. Wei, S. Brandhorst, F. Cappello, H. Mirzaei, C. Lee, V. D. Longo, "Fasting Regulates EGR1 and Protects from Glucose- and Dexamethasone-Dependent Sensitization to Chemotherapy", *PLoS Biology*, March 2017. DOI: 10.1371/journal.pbio.2001951. Erratum in: *PLoS Biology*. 2017 May 1;15(5):e1002603. PMID: 28358805; PMCID: PMC5373519.

4   M.A. Weiser, M.E. Cabanillas, M. Konopleva, et al., "Relation Between the Duration of Remission and Hyperglycemia During Induction Chemotherapy for Acute Lymphocytic Leukemia with a Hyperfractionated Cyclophosphamide, Vincristine, Doxorubicin, and Dexamethasone/Methotrexate-Cytarabine Regimen", *Cancer*, marzo 2004. DOI: 10.1002/cncr.20071.

第二章　基因与癌症

1   D. Hanahan, R. A. Weinberg, "Hallmarks of Cancer: the Next Generation", *Cell*, 2011. DOI:10.1016/j.cell.2011.02.013.

2   M. Vergara, M. Smith-Wheelock, J. M. Harper, R. Sigler, R. A. Miller, "Hormone-treated Snell Dwarf Mice Regain Fertility but Remain Long Lived and Disease Resistant", *The Journal of Gerontology Series A,* 2004. DOI:10.1093/gerona/59.12.1244.

3   Y. Ikeno, G. B. Hubbard, S. Lee, et al., "Reduced Incidence and Delayed Occurrence of Fatal Neoplastic Diseases in Growth Hormone Receptor/Binding Protein Knockout Mice", *The Journal of Gerontology Series A,* 2009. DOI:10.1093/gerona/glp017.

4   A. Bartke, L. Y. Sun, V. Longo, "Somatotropic Signaling: Trade-Offs Between Growth, Reproductive Development, and Longevity", *Physiological Reviews*, 2013. DOI:10.1152/physrev. 00006.2012.

5   J. Guevara-Aguirre, P. Balasubramanian, M. Guevara-Aguirre, et al., "Growth Hormone Receptor Deficiency Is Associated with a Major Reduction in Pro-Aging Signaling, Cancer, and Diabetes in Humans", *Science Translational Medicine*, 2011. DOI:10.1126/scitranslmed.3001845.

6   Z. Laron, R. Kauli, L. Lapkina, H. Werner, "IGF-I Deficiency, Longevity and Cancer Protection of Patients with Laron Syndrome", *Mutat Res Rev Mutat Res,* 2017. DOI: 10.1016/j.mrrev.2016.08.002. Epub 2016 Aug 5. PMID: 28528685.

7   I. Caffa, V. Spagnolo, C. Vernieri, et al., "Fasting-Mimicking Diet and Hormone Therapy Induce Breast Cancer Regression", *Nature*, 2020. DOI: 10.1038/s41586-020-2502-7. PMID: 32669709; PMCID: PMC 7881940.

第三章　营养、断食与癌症的预防

1　J. Kanda, K. Matsuo, T. Suzuki, T. Kawase, A. Hiraki, M. Watanabe, N. Mizuno, A. Sawaki, K. Yamao, K. Tajima, H. Tanaka, "Impact of Alcohol Consumption with Polymorphisms in Alcohol-Metabolizing Enzymes on Pancreatic Cancer Risk in Japanese", *Cancer Science*, 2009. DOI: 10.1111/j.1349-7006.2008.01044.x. PMID: 19068087; PMCID: PMC11159673.

2　S. Gill, S. Panda, "A Smartphone App Reveals Erratic Diurnal Eating Patterns in Humans that Can Be Modulated for Health Benefits", *Cell Metabolism*, 2015. DOI: 10.1016/j.cmet.2015.09.005. Epub 2015 Sep 24. PMID: 26411343; PMCID: PMC4635036.

3　H. Bi, Y. Gan, C. Yang, Y. Chen, X. Tong, Z. Lu, "Breakfast Skipping and the Risk of Type 2 Diabetes: a Meta-Analysis of Observational Studies", *Public Health Nutrition*, 2015. DOI: 10.1017/S1368980015000257. Epub 2015 Feb 17. PMID: 25686619.

4　H.M. Bloch, J.R. Thornton, K.W. Heaton, "Effects of Fasting on the Composition of Gallbladder Bile", *Gut*, 1980. DOI: 10.1136/ gut.21.12.1087. PMID: 7461468; PMCID: PMC1419405. R. Sichieri, J.E. Everhart, H. Roth, "A Prospective Study of Hospitalization with Gallstone Disease Among Women: Role of Dietary Factors, Fasting Period, and Dieting", *American Journal of Public Health*, 1991. DOI: 10.2105/ajph.81.7.880. PMID: 1647144; PMCID: PMC1405175.

5　S.M. Solon-Biet, A.C. McMahon, J.W. Ballard, et al., "The Ratio of Macronutrients, not Caloric Intake, Dictates Cardiometabolic Health, Aging, and Longevity in Ad Libitum-Fed Mice", *Cell Metabolism*, 2014. DOI: 10.1016/j.cmet.2014.02.009. Erratum in: *Cell Metabolism*. 2020 Mar 3;31(3):654. PMID: 24606899; PMCID: PMC5087279.

6　M.E. Levine, J.A. Suarez, S. Brandhorst, et al., "Low Protein Intake is Associated with a Major Reduction in IGF-1, Cancer, and Overall Mortality in the 65 and Younger but not Older Population", *Cell Metabolism*, 2014. DOI: 10.1016/j.cmet.2014.02.006. PMID: 24606898; PMCID: PMC3988204.

7　Ibid.

8　Y. Bao, J. Han, F. B. Hu, et al., "Association of Nut Consumption with Total and Cause-Specific Mortality", *New England Journal of Medicine*, 2013. DOI: 10.1056/NEJMoa1307352. PMID: 24256379; PMCID: PMC3931001.

9　S. Naghshi, M. Sadeghian, M. Nasiri, S. Mobarak, M. Asadi, O. Sadeghi, "Association of Total Nut, Tree Nut, Peanut, and Peanut Butter Consumption with Cancer Incidence and Mortality: a Comprehensive Systematic Review and Dose-Response Meta-Analysis of Observational Studies", *Advances in Nutrition*, 2021. DOI: 10.1093/advances/nmaa152. PMID: 33307550; PMCID: PMC8166551.

10　T. T. Zhao, F. Jin, J. G. Li, Y. Y. Xu, H. T. Dong, Q. Liu, P. Xing, G. L. Zhu, H. Xu, Z. F. Miao, "Dietary Isoflavones or Isoflavone-Rich Food Intake and Breast Cancer Risk: A Meta-Analysis of Prospective Cohort Studies", *Clinical Nutrition*, 2019. DOI: 10.1016/ j.clnu.2017.12.006. PMID: 29277346. Y. Wei, J. Li, Y. Guo, Z. Bian, M. Gao, H. Du, L. Yang, Y. Chen, X. Zhang, T. Wang, J. Chen, Z. Chen, C. Yu, D. Huo, L. Li, "Soy Intake and Breast Cancer Risk: A Prospective Study of 300,000 Chinese Women and a Dose-Response Meta-Analysis", *European Journal of Epidemiology*, 2020. DOI: 10.1007/ s10654-019-00585-4. PMID: 31754945; PMCID: PMC7320952.

11　Y. Wei, J. Li, Y. Guo, Z. Bian, M. Gao, H. Du, L. Yang, Y. Chen, X. Zhang, T. Wang, J. Chen, Z. Chen, C. Yu, D. Huo, L. Li, "Soy Intake and Breast Cancer Risk: A Prospective Study of 300,000 Chinese Women and a Dose-Response Meta-Analysis", *European Journal of Epidemiology*, 2020. DOI: 10.1007/s10654-019-00585-4. PMID: 31754945; PMCID: PMC7320952.

12　Kiadaliri AA, Jarl J, Gavriilidis G, Gerdtham UG, "Alcohol Drinking Cessation and the Risk of Laryngeal and Pharyngeal Cancers: A Systematic Review and Meta-Analysis", *PLoS One*, 2013. DOI: 10.1371/journal.pone.0058158. PMID: 23469267; PMCID: PMC3585880.

13　Griffith, Christopher and Douglas Bogart, "Alcohol Consumption: Can We Safely Toast to Our Health?", *Missouri Medicine*, vol. 109,6 (2012): 459-465 .

14　M. Hashibe, P. Brennan, S. C. Chuang, et al., "Interaction Between Tobacco and Alcohol Use and the Risk of Head and Neck Cancer: Pooled Analysis in The International Head and Neck Cancer Epidemiology Consortium", *Cancer Epidemiology, Biomarkers & Prevention*, 2009. DOI: 10.1158/1055-9965.EPI-08-0347. PMID: 19190158; PMCID: PMC3051410. F. Turati, W. Garavello, I. Tramacere, et al., "A Meta-Analysis of Alcohol Drinking and Oral and Pharyngeal Cancers: Results from Subgroup Analyses", *Alcohol and Alcoholism*, Jan-Feb 2013. DOI: 10.1093/alcalc/ags100. PMID 22949102.

15　N. E. Allen, V. Beral, D. Casabonne, S. W. Kan, G. K. Reeves, A. Brown, J. Green, "Moderate Alcohol Intake and Cancer Incidence in Women", *Journal of the National Cancer Institute*, 2009. DOI: 10.1093/jnci/ djn514. PMID: 19244173. V. Bagnardi, M. Rota, E. Botteri, I. Tramacere, F. Islami, V. Fedirko, L. Scotti, M. Jenab, F. Turati, E. Pasquali, C. Pelucchi, C. Galeone, R. Bellocco, E. Negri, G. Corrao, P. Boffetta, C. La Vecchia, "Alcohol Consumption and Site-Specific Cancer Risk: A Comprehensive Dose-Response Meta-Analysis", *British Journal of Cancer*, 2015. DOI: 10.1038/ bjc.2014.579. PMID: 25422909; PMCID: PMC4453639. N.K. LoConte, A. M. Brewster, J. S. Kaur, J. K. Merrill, A. J. Alberg, "Alcohol and Cancer: a Statement of the American Society of Clinical Oncology", *Journal of Clinical Oncology*, 2018. DOI:

10.1200/JCO.2017.76.1155. PMID: 29112463.

16　N. Druesne-Pecollo, Y. Keita, M. Touvier, D.S. Chan, T. Norat, S. Hercberg, P. Latino-Martel, "Alcohol Drinking and Second Primary Cancer Risk in Patients with Upper Aerodigestive Tract Cancers: a Systematic Review and Meta-Analysis of Observational Studies", *Cancer Epidemiology, Biomarkers & Prevention*, 2014. DOI: 10.1158/1055-9965.EPI-13-0779. PMID: 24307268.

17　H. K. Na, J. Y. Lee, "Molecular Basis of Alcohol-Related Gastric and Colon Cancer", *International Journal of Molecular Sciences*, 2017. DOI: 10.3390/ijms18061116. PMID: 28538665; PMCID: PMC5485940. J. Zhao, T. Stockwell, A. Roemer, T. Chikritzhs, "Is Alcohol Consumption a Risk Factor for Prostate Cancer? A Systematic Review and Meta-Analysis", *BMC Cancer*, 2016. DOI: 10.1186/s12885-016-2891-z. PMID: 27842506; PMCID: PMC5109713.

18　J. Zhao, T. Stockwell, A. Roemer, T. Chikritzhs, "Is Alcohol Consumption a Risk Factor for Prostate Cancer? A Systematic Review and Meta-Analysis", *BMC Cancer*, 2016. DOI: 10.1186/s12885-016-2891-z. PMID: 27842506; PMCID: PMC5109713. V. Bagnardi, M. Rota, E. Botteri, I. Tramacere, F. Islami, V. Fedirko, L. Scotti, M. Jenab, F. Turati, E. Pasquali, C. Pelucchi, C. Galeone, R. Bellocco, E. Negri, G. Corrao, P. Boffetta, C. La Vecchia, "Alcohol Consumption and Site-Specific Cancer Risk: A Comprehensive Dose-Response Meta-Analysis", *British Journal of Cancer*, 2015. DOI: 10.1038/ bjc.2014.579. PMID: 25422909; PMCID: PMC4453639.

19　I. Tramacere, C. Pelucchi, M. Bonifazi, V. Bagnardi, M. Rota, R. Bellocco, L. Scotti, F. Islami, G. Corrao, P. Boffetta, C. La Vecchia, E. Negri, "Alcohol Drinking and non-Hodgkin Lymphoma Risk: A Systematic Review and a Meta-Analysis", *Annals of Oncology*, 2012. DOI: 10.1093/annonc/mds013. PMID: 22357444. S. B. Seidelmann, B. Claggett, S. Cheng, M. Henglin, A. Shah, L. M. Steffen, A. R. Folsom, E. B. Rimm, W. C. Willett, S. D. Solomon, "Dietary Carbohydrate Intake and Mortality: a Prospective Cohort Study and Meta-Analysis", *Lancet Public Health*, 2018. DOI: 10.1016/S2468-2667(18)30135-X. Epub 2018 Aug 17. PMID: 30122560; PMCID: PMC6339822.

20　Griffith, Christopher, and Douglas Bogart, "Alcohol Consumption: Can We Safely Toast to Our Health?", *Missouri Medicine,* vol. 109,6 (2012): 459-465.

21　J. Kanda, K. Matsuo, T. Suzuki, T. Kawase, A. Hiraki, M. Watanabe, N. Mizuno, A. Sawaki, K. Yamao, K. Tajima, H. Tanaka, "Impact of Alcohol Consumption with Polymorphisms in Alcohol-Metabolizing Enzymes on Pancreatic Cancer Risk in Japanese", *Cancer Science*, 2009. DOI: 10.1111/j.1349-7006.2008.01044.x. PMID: 19068087; PMCID: PMC11159673. C. Wu, Z. Wang, X. Song, et al., "Joint Analysis of Three Genome-Wide Association Studies of Esophageal Squamous Cell Carcinoma in

Chinese Populations", *Nature Genetics*, 2014. DOI: 10.1038/ng.3064. PMID: 25129146; PMCID: PMC4212832.

22　J. Baudry, K. E. Assmann, M. Touvier, B. Allès, L. Seconda, P. Latino-Martel, K. Ezzedine, P. Galan, S. Hercberg, D. Lairon, E. Kesse-Guyot, "Association of Frequency of Organic Food Consumption With Cancer Risk: Findings from the NutriNet-Santé Prospective Cohort Study", *JAMA Internal Medicine*, 2018. DOI: 10.1001/jamainternmed.2018.4357. Erratum in: *JAMA Internal Medicine*. 2018 Dec 1;178(12):1732. PMID: 30422212; PMCID: PMC6583612.

23　M. Barański, D. Srednicka-Tober, N. Volakakis, C. Seal, R. Sanderson, G.B. Stewart, C. Benbrook, B. Biavati, E. Markellou, C. Giotis, J. Gro madzka-Ostrowska, E. Rembialkowska, K. Skwarlo-Sónta, R. Tahvonen, D. Janovská, U. Niggli, P. Nicot, C. Leifert, "Higher Antioxidant and Lower Cadmium Concentrations and Lower Incidence of Pesticide Residues in Organically Grown Crops: a Systematic Literature Review and Meta-Analyses", *British Journal of Nutrition*, 2014. DOI: 10.1017/S0007114514001366. PMID: 24968103; PMCID: PMC4141693.

24　M. A. Han, J. H. Kim, H. S. Song, "Persistent Organic Pollutants, Pesticides, and the Risk of Thyroid Cancer: Systematic Review and Meta-Analysis", *European Journal of Cancer Prevention*, 2019. DOI: 10.1097/CEJ.0000000000000481. PMID: 30362975.

25　G. Van Maele-Fabry, L. Gamet-Payrastre, D. Lison, "Household Exposure to Pesticides and Risk of Leukemia in Children and Adolescents: Updated Systematic Review and Meta-Analysis", *International Journal of Hygiene and Environmental Health*, 2019. DOI: 10.1016/j. ijheh.2018.08.004. PMID: 30268646.

26　J. A. Welsh, H. Braun, N. Brown, C. Um, K. Ehret, J. Figueroa, D. B. Barr, "Production-Related Contaminants (Pesticides, Antibiotics and Hormones) in Organic and Conventionally Produced Milk Samples Sold in the USA", *Public Health Nutrition*, 2019. DOI: 10.1017/S136898001900106X. PMID: 31238996; PMCID: PMC6792142.

27　A. Kilkkinen, H. Rissanen, T. Klaukka, E. Pukkala, M. Heliövaara, P. Huovinen, S. Männistö, A. Aromaa, P. Knekt, "Antibiotic Use Predicts an Increased Risk of Cancer", *International Journal of Cancer*, 2008. DOI: 10.1002/ijc.23622. PMID: 18704945.

28　S. S. Amadei, V. Notario, "A Significant Question in Cancer Risk and Therapy: Are Antibiotics Positive or Negative Effectors? Current Answers and Possible Alternatives", *Antibiotics*, 2020. DOI: 10.3390/antibiotics9090580. PMID: 32899961; PMCID: PMC7558931.

29　S. Gill, S. Panda, "A Smartphone App Reveals Erratic Diurnal Eating Patterns in Humans that Can Be Modulated for Health Benefits", *Cell Metabolism*, 2015. DOI: 10.1016/j.cmet.2015.09.005. PMID: 26411343; PMCID: PMC4635036.

30　M. Wei, S. Brandhorst, M. Shelehchi, H. Mirzaei, C. W. Cheng, J. Budniak, S. Groshen, W. J. Mack, E. Guen, S. Di Biase, P. Cohen, T. E. Morgan, T. Dorff, K. Hong, A. Michalsen, A. Laviano, V.D. Longo, "Fasting-Mimicking Diet and Markers/Risk Factors for Aging, Diabetes, Cancer, and Cardiovascular Disease", *Science Translational Medicine*, 2017. DOI: 10.1126/scitranslmed.aai8700. PMID: 28202779; PMCID: PMC6816332. I. Caffa, V. Spagnolo, C. Vernieri, et al., "Fasting-Mimicking Diet and Hormone Therapy Induce Breast Cancer Regression", *Nature*, 2020. DOI: 10.1038/s41586-020-2502-7. PMID: 32669709; PMCID: PMC7881940.

31　Fondazione Valter Longo Onlus, "Longevity Diet for Adults", 2015.

第四章　运动和体育锻炼在预防及治疗癌症中的作用

1　C. Werner, T. Fürster, T. Widmann, J. Pöss, C. Roggia, M. Hanhoun, J. Scharhag, N. Büchner, T. Meyer, W. Kindermann, J. Haendeler, M. Böhm, U. Laufs, "Physical Exercise Prevents Cellular Senescence in Circulating Leukocytes and in the Vessel Wall", *Circulation*, 2009. DOI: 10.1161/CIRCULATIONAHA.109.861005. PMID: 19948976.

2　F. C. Bull, S. S. Al-Ansari, S. Biddle, K. Borodulin, M. P. Buman, G. Cardon, C. Carty, J. P. Chaput, S. Chastin, R. Chou, P. C. Dempsey, L. DiPietro, U. Ekelund, J. Firth, C. M. Friedenreich, L. Garcia, M. Gichu, R. Jago, P. T. Katzmarzyk, E. Lambert, M. Leitzmann, K. Milton, F. B. Ortega, C. Ranasinghe, E. Stamatakis, A. Tiedemann, R. P. Troiano, H. P. van der Ploeg, V. Wari, F. N. Willumsen, "World Health Organization 2020 Guidelines on Physical Activity and Sedentary Behaviour", *British Journal of Sports Medicine*, 2020. DOI: 10.1136/bjsports-2020-102955. PMID: 33239350; PMCID: PMC7719906.

3　F. C. Bull, S. S. Al-Ansari, S. Biddle, K. Borodulin, M. P. Buman, G. Cardon, C. Carty, J. P. Chaput, S. Chastin, R. Chou, P. C. Dempsey, L. DiPietro, U. Ekelund, J. Firth, C. M. Friedenreich, L. Garcia, M. Gichu, R. Jago, P. T. Katzmarzyk, E. Lambert, M. Leitzmann, K. Milton, F. B. Ortega, C. Ranasinghe, E. Stamatakis, A. Tiedemann, R. P. Troiano, H. P. van der Ploeg, V. Wari, F. N. Willumsen, "World Health Organization 2020 Guidelines on Physical Activity and Sedentary Behaviour", *British Journal of Sports Medicine*, 2020. DOI: 10.1136/bjsports-2020-102955. PMID: 33239350; PMCID: PMC7719906.

4　C. E. Garber, B. Blissmer, M. R. Deschenes, B. A. Franklin, M. Y. Lamonte, I. M. Lee, D. C. Nieman, D. P. Swain; American College of Sports Medicine, "American College of Sports Medicine Position Stand. Quantity and Quality of Exercise for Developing and Maintaining Cardiorespiratory, Musculoskeletal, and Neuromotor Fitness in Apparently

Healthy Adults: Guidance for Prescribing Exercise", *Medicine & Science in Sports & Exercise*, 2011. DOI: 10.1249/MSS.0b013e318213fefb. PMID: 21694556.

5   D. Paddon-Jones, B. B. Rasmussen, "Dietary Protein Recommendations and the Prevention of Sarcopenia", *Current Opinion in Clinical Nutrition and Metabolic Care*, 2009. DOI: 10.1097/MCO.0b013e32831cef8b. PMID: 19057193; PMCID: PMC2760315.

6   V. Kumar, A. Selby, D. Rankin, R. Patel, P. Atherton, W. Hildebrandt, J. Williams, K. Smith, O. Seynnes, N. Hiscock, M. J. Rennie, "Age-Related Differences in the Dose-Response Relationship of Muscle Protein Synthesis to Resistance Exercise in Young and Old Men", *The Journal of Physiology*, 2009. DOI: 10.1113/jphysiol.2008.164483. PMID: 19001042; PMCID: PMC2670034.

7   P. Hojman, J. Gehl, J. F. Christensen, B. K. Pedersen, "Molecular Mechanisms Linking Exercise to Cancer Prevention and Treatment", *Cell Metabolism*, 2018. DOI: 10.1016/j.cmet.2017.09.015.

8   J. A. Meyerhardt, M. L. Irwin, L. W. Jones, S. Zhang, N. Campbell, J. C. Brown, M. Pollak, A. Sorrentino, B. Cartmel, M. Harrigan, S. M. Tolaney, E. Winer, K. Ng, T. Abrams, C. S. Fuchs, T. Sanft, P. S. Douglas, F. Hu, J. A. Ligibel, "Randomized Phase II Trial of Exercise, Metformin, or Both on Metabolic Biomarkers in Colorectal and Breast Cancer Survivors", *JNCI Cancer Spectrum*, 2019. DOI: 10.1093/jncics/pkz096. PMID: 32090192; PMCID: PMC7025659.

9   B. M. Lynch, H. K. Neilson, C. M. Friedenreich, "Physical Activity and Breast Cancer Prevention", *Recent Results in Cancer Research*, 2011. DOI: 10.1007/978-3-642-04231-7_2. PMID: 21113759.

10   G. Behrens, M. F. Leitzmann, "The Association Between Physical Activity and Renal Cancer: Systematic Review and Meta-Analysis", *British Journal of Cancer*, 2013. DOI: 10.1038/bjc.2013.37. PMID: 23412105; PMCID: PMC3590672. T. Boyle, T. Keegel, F. Bull, J. Heyworth, L. Fritschi, "Physical Activity and Risks of Proximal and Distal Colon Cancers: a Systematic Review and Meta-Analysis", *Journal of the National Cancer Institute*, 2012. DOI: 10.1093/jnci/djs354. PMID: 22914790. J. Y. Sun, L. Shi, X. D. Gao, S. F. Xu, "Physical Activity and Risk of Lung Cancer: a Meta-Analysis of Prospective Cohort Studies", *Asian Pacific Journal of Cancer Prevention*, 2012. DOI: 10.7314/apjcp.2012.13.7.3143. PMID: 22994724. D.W. Voskuil, E. M. Monninkhof, S. G. Elias, F. A. Vlems, F. E. van Leeuwen, "Physical Activity and Endometrial Cancer Risk, a Systematic Review of Current Evidence", *Cancer Epidemiology, Biomarkers & Prevention*, 2007. DOI: 10.1158/1055-9965.EPI-06-0742. PMID: 17416752. Y. Liu, F. Hu, D. Li, F. Wang, L. Zhu, W. Chen, J. Ge, R. An, Y. Zhao, "Does Physical Activity

Reduce the Risk of Prostate Cancer? A Systematic Review and Meta-Analysis", *European Urology*, 2011. DOI: 10.1016/j.eururo.2011.07.007. PMID: 21802197.

11 A. Mok, K. T. Khaw, R. Luben, N. Wareham, S. Brage, "Physical Activity Trajectories and Mortality: Population Based Cohort Study", *The British Medical Journal*, 2019. DOI: 10.1136/bmj.l2323. PMID: 31243014; PMCID: PMC6592407.

12 S. Mahmood, R. J. MacInnis, D. R. English, A. Karahalios, B. M. Lynch, "Domain-Specific Physical Activity and Sedentary Behaviour in Relation to Colon and Rectal Cancer Risk: a Systematic Review and Meta-Analysis", *International Journal of Epidemiology*, 2017. DOI: https://doi.org/10.1093/ije/dyx137. PMID: 29025130.

13 C. H. Marshall, M. H. Al-Mallah, Z. Dardari, C. A. Brawner, L. E. Lamerato, S. J. Keteyian, J. K. Ehrman, K. Visvanathan, M. J. Blaha, "Cardiorespiratory Fitness and Incident Lung and Colorectal Cancer in Men and Women: Results from the Henry Ford Exercise Testing (FIT) Cohort", *Cancer*, 2019. DOI: 10.1002/cncr.32085. PMID: 31056756; PMCID: PMC6778750.

14 S. R. Harris, K. H. Schmitz, K. L. Campbell, et al., "Clinical Practice Guidelines for Breast Cancer Rehabilitation - Syntheses of Guideline Recommendations and Qualitative Appraisals", *Cancer*, 2012. DOI: 10.1002/cncr.27461. V. De Luca, C. Minganti, P. Borrione, E. Grazioli, C. Cerulli, E. Guerra, A. Bonifacino, A. Parisi, "Effects of Concurrent Aerobic and Strength Training on Breast Cancer Survivors: a Pilot Study", *Public Health*, 2016. DOI: 10.1016/j.puhe.2016.03.028. PMID: 27161493.

15 K. L. Campbell, K. M. Winters-Stone, J. Wiskemann, et al., "Exercise Guidelines for Cancer Survivors: Consensus Statement from International Multidisciplinary Roundtable", *Medicine & Science in Sports & Exercise*, 2019. DOI: 10.1249/MSS.0000000000002116. PMID: 31626055.

16 Macmillan Cancer Support, "Principles and Guidance for the Prehabilitation Within the Management and Support of People With Cancer", Pubblicato 30 novembre 2020.

17 A. Avancini, A. Cavallo, I. Trestini, et al., "Exercise Prehabilitation in Lung Cancer: Getting Stronger to Recover Faster", *European Journal of Surgical Oncology*, 2021. DOI: 10.1016/j.ejso.2021.03.231. PMID: 33757650.

18 M. G. MacVicar, M. L. Winningham, J. L. Nickel, "Effects of Aerobic Interval Training on Cancer Patients' Functional Capacity", *Nursing Research*, 1989. PMID: 2587289. M. L. Winningham, M. G. MacVicar, "The Effect of Aerobic Exercise on Patient Reports of Nausea", *Oncology Nursing Forum*, 1988. PMID: 3399417. M. L. Winningham, M. G. MacVicar, M. Bondoc, J. I. Anderson, J. P. Minton, "Effect of Aerobic Exercise on Body Weight and Composition in Patients with Breast Cancer on Adjuvant Chemotherapy", *Oncology Nursing Forum*, 1989. PMID: 2780404.

19 K. S. Courneya, C. M. Sellar, C. Stevinson, M. L. McNeely, C. J. Peddle, C. M. Friedenreich, K. Tankel, S. Basi, N. Chua, A. Mazurek, T. Reiman, "Randomized Controlled Trial of the Effects of Aerobic Exercise on Physical Functioning and Quality of Life in Lymphoma Patients", *Journal of Clinical Oncology*, 2009. DOI: 10.1200/JCO.2008.20.0634. PMID: 19687337. K. S. Courneya, C. M. Friedenreich, H. A. Quinney, A. L. Fields, L. W. Jones, A. S. Fairey, "A Randomized Trial of Exercise and Quality of Life in Colorectal Cancer Survivors", *European Journal of Cancer Care*, 2003. DOI: 10.1046/j.1365-2354.2003.00437.x. PMID: 14982314. K.M. Mustian, J. J. Griggs, G. R. Morrow, A. McTiernan, J. A. Roscoe, C. W. Bole, J. N. Atkins, B. F. Issell, "Exercise and Side Effects Among 749 Patients During and after Treatment for Cancer: a University of Rochester Cancer Center Community Clinical Oncology Program Study", *Support Care Cancer*, 2006. DOI: 10.1007/s00520-005-0912-6. PMID: 16482444.

20 B. M. Lynch, H. K. Neilson, C. M. Friedenreich, "Physical Activity and Breast Cancer Prevention", *Recent Results in Cancer Research*, 2011. DOI: 10.1007/978-3-642-04231-7_2. PMID: 21113759.

21 P. Cormie, R. U. Newton, D. R. Taaffe, N. Spry, D. Joseph, M. A. Hamid, D. A. Galvão, "Exercise Maintains Sexual Activity in Men Undergoing Androgen Suppression for Prostate Cancer: a Randomized Controlled Trial", *Prostate Cancer Prostatic Diseases*, 2013. DOI: 10.1038/pcan.2012.52. PMID: 23318529.

22 I. Caffa, V. Spagnolo, C. Vernieri, et al., "Fasting-Mimicking Diet and Hormone Therapy Induce Breast Cancer Regression", *Nature*, 2020. DOI: 10.1038/s41586-020-2502-7. PMID: 32669709; PMCID: PMC7881940.

23 O. Grundmann, S. L. Yoon, J. J. Williams, "The Value of Bioelectrical Impedance Analysis and Phase Angle in the Evaluation of Malnutrition and Quality of Life in Cancer Patients: a Comprehensive Review", *European Journal of Clinical Nutrition*, 2015. DOI: 10.1038/ejcn.2015.126. PMID: 26220573.

24 I. Caffa, V. Spagnolo, C. Vernieri, et al., "Fasting-Mimicking Diet and Hormone Therapy Induce Breast Cancer Regression", *Nature*, 2020. DOI: 10.1038/s41586-020-2502-7. PMID: 32669709; PMCID: PMC7881940.

第五章   断食、营养与乳腺癌

1   D. C. Minussi, M. D. Nicholson, H. Ye, et al., "Breast Tumours Maintain A Reservoir of Subclonal Diversity During Expansion", *Nature*, 2021. DOI: 10.1038/s41586-021-03357-x. PMID: 33762732; PMCID: PMC8049101.

2 "Weedkiller raises risk of non-Hodgkin lymphoma by 41%".

3 S. de Groot, M. P. Vreeswijk, M. J. Welters, G. Gravesteijn, J. J. Boei, A. Jochems, D. Houtsma, H. Putter, J. J. van der Hoeven, J. W. Nortier, H. Pijl, J. R. Kroep, "The Effects of Short-term Fasting on Tolerance to (neo) Adjuvant Chemotherapy in HER2-Negative Breast Cancer Patients: a Randomized Pilot Study", *BMC Cancer*, 2015. DOI: 10.1186/ s12885-015-1663-5. PMID: 26438237; PMCID: PMC4595051.

4 S. P. Bauersfeld, C. S. Kessler, M. Wischnewsky, A. Jaensch, N. Steckhan, R. Stange, B. Kunz, B. Brückner, J. Sehouli, A. Michalsen, "The Effects of Short-Term Fasting on Quality of Life and Tolerance to Chemotherapy in Patients with Breast and Ovarian Cancer: A Randomized Cross-Over Pilot Study", *BMC Cancer*, 2018. DOI: 10.1186/ s12885-018-4353-2. PMID: 29699509; PMCID: PMC5921787.

5 S. di Biase, H. S. Shim, K. H. Kim, M. Vinciguerra, F. Rappa, M. Wei, S. Brandhorst, F. Cappello, H. Mirzaei, C. Lee, V. D. Longo, "Fasting Regulates EGR1 and Protects from Glucose- and Dexamethasone-Dependent Sensitization to Chemotherapy", *PLoS Biology*, March 2017. DOI: 10.1371/journal.pbio.2001951. Erratum in: *PLoS Biology*. 2017 May 1;15(5):e1002603. PMID: 28358805; PMCID: PMC5373519.

6 S. de Groot, M. P. Vreeswijk, M. J. Welters, G. Gravesteijn, J. J. Boei, A. Jochems, D. Houtsma, H. Putter, J. J. van der Hoeven, J. W. Nortier, H. Pijl, J. R. Kroep, "The Effects of Short-term Fasting on Tolerance to (neo) Adjuvant Chemotherapy in HER2-Negative Breast Cancer Patients: a Randomized Pilot Study", *BMC Cancer*, 2015. DOI: 10.1186/s12885-015-1663-5. PMID: 26438237; PMCID: PMC4595051.

7 S. Zorn, J. Ehret, R. Schäuble, B. Rautenberg, G. Ihorst, G. Bertz, P. Urbain, A. Raynor, "Impact of Modified Short-Term Fasting and Its Combination with a Fasting Supportive Diet During Chemotherapy on the Incidence and Severity of Chemotherapy-Induced Toxicities in Cancer Patients- A Controlled Cross-Over Pilot Study", *BMC Cancer*, 2020. DOI: 10.1186/s12885-020-07041-7. PMID: 32571329; PMCID: PMC7310229.

8 P. Fassier, B. Srour, B. Raynard, L. Zelek, P. Cohen, P. Bachmann, M. Touillaud, N. Druesne-Pecollo, L. Bellenchombre, F. Cousson-Gélie, V. Cottet, F. Féliu, S. Mas, M. Deschasaux, P. Galan, S. Hercberg, P. Latino-Martel, M. Touvier, "Fasting and Weight-loss Restrictive Diet Practices Among 2,700 Cancer Survivors: Results from the NutriNet-Santé Cohort", *International Journal of Cancer*, 2018. DOI: 10.1002/ ijc.31646. PMID: 29971783.

9 S. Mas, A. Le Bonniec, F. Cousson-Gélie, "Why do Women Fast During Breast Cancer Chemotherapy? a Qualitative Study of the Patient Experience", *British Journal of Health Psychology*, 2019. DOI: 10.1111/bjhp.12358. PMID: 30825263.

10 P. Contiero, F. Berrino, G. Tagliabue, A. Mastroianni, M. G. Di Mauro, S. Fabiano, M.

Annulli, P. Muti, "Fasting Blood Glucose and Longterm Prognosis of Non-metastatic Breast Cancer: a Cohort Study", *Breast Cancer Research and Treatment*, 2013. DOI: 10.1007/s10549-013-2519-9. Epub 2013 Apr 9. PMID: 23568483; PMCID: PMC3664213.

11 C. R. Marinac, S. H. Nelson, C. I. Breen, S. J. Hartman, L. Natarajan, J. P. Pierce, S. W. Flatt, D. D. Sears, R. E. Patterson, "Prolonged Nightly Fasting and Breast Cancer Prognosis", *JAMA Oncology*, 2016. DOI: 10.1001/jamaoncol.2016.0164. PMID: 27032109; PMCID: PMC4982776.

12 A. T. Berg, B. G. Vickrey, F. M. Testa, et al., "How Long Does it Take for Epilepsy to Become Intractable? A Prospective Investigation", *Annals of Neurology*, 2006. DOI: 10.1002/ana.20852. PMID: 16685695.

13 A. Nencioni, I. Caffa, S. Cortellino, V. D. Longo, "Fasting and Cancer: Molecular Mechanisms and Clinical Application", *Nature Reviews Cancer*, 2018. DOI: 10.1038/s41568-018-0061-0. PMID: 30327499; PMCID: PMC6938162.

14 A. Khodabakhshi, M. E. Akbari, H. R. Mirzaei, T. N. Seyfried, M. Kalamian, S. H. Davoodi, "Effects of Ketogenic Metabolic Therapy on Patients with Breast Cancer: a Randomized Controlled Clinical Trial", *Clinical Nutrition*, 2021. DOI: 10.1016/j.clnu.2020.06.028. Epub 2020 Jul 3. PMID: 32703721.

15 Ibid.

16 A. Nencioni, I. Caffa, S. Cortellino, V. D. Longo, "Fasting and Cancer: Molecular Mechanisms and Clinical Application", *Nature Reviews Cancer*, 2018. DOI: 10.1038/s41568-018-0061-0. PMID: 30327499; PMCID: PMC6938162.

17 F. N. Belle, E. Kampman, A. McTiernan, L. Bernstein, K. Baumgartner, R. Baumgartner, A. Ambs, R. Ballard-Barbash, M. L. Neuhouser, "Dietary Fiber, Carbohydrates, Glycemic Index, and Glycemic Load in Relation to Breast Cancer Prognosis in the HEAL Cohort", *Cancer Epidemiology, Biomarkers & Prevention*, 2011. DOI: 10.1158/1055-9965. EPI-10-1278. A. J. McEligot, J. Largent, A. Ziogas, D. Peel, H. Anton-Culver, "Dietary Fat, Fiber, Vegetable, and Micronutrients Are Associated with Overall Survival in Post-Menopausal Women Diagnosed with Breast Cancer", *Nutrients*, 2006. DOI: 10.1207/s15327914NC5502_3. M. L. Kwan, E. Weltzien, L. H. Kushi, A. Castillo, M. L. Slattery, B. J. Caan, "Dietary Patterns and Breast Cancer Recurrence and Survival Among Women with Early-Stage Breast Cancer", *Journal of Clinical Oncology*, 2009. DOI: 10.1200/JCO.2008.19.4035.

18 R. T. Chlebowski, G. Blackburn, C. A. Thomson, et al., "Dietary Fat Reduction and Breast Cancer Outcome: Interim Efficacy Results from the Women's Intervention Nutrition Study (WINS)", *Journal of the National Cancer Institute*, 2006. DOI: 10.1093/jnci/djj494.

19 J. P. Pierce, L. Natarajan, B. L. Caan, et al., "Influence of a Diet Very High in Vegetables, Fruit, and Fiber and Low in Fat on Prognosis Following Treatment for Breast Cancer: the Women's Healthy Eating and Living (WHEL) Randomized Trial", *JAMA Oncology*, 2007. DOI: 10.1001/jama.298.3.289.

20 M. L. McCullough, S. M. Gapstur, R. Shah, P. T. Campbell, Y. Wang, C. Doyle, M. M. Gaudet, "Pre- and Postdiagnostic Diet in Relation to Mortality Among Breast Cancer Survivors in the CPS-II Nutrition Cohort", *Cancer Causes Control*, 2016. DOI: 10.1007/s10552-016-0802-x.

21 C. H. Kroenke, M. L. Kwan, C. Sweeney, A. Castillo, B. J. Caan, "High- and Low-Fat Dairy Intake, Recurrence, and Mortality After Breast Cancer Diagnosis", *Journal of the National Cancer Institute*, 2013. DOI: 10.1093/jnci/djt027.

22 P. Bougnoux, N. Hajjaji, M. N. Ferrasson, B. Giraudeau, C. Couet, O. Le Floch, "Improving Outcome of Chemotherapy of Metastatic Breast Cancer by Docosahexaenoic Acid: a Phase II Trial", *British Journal of Cancer*, 2009. DOI: 10.1038/sj.bjc.6605441. PMID: 19920822; PMCID: PMC2779856. P. De Cicco, M. V. Catani, V. Gasperi, M. Sibilano, M. Quaglietta, I. Savini, "Nutrition and Breast Cancer: a Literature Review on Prevention, Treatment and Recurrence", *Nutrients*, 2019. DOI: 10.3390/nu11071514. PMID: 31277273; PMCID: PMC6682953.

23 P. Bougnoux, N. Hajjaji, M. N. Ferrasson, B. Giraudeau, C. Couet, O. Le Floch, "Improving Outcome of Chemotherapy of Metastatic Breast Cancer by Docosahexaenoic Acid: a Phase II Trial", *British Journal of Cancer*, 2009. DOI: 10.1038/sj.bjc.6605441. PMID: 19920822; PMCID: PMC2779856.

24 T. S. Orchard, M. M. Gaudier-Diaz, K. R Weinhold, A. C. DeVries, "Clearing the Fog: a Review of the Effects of Dietary Omega-3 Fatty Acids and Added Sugars on Chemotherapy-Induced Cognitive Deficits", *Breast Cancer Research and Treatment.*, 2017. DOI: 10.1007/s10549-016-4073-8. PMID: 27933449; PMCID: PMC5526680.

25 D. Lemanne, V. Maizes, "Advising Women Undergoing Treatment for Breast Cancer: a Narrative Review", *The Journal of Alternative and Complementary Medicine*, 2018. DOI: 10.1089/acm.2018.0150. PMID: 30247957.

第六章　断食、营养与妇科癌症

1 Centers for Disease and Control Prevention, "Gynecological Cancer Incidence, United States. 2012-2016". 最终修订时间是 2019 年 9 月 13 日。

2 World Cancer Research Fund / American Institute for Cancer Research, "Ovarian Cancer Statistics", 2018.

3　World Cancer Research Fund / American Institute for Cancer Research, "Cervical Cancer Statistics", 2018.

4　World Cancer Research Fund / American Institute for Cancer Research, "Endometrial Cancer", 2015.

5　K. Moore, N. Colombo, G. Scambia, B. G. Kim, A. Oaknin, M. Friedlander, A. Lisyanskaya, A. Floquet, A. Leary, G. S. Sonke, C. Gourley, S. Banerjee, A. Oza, A. González-Martín, C. Aghajanian, W. Bradley, C. Mathews, J. Liu, E. S. Lowe, R. Bloomfield, P. DiSilvestro, "Maintenance Olaparib in Patients with Newly Diagnosed Advanced Ovarian Cancer", *The New England Journal of Medicine*, 2018. DOI: 10.1056/NEJMoa1810858. PMID: 30345884. A. González-Martín, B. Pothuri, I. Vergote, R. DePont Christensen, W. Graybill, M. R. Mirza, C. McCormick, D. Lorusso, P. Hoskins, G. Freyer, J. Baumann, K. Jardon, A. Redondo, R. G. Moore, C. Vulsteke, R. E. O'Cearbhaill, B. Lund, F. Backes, P. Barretina-Ginesta, A. F. Haggerty, M. J. Rubio-Pérez, M. S. Shahin, G. Mangili, W. H. Bradley, I. Bruchim, K. Sun, I. A. Malinowska, Y. Li, D. Gupta, B. J. Monk; PRIMA/ENGOT-OV26/ GOG-3012 Investigators, "Niraparib in Patients with Newly Diagnosed Advanced Ovarian Cancer", *The New England Journal of Medicine*, 2019. DOI: 10.1056/ NEJMoa1910962. PMID: 31562799. I. Ray-Coquard, P. Pautier, S. Pignata, D. Pérol, A. González-Martín, R. Berger, K. Fujiwara, I. Vergote, N. Colombo, J. Mäenpää, F. Selle, J. Sehouli, D. Lorusso, E. M. Guerra Alía, A. Reinthaller, S. Nagao, C. Lefeuvre-Plesse, U. Canzler, G. Scambia, A. Lortholary, F. Marmé, P. Combe, N. de Gregorio, M. Rodrigues, P. Buderath, C. Dubot, A. Burges, B. You, E. Pujade-Lauraine, P. Harter; PAOLA-1 Investigators, "Olaparib plus Bevacizumab as First-Line Maintenance in Ovarian Cancer", *The New England Journal of Medicine*, 2019. DOI: 10.1056/NEJMoa1911361. PMID: 31851799.

6　N. Concin, X. Matias-Guiu, I. Vergote, D. Cibula, M. R. Mirza, S. Marnitz, J. Ledermann, T. Bosse, C. Chargari, A. Fagotti, C. Fotopoulou, A. G. Martin, S. Lax, D. Lorusso, C. Marth, P. Morice, R. A. Nout, D. O'Donnell, D. Querleu, M. R. Raspollini, J. Sehouli, A. Sturdza, A. Taylor, A. Westermann, P. Wimberger, N. Colombo, F. Planchamp, C. L. Creutzberg, "ESGO/ESTRO/ESP Guidelines for the Management of Patients with Endometrial Carcinoma", *Radiotherapy & Oncology*, 2021. DOI: 10.1016/ j.radonc.2020.11.018. PMID: 33712263.

7　C. Lee, L. Raffaghello, S. Brandhorst, F. M. Safdie, G. Bianchi, A. Martin-Montalvo, V. Pistoia, M. Wei, S. Hwang, A. Merlino, L. Emionite, R. de Cabo, V. D. Longo, "Fasting Cycles Retard Growth of Tumors and Sensitize a Range of Cancer Cell Types to Chemotherapy", *Science Translation Medicine*, 2012. DOI: 10.1126/

scitranslmed.3003293. PMID: 22323820; PMCID: PMC3608686.

8　I. Caffa, V. Spagnolo, C. Vernieri, et al., "Fasting-Mimicking Diet and Hormone Therapy Induce Breast Cancer Regression", *Nature*, 2020. DOI: 10.1038/s41586-020-2502-7. PMID: 32669709; PMCID: PMC7881940.

9　F. M. Safdie, T. Dorff, D. Quinn, L. Fontana, M. Wei, C. Lee, P. Cohen, V. D. Longo, "Fasting and Cancer Treatment in Humans: a Case Series Report", *Aging*, 2009. DOI: 10.18632/aging.100114. PMID: 20157582; PMCID: PMC2815756.

10　T. B. Dorff, S. Groshen, A. Garcia, M. Shah, D. Tsao-Wei, H. Pham, C. W. Cheng, S. Brandhorst, P. Cohen, M. Wei, V. Longo, D. I. Quinn, "Safety and Feasibility of Fasting in Combination with Platinum-based Chemotherapy", *BMC Cancer*, 2016. DOI: 10.1186/s12885-016-2370-6. PMID: 27282289; PMCID: PMC4901417.

11　C. J. Riedinger, K. J. Kimball, L. C. Kilgore, C. W. Bell, R. E. Heidel, J. D. Boone, "Water Only Fasting and its Effect on Chemotherapy Administration in Gynecologic Malignancies", *Gynecologic Oncollogy*, 2020. DOI: 10.1016/j.ygyno.2020.09.008. PMID: 32958269.

12　S. Zorn, J. Ehret, R. Schäuble, B. Rautenberg, G. Ihorst, G. Bertz, P. Urbain, A. Raynor, "Impact of Modified Short-Term Fasting and Its Combination with a Fasting Supportive Diet During Chemotherapy on the Incidence and Severity of Chemotherapy-Induced Toxicities in Cancer Patients- A Controlled Cross-Over Pilot Study", *BMC Cancer*, 2020. DOI: 10.1186/s12885-020-07041-7. PMID: 32571329; PMCID: PMC7310229.

13　S. Zorn, J. Ehret, R. Schäuble, B. Rautenberg, G. Ihorst, G. Bertz, P. Urbain, A. Raynor, "Impact of Modified Short-Term Fasting and Its Combination with a Fasting Supportive Diet During Chemotherapy on the Incidence and Severity of Chemotherapy-Induced Toxicities in Cancer Patients- A Controlled Cross-Over Pilot Study", *BMC Cancer*, 2020. DOI: 10.1186/s12885-020-07041-7. PMID: 32571329; PMCID: PMC7310229.

14　A. Smits, A. Lopes, N. Das, R. Bekkers, L. Massuger, K. Galaal, "The Effect of Lifestyle Interventions on the Quality of Life of Gynecological Cancer Survivors: a Systematic Review and Meta-analysis", *Gynecologic Oncollogy*, 2015. DOI: 10.1016/j.ygyno.2015.10.002. PMID: 26441008.

15　C. W. Cohen, K. R. Fontaine, R. C. Arend, B. A. Gower, "A Ketogenic Diet Is Acceptable in Women with Ovarian and Endometrial Cancer and Has No Adverse Effects on Blood Lipids: a Randomized, Controlled Trial", *Nutrition and Cancer*, 2020. DOI: 10.1080/01635581.2019.1645864. Epub 2019 Jul 27. PMID: 31352797.

16　Ibid.

第七章　断食、营养与前列腺癌

1 World Cancer Research Fund/ American Institute for Cancer Research, "Prostate Cancer Statistics", 2018.

2 L. Egevad, B. Delahunt, J. R. Srigley, H. Samaratunga, "International Society of Urological Pathology (ISUP) Grading of Prostate Cancer - An ISUP Consensus on Contemporary Grading", *APMIS*, 2016. DOI: 10.1111/apm.12533. PMID: 27150257.

3 National Cancer Institute, "Prostate-Specific Antigen (PSA) Test", Aggiornato al 24 febbraio 2021.

4 D. L. McCormick, W. D. Johnson, T. M. Haryu, M. C. Bosland, R. A. Lubet, V. E. Steele, "Null Effect of Dietary Restriction on Prostate Carcinogenesis in the Wistar-Unilever Rat", *Nutrition and Cancer*, 2007. DOI:10.1080/01635580701277494. PMID: 17571953.

5 M. J. Bonorden, O. P. Rogozina, C. M. Kluczny, M. E. Grossmann, P. L. Grambsch, J. P. Grande, S. Perkins, A. Lokshin, M. P. Cleary, "Intermittent Calorie Restriction Delays Prostate Tumor Detection and Increases Survival Time in TRAMP Mice", *Nutrition and Cancer*, 2009. DOI: 10.1080/01635580802419798. PMID: 19235043.

6 W. C. III Buschemeyer, J. C. Klink, J. C. Mavropoulos, S. H. Poulton, W. Demark-Wahnefried, S. D. Hursting, P. Cohen, D. Hwang, T. L. Jonson, S. J. Freedland, "Effect of Intermittent Fasting with or Without Caloric Restriction on Prostate Cancer Growth and Survival in SCID Mice", *Prostate*, 2010. DOI: 10.1002/pros.21136. PMID: 20166128.

7 D. S. Coffey, "Similarities of Prostate and Breast Cancer: Evolution, Diet, and Estrogens", *Urology*, 2001. DOI:10.1016/s0090-4295(00)00938-9. PMID: 11295592.

8 S. M. Henning, C. Galet, K. Gollapudi, et al., "Phase II Prospective Randomized Trial of Weight Loss Prior to Radical Prostatectomy", *Prostate Cancer and Prostatic Diseases*, 2018. DOI: 10.1038/s41391-017-0001-1.

9 E. Eitan, V. Tosti, C. N. Suire, E. Cava, S. Berkowitz, B. Bertozzi, S. M. Raefsky, N. Veronese, R. Spangler, F. Spelta, M. Mustapic, D. Kapogiannis, M. P. Mattson, L. Fontana, "In a Randomized Trial in Prostate Cancer Patients, Dietary Protein Restriction Modifies Markers of Leptin and Insulin Signaling in Plasma Extracellular Vesicles", *Aging Cell*, 2017. DOI: 10.1111/acel.12657. PMID:28921841; PMCID: PMC5676054.

10 S. J. Freedland, J. Allen, A. Jarman, T. Oyekunle, A. J. Armstrong, J. W. Moul, H. M. Sandler, E. Posadas, D. Levin, E. Wiggins, L. E. Howard, Y. Wu, P.H. Lin, "A Randomized Controlled Trial of a 6-Month Low-Carbohydrate Intervention on Disease Progression in Men with Recurrent Prostate Cancer: Carbohydrate and Prostate Study

2 (CAPS2)", *Clinical Cancer Research*, 2020. DOI:10.1158/1078-0432.CCR-19-3873. PMID: 32108029.

11 S. Moradi, A. Issah, H. Mohammadi, K. Mirzaei, "Associations Between Dietary Inflammatory Index and Incidence of Breast and Prostate Cancer: a Systematic Review and Meta-analysis", *Nutrition*, 2018. DOI: 10.1016/j.nut.2018.04.018. PMID: 30086486.

第八章　断食、营养与结直肠癌

1 I. Caffa, V. D'Agostino, P. Damonte, D. Soncini, M. Cea, F. Monacelli, P. Odetti, A. Ballestrero, A. Provenzani, V. D. Longo, A. Nencioni, "Fasting Potentiates the Anticancer Activity of Tyrosine Kinase Inhibitors by Strengthening MAPK Signaling Inhibition", *Oncotarget*, 2015. DOI: 10.18632/oncotarget.3689. PMID: 25909220; PMCID: PMC4494907.

2 J. Yun, E. Mullarky, C. Lu, K. N. Bosch, A. Kavalier, K. Rivera, J. Roper, I. I. Chio, E. G. Giannopoulou, C. Rago, A. Muley, J. M. Asara, J. Paik, O. Elemento, Z. Chen, D. J. Pappin, L. E. Dow, N. Papadopoulos, S. S. Gross, L. C. Cantley, "Vitamin C selectively kills KRAS and BRAF mutant colorectal cancer cells by targeting GAPDH", *Science*, 2015. DOI: 10.1126/science.aaa5004. PMID: 26541605; PMCID: PMC4778961.

3 National Cancer Institute, "Researchers Discover Potential Way to Hit Elusive Target in Pancreatic Cancer".

4 M. di Tano, F. Raucci, C. Vernieri, I. Caffa, R. Buono, M. Fanti, S. Brandhorst, G. Curigliano, A. Nencioni, F. de Braud, V. D. Longo, "Synergistic Effect of Fasting-Mimicking Diet and Vitamin C Against KRAS Mutated Cancers", *Nature Communications*, 2020. DOI: 10.1038/s41467-020-16243-3. PMID: 32393788; PMCID: PMC7214421.

5 P. Fabrizio, F. Pozza, S. D. Pletcher, C. M. Gendron, V. D. Longo, "Regulation of Longevity and Stress Resistance by Sch9 in Yeast", *Science*, 2001. DOI: 10.1126/science.1059497. PMID: 11292860.

6 S. Di Biase, H. S. Shim, K. H. Kim, M. Vinciguerra, F. Rappa, M. Wei, S. Brandhorst, F. Cappello, H. Mirzaei, C. Lee, V. D. Longo, "Fasting Regulates EGR1 and Protects from Glucose- and Dexamethasone-Dependent Sensitization to Chemotherapy", *PLoS Biology*, March 2017. DOI: 10.1371/journal.pbio.2001951. Erratum in: *PLoS Biology*. 2017 May 1;15(5):e1002603. PMID: 28358805; PMCID: PMC5373519.

7 US National Library of Medicine, "Effects of Fasting Strategies on Postoperative Recovery and Long-term Prognosis in Patients With Colorectal Cancer".

8 US National Library of Medicine, "Short-term Fasting as an Enhancer of Chemotherapy: Pilot Clinical Study on Colorectal Carcinoma Patients (CHEMOFAST)".

9　M. Borges-Canha, J. P. Portela-Cidade, M. Dinis-Ribeiro, et al., "Role of Colonic Microbiota in Colorectal Carcinogenesis: a Systematic Review", *Revista Española de Enfermedades Digestivas*, 2015. DOI: 10.17235/reed.2015.3830/2015. PMID: 26541655.

10　L. Sánchez-Alcoholado, B. Ramos-Molina, A. Otero, et al., "The Role of the Gut Microbiome in Colorectal Cancer Development and Therapy Response", *Cancers* (Basel), 2020. DOI: 10.3390/cancers12061406. PMID: 32486066; PMCID: PMC7352899.

11　S. O'Keefe, J. Li, L. Lahti, et al., "Fat, Fibre and Cancer Risk in African Americans and Rural Africans", *Nature Communications*, 2015. DOI: 10.1038/ncomms7342.

12　E. L. Van Blarigan, C. S. Fuchs, D. Niedzwiecki, et al., "Association of Survival with Adherence to the American Cancer Society Nutrition and Physical Activity Guidelines for Cancer Survivors After Colon Cancer Diagnosis: The CALGB 89803/Alliance Trial", *JAMA Oncology*, 2018. DOI:10.1001/jamaoncol.2018.0126.

13　S. Mann, M. Sidhu, K. Gowin, "Understanding the Mechanisms of Diet and Outcomes in Colon, Prostate, and Breast Cancer; Malignant Gliomas; and Cancer Patients on Immunotherapy", *Nutrients*, 2020. DOI: 10.3390/nu12082226. PMID: 32722632; PMCID: PMC7468768.

14　M. A. Osman, H. M. Neoh, N. S. Ab Mutalib, et al., "16S rRNA Gene Sequencing for Deciphering the Colorectal Cancer Gut Microbiome: Current Protocols and Workflows", *Frontiers in Microbiology*, 2018. DOI: 10.3389/fmicb.2018.00767.

15　RTS, "Tendance jeûne".

16　C. Mottet, S. Sierro, "Y a-t-il des effets bénéfiques à faire un jeûne?"

17　E. Verga, "Massimiliano usa le sue passioni come terapia. E secondo me funziona", *Il fatto quotidiano*, 2019.

18　D. Donin, "Sognatori e viaggiatori: Dal deserto all'alba", *Roadbook* n. 14, ottobre/novembre 2019.

第九章　断食、营养与肺癌

1　American Cancer Society, "Key Statistics for Lung Cancer".

2　Centers for Disease and Control Prevention, "What are the Risk Factors for Lung Cancer".

3　P. Jha, "The Hazards of Smoking and the Benefits of Cessation: a Critical Summation of the Epidemiological Evidence in High-Income Countries", *eLife*, 2020. DOI:10.7554/eLife.49979.

4　American Cancer Society, "Lung Cancer Risk Factors".

5　R. Pirker, "Adjuvant Chemotherapy in Patients with Completely Resected Non-Small Cell Lung Cancer", *Translational Lung Cancer Research*, 2014. DOI:10.3978/j.issn.2218-6751. 2014.09.13.

6　Centers for Disease and Control Prevention, "What are the Risk Factors for Lung Cancer".

7　Y. Shi, E. Felley-Bosco, T. M. Marti, K. Orlowski, M. Pruschy, R. A. Stahel, "Starvation-Induced Activation of ATM/Chk2/P53 Signaling Sensitizes Cancer Cells to Cisplatin", *BMC Cancer*, 2012. DOI: 10.1186/1471-2407-12-571. PMID: 23211021; PMCID: PMC3527202.

8　I. Caffa, V. D'Agostino, P. Damonte, D. Soncini, M. Cea, F. Monacelli, P. Odetti, A. Ballestrero, A. Provenzani, V. D. Longo, A. Nencioni, "Fasting Potentiates the Anticancer Activity of Tyrosine Kinase Inhibitors by Strengthening MAPK Signaling Inhibition", *Oncotarget*, 2015. DOI: 10.18632/oncotarget.3689. PMID: 25909220; PMCID: PMC4494907.

9　M. di Tano, F. Raucci, C. Vernieri, I. Caffa, R. Buono, M. Fanti, S. Brandhorst, G. Curigliano, A. Nencioni, F. de Braud, V. D. Longo, "Synergistic Effect of Fasting-Mimicking Diet and Vitamin C Against KRAS Mutated Cancers", *Nature Communications*, 2020. DOI: 10.1038/s41467-020-16243-3. PMID: 32393788; PMCID: PMC7214421.

10　S. di Biase, C. Lee, S. Brandhorst, B. Manes, R. Buono, C. W. Cheng, M. Cacciottolo, A. Martin-Montalvo, R. de Cabo, M. Wei, T. E. Morgan, V. D. Longo, "Fasting-Mimicking Diet Reduces HO-1 to Promote T Cell-Mediated Tumor Cytotoxicity", *Cancer Cell*, 2016. DOI: 10.1016/j.ccell.2016.06.005. PMID: 27411588; PMCID: PMC5388544.

11　D. Ajona, S. Ortiz-Espinosa, T. Lozano, et al., "Short Term Starvation Reduces IGF-1 Levels to Sensitize Lung Tumors to PD-1 Immune Checkpoint Blockade", *Nature Cancer*, 2020. DOI: 10.1038/s43018-019-0007-9.

12　F. M. Safdie, T. Dorff, D. Quinn, L. Fontana, M. Wei, C. Lee, P. Cohen, V. D. Longo, "Fasting and Cancer Treatment in Humans: a Case Series Report", *Aging*, 2009. DOI: 10.18632/aging.100114. PMID: 20157582; PMCID: PMC2815756.

13　J. Luo, Y. J. Chen, L. J. Chang, "Fasting Blood Glucose Level and Prognosis in Non-Small Cell Lung Cancer (NSCLC) Patients", *Lung Cancer*, 2012. DOI: 10.1016/j.lungcan.2011.10.019. PMID: 22112292.

14　J. R. Yang, G. C. Chen, J. Y. Xu, et al., "Fasting Blood Glucose Levels and Prognosis in Patients with Non-small-cell Lung Cancer: a Prospective Cohort Study in China", *Onco Targets and Therapy*, 2019. DOI:10.2147/OTT.S210103.

15　A. Zahra, M. A. Fath, E. Opat, et al., "Consuming a Ketogenic Diet while Receiving Radiation and Chemotherapy for Locally Advanced Lung Cancer and Pancreatic Cancer:

The University of Iowa Experience of Two Phase 1 Clinical Trials", *Radiation Research*, 2017. DOI: 10.1667/RR14668.1. PMID: 28437190; PMCID: PMC5510645.

16 K. Sánchez-Lara, J. G. Turcott, E. Juárez-Hernández, et al., "Effects of an Oral Nutritional Supplement Containing Eicosapentaenoic Acid on Nutritional and Clinical Outcomes in Patients with Advanced Non-Small Cell Lung Cancer: Randomised Trial", *Clinical Nutrition*, 2014. DOI: 10.1016/j.clnu.2014.03.006. PMID: 24746976.

17 K. Sánchez-Lara, J. G. Turcott, E. Juárez-Hernández, et al., "Effects of an Oral Nutritional Supplement Containing Eicosapentaenoic Acid on Nutritional and Clinical Outcomes in Patients with Advanced Non-Small Cell Lung Cancer: Randomised Trial", *Clinical Nutrition*, 2014. DOI: 10.1016/j.clnu.2014.03.006. PMID: 24746976.

第十章　断食、营养与血癌

1   National Cancer Institute, "Hematologic Cancer".

2   Mayo Clinic, "Leukemia". Cancer Treatment Centers of America, "Blood Cancers".

3   Z. Lu, J. Xie, G. Wu, J. Shen, R. Collins, W. Chen, X. Kang, M. Luo, Y. Zou, L. J. Huang, J. F. Amatruda, T. Slone, N. Winick, P. E. Scherer, C. C. Zhang, "Fasting Selectively Blocks Development of Acute Lymphoblastic Leukemia Via Leptin-Receptor Upregulation", *Nature Medicine*, 2017. DOI: 10.1038/nm.4252. PMID: 27941793; PMCID: PMC6956990.

4   Z. Lu, J. Xie, G. Wu, J. Shen, R. Collins, W. Chen, X. Kang, M. Luo, Y. Zou, L. J. Huang, J. F. Amatruda, T. Slone, N. Winick, P. E. Scherer, C. C. Zhang, "Fasting Selectively Blocks Development of Acute Lymphoblastic Leukemia Via Leptin-Receptor Upregulation", *Nature Medicine*, 2017. DOI: 10.1038/nm.4252. PMID: 27941793; PMCID: PMC6956990.

5   T. R. Myers, M. Zittel, A. C. Goldhamer, "Follow-up of Water-Only Fasting and an Exclusively Plant Food Diet in the Management of Stage IIIa, Low-Grade Follicular Lymphoma", *BMJ Case Reports*, 2018. DOI: 10.1136/bcr-2018-225520. PMID: 30093470; PMCID: PMC6088289.

6   Ibid.

7   A. M. Gaman, A. M. Buga, M. A. Gaman, A. Popa-Wagner, "The Role of Oxidative Stress and the Effects of Antioxidants on the Incidence of Infectious Complications of Chronic Lymphocytic Leukemia", *Oxidative Medicine and Cellular Longevity*, 2014. DOI: 10.1155/2014/158135. PMID: 25383139; PMCID: PMC4212632.

8   X. Han, T. Zheng, F. Foss, T. R. Holford, S. Ma, P. Zhao, M. Dai, C. Kim, Y. Zhang, Y. Bai, Y. Zhang. "Vegetable and Fruit Intake and Non-Hodgkin Lymphoma Survival in Connecticut Women", *Leukemia & Lymphoma*, 2010. DOI: 10.3109/10428191003690364. PMID: 20350273; PMCID: PMC3110752.

9　E. J. Ladas, M. Orjuela, K. Stevenson, P. D. Cole, M. Lin, U. H. Athale, L. A. Clavell, J. M. Leclerc, C. Laverdiere, B. Michon, M. A. Schorin, J. G. Welch, B. L. Asselin, S. E. Sallan, L. B. Silverman, K. M. Kelly, "Fluctuations in Dietary Intake During Treatment for Childhood Leukemia: a Report from the DALLT Cohort", *Clinical Nutrition*, 2019. DOI: 10.1016/j.clnu.2018.12.021. PMID: 30639117.

第十一章　断食、营养与神经系统肿瘤

1　A. F. Tamimi, M. Juweid, "Epidemiology and Outcome of Glioblastoma", In: S. de Vleeschouwer, editor. *Glioblastoma* [Internet]. Brisbane (AU): Codon Publications; 2017 Sep 27. Chapter 8.

2　F. Safdie, S. Brandhorst, M. Wei, W. Wang, C. Lee, S. Hwang, P. S. Conti, T. C. Chen, V. D. Longo, "Fasting Enhances the Response of Glioma to Chemo-and Radiotherapy", *PLOS ONE*, 2012. DOI:10.1371/journal.pone.0044603. PMID: 22984531; PMCID: PMC3439413.

3　The Nobel Prize, "The Nobel Prize in Physiology of Medicine, 1931".

4　M. Voss, M. Wagner, N. von Mettenheim, P. N. Harter, K. J. Wenger, K. Franz, J. Bojunga, M. Vetter, R. Gerlach, M. Glatzel, F. Paulsen, E. Hattingen, O. Baehr, M. W. Ronellenfitsch, E. Fokas, D. Imhoff, J. P. Steinbach, C. Rödel, J. Rieger, ERGO2, "A Prospective, Randomized Trial of Calorie-Restricted Ketogenic Diet and Fasting in Addition to Reirradiation for Malignant Glioma", *International Journal of Radiation Oncology Biology Physics*, 2020. DOI: 10.1016/j.ijrobp.2020.06.021. PMID: 32619561.

5　G. Zuccoli, N. Marcello, A. Pisanello, F. Servadei, S. Vaccaro, P. Mukherjee, T. N. Seyfried, "Metabolic Management of Glioblastoma Multiforme Using Standard Therapy Together with a Restricted Ketogenic Diet: Case Report", *Nutr Metab*, 2010. DOI: 10.1186/1743-7075-7-33. PMID: 20412570; PMCID: PMC2874558.

6　A. M. A. Elsakka, M. A. Bary, E. Abdelzaher, M. Elnaggar, M. Kalamian, P. Mukherjee, T. N. Seyfried, "Management of Glioblastoma Multiforme in a Patient Treated with Ketogenic Metabolic Therapy and Modified Standard of Care: a 24-Month Follow-Up", *Frontiers in Nutrition*, 2018. DOI: 10.3389/fnut.2018.00020. PMID: 29651419; PMCID: PMC5884883.

7　J. Rieger, O. Bahr, G. D. Maurer, et al., "ERGO: a Pilot Study of Ketogenic Diet in Recurrent Glioblastoma", *International Journal of Oncology*, 2014. DOI: 10.3892/ijo.2014.2382.

8　K. Schwartz, H. T. Chang, M. Nikolai, et al., "Treatment of Glioma Patients with Ketogenic Diets: Report of Two Cases Treated with an IRB-Approved Energy-Restricted

Ketogenic Diet Protocol and Review of the Literature", *Cancer & Metabolism*, 2015. DOI: 10.1186/s40170-015-0129-1. PMID: 25806103; PMCID: PMC4371612.

9　K. J. Martin-McGill, A. G. Marson, C. Tudur Smith, M. D. Jenkinson, "Ketogenic Diets as an Adjuvant Therapy in Glioblastoma (The KEATING Trial): Study Protocol for a Randomised Pilot Study", *Pilot and Feasibility Studies*, 2017. DOI: 10.1186/s40814-017-0209-9. PMID: 29209515; PMCID: PMC5704454.

10　K. J. Martin-McGill, A. G. Marson, C. Tudur Smith, B. Young, S. J. Mills, M. G. Cherry, M. D. Jenkinson, "Ketogenic Diets as an Adjuvant Therapy for Glioblastoma (KEATING): A Randomized, Mixed Methods, Feasibility Study", *Journal of Neuro-Oncology*, 2020. DOI: 10.1007/s11060-020-03417-8. PMID: 32036576; PMCID: PMC7076054.

11　E. J. T. M. Van der Louw, J. F. Olieman, P. M. L. A. van den Bemt, J. E. C. Bromberg, E. Oomen-de Hoop, R. F. Neuteboom, C. E. Catsman-Berrevoets, A. J. P. E. Vincent, "Ketogenic Diet Treatment as Adjuvant to Standard Treatment of Glioblastoma Multiforme: A Feasibility and Safety Study", *Therapeutic Advances in Medical Oncolology*, 2019. DOI: 10.1177/1758835919853958. PMID: 31258628; PMCID: PMC6589986.

12　P. Klein, I. Tyrlikova, G. Zuccoli, A. Tyrlik, J. C. Maroon, "Treatment of Glioblastoma Multiforme with 'Classic' 4:1 Ketogenic Diet Total Meal Replacement", *Cancer & Metabolism*, 2020. DOI: 10.1186/s40170-020-00230-9. PMID: 33292598; PMCID: PMC7653752.

第十二章　断食、营养与黑色素瘤

1　World Cancer Reasearch Fund / American Cancer Institute, "Skin Cancer Statistics".

2　National Collaborating Centre for Cancer (UK), "Melanoma: Assessment and Management", London: National Institute for Health and Care Excellence (UK); 2015 Jul, NICE Guideline, No.14, "4. Staging of melanoma".

3　M. E. Levine, J. A. Suarez, S. Brandhorst, et al., "Low Protein Intake is Associated with a Major Reduction in IGF-1, Cancer, and Overall Mortality in the 65 and Younger but not Older Population", *Cell Metabolism*, 2014. DOI: 10.1016/j.cmet.2014.02.006. PMID: 24606898; PMCID: PMC3988204.

4　H. S. Shim, M. Wei, S. Brandhorst, V. D. Longo, "Starvation Promotes REV1 SUMOylation and P53-dependent Sensitization of Melanoma and Breast Cancer Cells", *Cancer Research*, 2015. DOI: 10.1158/0008-5472.CAN-14-2249. PMID: 25614517; PMCID: PMC4359966.

5 C. Lee, L. Raffaghello, S. Brandhorst, F. M. Safdie, G. Bianchi, A. Martin-Montalvo, V. Pistoia, M. Wei, S. Hwang, A. Merlino, L. Emionite, R. de Cabo, V. D. Longo, "Fasting Cycles Retard Growth of Tumors and Sensitize a Range of Cancer Cell Types to Chemotherapy", *Science Translational Medicine*, 2012. DOI: 10.1126/scitranslmed.3003293. PMID: 22323820; PMCID: PMC3608686.

6 C. Lee, L. Raffaghello, S. Brandhorst, F. M. Safdie, G. Bianchi, A. Martin-Montalvo, V. Pistoia, M. Wei, S. Hwang, A. Merlino, L. Emionite, R. de Cabo, V. D. Longo, "Fasting Cycles Retard Growth of Tumors and Sensitize a Range of Cancer Cell Types to Chemotherapy", *Science Translational Medicine*, 2012. DOI: 10.1126/scitranslmed.3003293. PMID: 22323820; PMCID: PMC3608686.

7 S. Brandhorst, I. Y. Choi, M. Wei, C. W. Cheng, S. Sedrakyan, G. Navarrete, L. Dubeau, L. P. Yap, R. Park, M. Vinciguerra, S. Di Biase, H. Mirzaei, M. G. Mirisola, P. Childress, L. Ji, S. Groshen, F. Penna, P. Odetti, L. Perin, P. S. Conti, Y. Ikeno, B. K. Kennedy, P. Cohen, T. E. Morgan, T. B. Dorff, V. D. Longo, "A Periodic Diet that Mimics Fasting Promotes Multi-System Regeneration, Enhanced Cognitive Performance, and Healthspan", *Cell Metabolism*, 2015. DOI: 10.1016/j.cmet.2015.05.012. PMID: 26094889; PMCID:PMC4509734.

8 F. Antunes, G. J. S. Pereira, R. F. Saito, M. V. Buri, M. Gagliardi, C. Bincoletto, R. Chammas, G. M. Fimia, M. Piacentini, M. Corazzari, S. S. Smaili, "Effective Synergy of Sorafenib and Nutrient Shortage in Inducing Melanoma Cell Death Through Energy Stress", *Cells*, 2020. DOI: 10.3390/cells9030640. PMID: 32155825; PMCID:PMC7140454.

9 J. Oba, W. Wei, J. E. Gershenwald, M. M. Johnson, C. M. Wyatt, J. A. Ellerhorst, E. A. Grimm, "Elevated Serum Leptin Levels Are Associated with an Increased Risk of Sentinel Lymph Node Metastasis in Cutaneous Melanoma", *Medicine*, 2016. DOI: 10.1097/MD.0000000000003073. PMID: 26986135; PMCID: PMC4839916.

第十三章 断食、营养与肾癌

1 World Cancer Research Fund / American Institute for Cancer Research, "Kidney Cancer Statistics".

2 W. H. Chow, L. M. Dong, S. S. Devesa, "Epidemiology and Risk Factors for Kidney Cancer", *Nature Reviews Urology*, 2010. DOI: 10.1038/nrurol.2010.46. PMID: 20448658; PMCID: PMC3012455.

3 *Holland-Frei Cancer Medicine*. 6th edition, a cura di D. W. Kufe, R. E. Pollock, R. R. Weichselbaum, et al., Hamilton (ON): B.C. Decker, 2003.

4　N. Chowdhury, C. G. Drake, "Kidney Cancer: an Overview of Current Therapeutic Approaches", *Urologic Clinics of North America*, 2020. DOI: 10.1016/j.ucl.2020.07.009. PMID: 33008493.

5　L. M. Lashinger, C. H. O'Flanagan, S. M. Dunlap, A. J. Rasmussen, S. Sweeney, J. Y. Guo, A. Lodi, S. Tiziani, E. White, S. D. Hursting, "Starving Cancer from the Outside and Inside: Separate and Combined Effects of Calorie Restriction and Autophagy Inhibition on Ras-Driven Tumors", *Cancer Metabolism*, 2016. DOI: 10.1186/s40170-016-0158-4. PMID: 27651895; PMCID: PMC5025535.

6　US National Library of Medicine, "Ketogenic Diet for Patients Receiving First Line Treatment for Metastatic Renal Cell Carcinoma (CETOREIN)", 2021.

附录 1　癌症患者营养不良的筛查与评估

1　L. Martin, J. Hopkins, G. Malietzis, J. T. Jenkins, M. B. Sawyer, R. Brisebois, A. MacLean, G. Nelson, L. Gramlich, V. E. Baracos, "Assessment of Computed Tomography (CT)-Defined Muscle and Adipose Tissue Features in Relation to Short-Term Outcomes After Elective Surgery for Colorectal Cancer: a Multicenter Approach", *Annals of Surgical Oncology*, 2018. DOI:10.1245/s10434-018-6652-x.

2　M. Kovarik, M. Hronek, Z. Zadak, "Clinically Relevant Determinants of Body Composition, Function and Nutritional Status as Mortality Predictors in Lung Cancer Patients", *Lung Cancer*, 2014. DOI: 10.1016/j. lungcan.2014.01.020. PMID: 24560334. C Burtin, J. Bezuidenhout, K. J. C. Sanders, A. C. Dingemans, A. M. W. J. Schols, S. T. H. Peeters, M. A. Spruit, D. K. M. De Ruysscher, "Handgrip Weakness, Low Fat-Free Mass, and Overall Survival in Non-Small Cell Lung Cancer Treated with Curative-Intent Radiotherapy", *Journal of Cachexia Sarcopenia and Muscle*, 2020. DOI: 10.1002/jcsm.12526.

3　L. Martin, P. Senesse, I. Gioulbasanis, S. Antoun, F. Bozzetti, C. Deans, F. Strasser, L. Thoresen, R. T. Jagoe, M. Chasen, K. Lundholm, I. Bosaeus, K. H. Fearon, V. E. Baracos, "Diagnostic Criteria for the Classification of Cancer-Associated Weight Loss", *Journal of Clinical Oncology*, 2015. DOI:10.1200/JCO.2014.56.1894.

25-idrossivitamina D [25(OH)D] 25- 羟维生素 D
一种可被肝脏吸收和代谢的维生素 D 形式，从而被人体利用。维生素 D 对骨骼生长和健康至关重要，对患有骨质疏松症和佝偻病的患者来说，监测 25- 羟维生素 D 至关重要。

5-FU (5-fluorouracile) 5- 氟尿嘧啶
是广泛用于治疗结直肠癌和胰腺癌的化疗药物之一。

- **A** -

Abiraterone 阿比特龙
一种激素类药物，可抑制睾酮的分泌，从而阻断睾酮刺激的细胞生长，使癌细胞程序性死亡，被用于前列腺癌的治疗。

Acidi grassi polinsaturi (PUFA) 多不饱和脂肪酸
一种对健康细胞膜很重要的脂肪酸，如 Omega-3 脂肪酸二十二碳六烯酸。

Acido eicosapentaenoico (EPA) 二十碳五烯酸
Omega-3 脂肪酸的一种类型，存在于冷水肥鱼（如鲑鱼）中，有助于降低心脏病的发病风险。

Acido grasso omega 3 docosaesaenoico (DHA) Omega-3 脂肪酸二十二碳六烯酸
一种脂肪酸，是大脑、大脑皮层、皮肤和视网膜的主要结构成分。它是一种半必需酸，人体产生的数量很少，必须通过食物摄取。二十二碳六烯酸可能在癌细胞从对化疗和放疗的抗药性转变为敏感性方面发挥了作用。

Adenocarcinoma 腺癌
一种起源于各种器官腺体分泌细胞的恶性肿瘤。

Amido 淀粉
复杂碳水化合物，存在于面食、大米、土豆和一些水果（如苹果、香蕉和杜果）中。能补充能量。

Amminoacidi 氨基酸
蛋白质的主要成分。

Analisi dell'impedenza bioelettrica 生物电阻抗分析法
用于估计身体成分（脂肪量和去脂体重）的技术。

Androgeni 雄性激素

帮助发展和维持原发性（睾丸）和继发性（附属生殖器官、肌肉、胡须和头发）男性性征的激素。

Anemia 贫血

健康的红细胞不足以向身体组织输送充足的氧气，会导致虚弱和疲倦。

Angiogenesi 血管生成

现有血管生成新血管的过程。如果生成肿瘤血管，新的血管会将血液引向肿瘤块，促进肿瘤吸收营养和生长。

Angolo di fase (bioimpedenza) 相位角（生物电阻抗）

肌肉功能的指标。

Antiangiogenico 抗血管生成

抵抗肿瘤血管生成过程的药物或疗法，肿瘤血管生成即生成新的血管以促进肿瘤生长。

Antigene carcino-embrionario (CEA) 癌胚抗原

一种用作结直肠癌特异性标志物的蛋白质。

Antiossidanti 抗氧化剂

能够抵抗、减缓或中和氧自由基形成的物质。氧分子发生化学反应（如细胞呼吸）生成自由基，后者会损害细胞分子和结构。

Anti-PD-1 抗 PD-1

PD-1 蛋白存在于一种名为 T 细胞的免疫细胞中，能阻止免疫细胞攻击同一个体内的其他细胞。抗 PD-1 疗法是一种新的免疫疗法，能诱导免疫系统的细胞攻击癌细胞，即使二者属于同一个人。

Apoptosi 细胞凋亡

程序性细胞死亡，旨在清除体内的受损细胞，且不对机体造成损害。

Astrociti 星形细胞

形成包围和保护大脑与脊髓中其他神经细胞组织的细胞。

Astrocitoma 星形细胞瘤

源于星形细胞的中枢神经系统肿瘤。

- B -

Bevacizumab 贝伐珠单抗

抗癌药物，属于血管生成抑制剂类药物。该药物通过影响名为血管内皮生长因子（VEGF）的蛋白质来阻止新血管生长，这种蛋白质在血管生成中起作用。

bGH 牛奶激素

牛生长激素。

Biomarcatore 生物标志物

在血液、其他体液或组织中发现的生物分子，可以作为检测疾病的指标。

- C -

CA19-9 糖类抗原 19-9

在一些癌细胞表面发现的蛋白质，少见于存在炎症或其他疾病的正常组织中。CA19-9 会被癌细胞释放到血液中，因此被用作肿瘤标志物，检测胰腺癌或其他癌症。

Cachessia neoplastica 肿瘤性恶病质

与肿瘤有关的营养不良，其特点是肌肉数量和质量的变化，可能伴有脂肪组织损失。

Carboidrati 碳水化合物

主要存在于植物性食物中，是能量的来源。根据化学结构，碳水化合物分为"简单"和"复杂"两种。

Carboplatino 卡铂

用于治疗各种癌症的化疗药物，包括卵巢癌、肺癌、头颈癌、脑肿瘤和神经母细胞瘤。

Carcinoma 上皮癌

上皮组织（如皮肤及覆盖或衬贴体内器官的组织）的肿瘤。

Carcinoma a cellule renali（RCC）肾细胞癌

成人肾癌的两种类型之一，是最常见的肾癌，起源于肾脏的最大部分（皮质和髓质）。

Carcinoma a cellule transizionali (RTCC) 肾盂移行细胞癌

成人肾癌的两种类型之一，起源于肾盂。

Carcinoma duttale 乳腺导管原位癌

乳腺导管内壁存在异常细胞，在某些情况下，可发展为浸润癌并扩散到其他组织。

Carcinoma HER2 negativo HER2 阴性癌

一种以 HER2 阴性细胞为特征的癌症。这些细胞中只有低水平的 HER2 原蛋白（调节健康细胞的生长）或不存在 HER2 原蛋白，因此这些细胞生长得更慢，与 HER 阳性的癌细胞相比，复发或扩散到身体其他部位可能性较小。

Carcinoma polmonare a piccole cellule (SCLC) 小细胞肺癌

肺癌的一种，与非小细胞肺癌的区别在于显微镜下观察到的癌细胞较小。占恶性肺癌病例的 15%~20%。

Carcinoma polmonare non a piccole cellule (NSCLC) 非小细胞肺癌

肺癌的一种，与小细胞肺癌的区别在于显微镜下观察到的癌细胞更大。非小细胞肺癌是最常见的肺癌类型，约占病例的 70%，吸烟是主要的风险因素。

Carcinoma polmonare non a piccole cellule stadio IA IA 期非小细胞肺癌

非小细胞肺癌的一个阶段，其特点是肿瘤直径不超过 3 厘米，没有发生淋巴结转移。其后是 IB 期。

Carcinosarcoma 癌肉瘤

由上皮癌和肉瘤（结缔组织的癌症，如骨、脂肪和软骨）混合组成的恶性肿瘤。

Carcinosarcoma all'ovaio stadio IA IA 期卵巢癌肉瘤

尚未在附近淋巴结或远处形成转移的卵巢癌肉瘤。

Catalizzatore 催化剂

一种与抑制剂作用相反的物质，能加速或促进化学反应。催化剂通过降低反应所需的能量水平，使本来不会发生或需要很长时间的反应在几分钟或几秒内发生。

Caucasico 高加索人

具有白色肤色的人种。医学上使用高加索人和非高加索人，是因为需要根据患者对某些疾病的不同易感性，以及对药物和疗法的不同反应来区分他们。

Cellule colorettali 结直肠细胞

位于结肠（大肠最长的部分）或直肠（肛门前大肠末端的几厘米）的细胞。

Cellule ependimali 室管膜细胞

中枢神经系统的一种胶质细胞，主要位于脑室内侧壁。

Cellule epiteliali 上皮细胞

衬贴器官的细胞。

Cellule gliali 胶质细胞

神经系统的细胞，保护和支持神经元的发育。

Cellule neoplastiche 肿瘤细胞

与身体同一区域的其他细胞相比，以不正常的方式繁殖的细胞，对机体造成损害。癌细胞的同义词。

Cellule staminali 干细胞

"原始"细胞，能够转化为所有特化细胞。

Centers for Disease Control and Prevention (CDC) 美国疾病控制与预防中心

美国联邦公共卫生机构，美国卫生与公众服务部所属机构，负责疾病的预防和控制。

Chemioterapia 化疗

服用一种或多种药物作用于癌细胞，消灭癌细胞、减缓其生长速度或防止其扩散到其他组织。

Chemioterapia adiuvante 辅助化疗

手术后的化疗，目的是增加治愈率，降低复发的风险。

Chemioterapia neoadiuvante 新辅助化疗

在手术前进行的化疗，目的是优化手术治疗的效果。

Cheratinociti 角质细胞

构成皮肤的主要细胞，约占皮肤细胞总数的95%。

Chetogenesi 酮体生成

酮体的增加。

Chinasi 激酶

酶（加速体内化学反应的蛋白质）的一种，能够调节许多细胞过程，特别是细胞内信号的传递。激酶的工作原理是通过添加磷酸盐（由磷和氧组成的分子）来修饰糖或蛋白质，这一过程被称为"磷酸化"。

Cisplatino (CDDP) 顺铂

一种用于治疗包括卵巢癌在内的多种癌症的化疗药物。

Cloro 氯

一种阴离子（带负电的离子），有助于调节体内的液体量，以及对食物中的致病性微生物产生免疫反应。

Colesterolo 胆固醇

一种脂肪类物质，部分通过饮食摄入，部分在肝脏产生，存在于血液和身体的所有细胞中。适量的胆固醇对细胞壁、组织、激素、维生素D和胆汁酸的产生是必要的，但血液中胆固醇含量过高（高胆固醇血症）会增加患心脏病和中风的风险。

Comorbidità 并发症

同一个人同时患有两种或两种以上的疾病。

Corpi chetonici 酮体

体内葡萄糖数量不足时，用脂类代替葡萄糖作为能量来源时产生的化学物质。

Corticosteroidi 皮质类固醇

类固醇激素，其结构取自众多疗法中作为抗炎和免疫抑制剂的药物。

Crizotinib 赛可瑞

治疗肺癌的药物，用于阻止癌细胞的生长。赛可瑞是一种激酶抑制剂，可阻断由 ALK 基因和 ROS1 基因共同产生的蛋白质，ALK 基因和 ROS1 基因参与细胞信号传递和细胞生长。

Cure di supporto 支持性护理

对疾病无效的治疗，旨在预防或治疗由治疗引起的不良反应（疼痛和其他症状）。通常在主要的治疗干预（通常是手术）之后进行，目的是增加患者对治疗的耐受性，缓解身体状况的恶化，改善患者的生活质量。常常被误认为是在疾病晚期阶段使用的药物。

- D -

DEXA 双能 X 射线吸收仪

一种 X 射线技术，主要用于测定骨密度，了解患者是否存在骨质疏松症，或用于评估运动员等人群的营养状况，因为它可以评估和量化身体各部位的去脂体重和脂肪量。

Dexametasone 地塞米松

抗炎药物，用于减少癌症患者化疗的不良反应，会引起血糖升高。

Dieta a base vegetale (o dieta vegana) 植物性饮食（或素食）

完全不摄入动物来源的产品和衍生品的饮食方式。

Dieta chetogenica 生酮饮食

热量摄入正常、脂肪含量高、碳水化合物低（经典的宏量营养素比例是 4 份脂肪对 1 份碳水化合物和蛋白质）的饮食方式，使身体将脂肪分解成酮分子。

Dieta della Longevità 长寿饮食

由笔者设计的饮食法，旨在延缓细胞衰老，降低心血管疾病、自身免疫性疾病、糖尿病和神经退行性疾病（如阿尔茨海默病）的发病风险。长寿饮食是一种素食饮食方式，每周补充两到三次鱼肉，豆类是蛋白质的主要来源，脂肪和糖的摄入被控制在最低限度，并食用复杂碳水化合物、橄榄油和坚果。建议每天在 11~12 小时内完成进食，断食 12~13 小时以上。

Dieta mima-digiuno (DMD) 模拟断食饮食

由笔者设计的饮食方案，旨在让身体进入类似断食的状态，同时提供必要的营养物质。持续 5 天，可以循环重复，以获得多种健康益处。就宏观营养素而言，模拟断食饮食的蛋白质和糖摄入量较低，而健康脂肪摄入量较高。

Dieta pescetariana 鱼素饮食

一种半素食饮食方式，不摄入陆地动物和禽类的肉，而是摄入鱼类、贝类、甲壳类，以及动物副产品（如奶制品、鸡蛋、蜂蜜）和所有植物来源的食物（如谷物、水果和蔬菜、豆类、种子和坚果，以及蘑菇）。

Digiuno a breve termine 短期断食

在一天中特定的数小时内不进食，或者在一天或多天的非连续间隔内摄取最低热量。

Digiuno intermittente 间歇性断食

在一天特定的数小时内不进食的做法。

Doxorubicina 多柔比星

一种用于化疗的抗生素，广泛用于治疗乳腺癌等多种癌症。

- E -

Effetto Warburg　瓦氏效应

癌细胞的代谢方式改变，即其不太依赖线粒体产生的能量（癌细胞中的线粒体受到严重损害），而从营养物质（特别是糖类）中获取能量。这个效应是由德国化学家和医生奥托·瓦尔堡发现的。

Ematocrito　红细胞比容

红细胞占血容量的百分比。

Ematuria　血尿

尿液中存在血液，血液有可能来自尿道的任何部分，也可能是肿瘤或尿道以外的其他疾病导致的。

Emoglobina　血红蛋白

存在于红细胞中的一种蛋白质，将氧气从肺部输送到身体组织和器官，并将二氧化碳送回肺部。

Enzima alcol deidrogenasi (ADH)　乙醇脱氢酶

在肝脏和胃中消化酒精的酶。

Enzimi　酶

具有催化剂功能的蛋白质，即能够刺激和加速生物体内的各种化学反应，是新陈代谢的基础。

Ependimoma　室管膜瘤

由上皮细胞形成的脑肿瘤，上皮细胞构成脑室的内壁。

Epidermal Growth Factor (EGFR)　表皮生长因子

调节细胞生长、分化和生存的基因。在癌细胞中，表皮生长因子基因的突变可以传递过度生长的信号。

Epitelioma　上皮瘤

皮肤肿瘤，可为良性或恶性，源于表皮中最丰富的角质细胞。

Esercizio aerobico　有氧运动

中等强度的长时间身体活动。"有氧"一词表示代谢方式，细胞利用氧气和葡萄糖产生能量。步行、跑步和骑行等属于有氧运动。

Esercizio anaerobico　无氧运动

强度高但持续时间短的身体活动。当运动强度大幅增加时，细胞的代谢就会以无氧为主：细胞不再通过获得足够的氧气来产生能量，转而采用其他代谢途径，主要是利用糖原（在肝脏中形成的碳水化合物储备）。上肢和下肢的针对性练习（屈膝，有适当阻力和超负荷的练习）属于无氧运动。

Esercizio di resistenza　耐力训练

旨在尽可能长地维持体力的训练，主要调动心血管系统。

Estrogeno　雌激素

负责女性第二性征（如乳房、阴毛和腋毛生长）、调控月经周期和妊娠期的激素。

European Medicines Agency (EMA)　欧洲药品管理局

欧盟负责评估和监督医药产品的机构，总部设在荷兰首都阿姆斯特丹。

- F -

Farmaci antineoplastici　抗肿瘤药物

不同作用机制的不同类型药物，用于治疗癌症。抗癌药物的同义词。

Farmaci immunoterapici　免疫治疗药物

刺激或抑制免疫系统的药物，帮助身体对抗癌症。

Fattori eziologici　病因因素

与某种疾病的病因有关的因素，包括遗传因素、传染因素和环境因素。

Fattori fenotipici　表型因素

可归因于个体基因特征的可观察因素。

Fenotipo　表型

在生物体内可观察到的特征，由其遗传特征决定，在某些情况下由遗传特征与外部环境的相互作用决定。

Ferritina　铁蛋白

一种参与在体内储存铁的蛋白质。

Ferro　铁

人体产生血红蛋白所需的矿物质，存在于红肉、鱼、扁豆、豆类和谷物中。

Fibre　纤维

人体无法消化和吸收的复杂碳水化合物，主要存在于水果、蔬菜、全谷物和豆类等植物性食物中，可促进肠道蠕动。

Flora intestinale　肠道菌群

存在于人类肠道中的细菌和其他微生物的集合。

Fluoropirimidina　氟嘧啶

一种抗癌药物，用于治疗结直肠癌等实体肿瘤。

Folfiri

一种用于治疗晚期和转移性结直肠癌的化疗方案。

Folfirinox

一种主要用于治疗胰腺癌的化疗方案。

Folfox

一种用于治疗晚期和转移性结直肠癌的化疗方案，与 Folfiri 方案类似。

Food and Drug Administration (FDA)　美国食品药品监督管理局

美国政府机构，是美国卫生与公众服务部的下属机构，负责保护和促进国民健康。

- G -

G-CSF　粒细胞集落刺激因子

刺激白细胞生长的蛋白质，而白细胞对保护人体免受感染至关重要。含有 G-CSF 的药物被用来应对患者化疗后的白细胞减少。

Gemcitabina　吉西他滨

一种化疗药物，用于治疗卵巢癌等癌症。

Geni ALK　ALK 基因

参与细胞信号传递和细胞生长的基因类型。ALK 基因和蛋白质的突变形式可促进癌细胞生长。

Geni ROS1　ROS1 基因

参与细胞信号传递和细胞生长的基因类型。ROS1 基因和蛋白质的突变形式可以促进癌细胞的生长，并已在非小细胞肺癌、多形性胶质母细胞瘤（一种脑肿瘤）、胆管癌、卵巢癌、胃癌、结肠癌和直肠癌等癌症中发现。

Ghiandole surrenali　肾上腺

位于每个肾脏上端的腺体，负责生产各种生理功能所需的激素。

Glicemia a digiuno　空腹血糖

空腹至少 8 小时后测量的血糖水平。

Glicogeno　糖原

葡萄糖聚合物（重量较大的大分子），在肝脏中形成，作为碳水化合物储备。

Glioblastoma　胶质母细胞瘤（多形性胶质母细胞瘤、多中心胶质母细胞瘤或GBM）

一种侵袭性很强的脑肿瘤，属于星形细胞瘤。胶质母细胞瘤是恶性程度很高的胶质瘤（脑肿瘤）之一，特点是肿瘤块增长快。

Glioma　胶质瘤

最常见的脑肿瘤，源于神经系统的胶质细胞。胶质瘤有不同的类型，取决于受影响的细胞和肿瘤生长的速度。

Glucosio　葡萄糖

简单的碳水化合物，分布极为广泛，植物和动物有机体以其为能量。

Grassi　脂肪

不溶于水的异质物质，见于植物和动物性食物中。必需脂肪指不能由人体合成但能从饮食中摄取的脂肪。脂肪有许多功能，包括能量生产和能量储备，它们也是细胞膜的基本组成部分。

- H -

HER2　人表皮生长因子受体2

一种调节正常细胞生长的蛋白质，一些快速生长和扩散的癌细胞中含有大量这类蛋白质。检测表皮生长因子受体是否存在可以帮助制订治疗方案，比如选择专门针对这种蛋白质的药物。

- I -

IARC (International Agency for Research on Cancer)　国际癌症研究机构

一个国际组织，负责开展和协调癌症原因研究，并收集全球癌症发病率的数据。

Ifosfamide　异环磷酰胺

一种用于治疗某些睾丸肿瘤的药物，也用于治疗其他类型的癌症。

IGF-1　胰岛素样生长因子-1

参与细胞增殖和与年龄有关的疾病的基因，包括肿瘤。

Immunoterapia　免疫疗法

使用物质刺激或抑制免疫系统的疗法，帮助身体对抗癌症、感染和其他疾病。有的免疫疗法只针对免疫系统的某些细胞，而有的免疫疗法则作用于整个免疫系统。

Inibitore　抑制剂

与催化剂的作用相反，减缓或停止化学反应。

Inibitori della chinasi　激酶抑制剂

小分子药物，专门针对一些肿瘤类型中被激活的生长基因，可阻断激酶和肿瘤生长需要的新血管的生长。如雷帕霉素、克唑替尼和索拉非尼。

Instabilità del genoma　基因组不稳定性

在细胞分裂过程中DNA突变的趋势增加，是癌细胞的特点。

Insulina　胰岛素

一种降低血糖水平的激素，由胰腺的胰岛β细胞产生。

Intervento chirurgico minimamente invasivo　微创手术

旨在替代根治性手术的治疗方法。

Iperuricemia　高尿酸血症

血液中积累的尿酸废物（残留）过多，尿酸是嘌呤代谢的最终产物，嘌呤是通过某些食物和饮料摄入的物质，也有人体内源性嘌呤。

Iuventologia 年轻态学

研究对象是青年时期和健康期，即一个人保持年轻和健康的生命时期。

- L -

Leptina 瘦蛋白

一种由脂肪细胞产生的蛋白质，作用是调节食欲和储存脂肪。

Leucemia 白血病

血液癌症，由异常血细胞的产生引起，源于造血组织（如骨髓）。

Leucemia linfatica cronica (CLL) 慢性淋巴细胞白血病

一种进展缓慢的血液和骨髓肿瘤，患者很少出现症状，因此被称为"慢性"。在CLL 中，淋巴细胞失去了充分保护器官被感染的能力。

Leucemia linfoblastica acuta (ALL) 急性淋巴细胞白血病

恶性和进展性白血病的类型，儿童中最常见。

Leucemia mieloide acuta (AML) 急性髓系白血病

恶性白血病，尤见于成年人和老年人。

Leucovorina 亚叶酸

叶酸（维生素 B_9）的衍生物，用于治疗叶酸缺乏导致的贫血，特别是由抗叶酸药物引起的贫血。

Limite di Hayflick 海弗利克极限

由于端粒缩短，人体细胞分裂并产生与之相同的其他细胞的能力受限。

Linfedema 淋巴水肿

多余的液体积聚在组织中并导致肿胀的情况，通常无痛。是由淋巴结切除或治疗导致淋巴结损伤引起的。

Linfociti 淋巴细胞

负责免疫反应的白细胞。淋巴细胞的两个主要类型是 B 淋巴细胞和 T 淋巴细胞，B 淋巴细胞产生攻击细菌和毒素的抗体，T 淋巴细胞在身体细胞受到病毒攻击或发生癌变时攻击它们。

Linfociti B B 淋巴细胞

对抗感染的白细胞。

Linfociti T T 淋巴细胞

在适应性免疫反应（适应不同病原体）中发挥核心作用的白细胞。

Linfoma 淋巴瘤

起源于免疫系统淋巴细胞的血癌。

Linfomi non-Hodgkin (NHL) 非霍奇金淋巴瘤

起源于 B 淋巴细胞和 T 淋巴细胞的异质性恶性肿瘤。它们与霍奇金淋巴瘤的区别在于没有特定类型的癌细胞。为确定最有效的治疗方法，正确的诊断至关重要。

Linfonodi 淋巴结

属于淋巴系统的小腺体，具有基本的免疫功能，可捕获通过淋巴在体内流动的细菌和癌细胞。

Linfonodi sentinella 前哨淋巴结

首个受转移影响的淋巴结，可提示肿瘤是否扩散。

- M -

Magnesio 镁

所有细胞必需的化学元素和营养物质，

参与体内的许多过程，包括传递神经信号、构建健康骨骼和正常的肌肉收缩。

Malattia neoplastica 肿瘤病变

肿瘤发生变化的情况，包括恶性肿瘤和良性肿瘤。

Mastectomia 乳房切除术

通过手术切除整个乳房，适用于乳腺癌患者（大部分是女性）或乳腺癌的高危人群。

Melanociti 黑色素细胞

专门合成黑色素的细胞，存在于表皮、毛囊、葡萄膜、视网膜和虹膜的色素上皮中。

Melanociti dell'occhio 眼部黑色素细胞

眼球葡萄膜及视网膜和虹膜上皮中的黑色素细胞，使脉络膜和虹膜具有颜色。

Melanoma 黑色素瘤

恶性皮肤肿瘤，由黑色素细胞（产生黑色素的细胞）发展而来，通常以痣的形式出现。黑色素瘤是危险性极高的皮肤癌之一。

Mesotelioma 间皮瘤

间皮（体腔和其中器官的上皮组织）中出现的恶性肿瘤，最常发生在胸腔。

Metabolismo 新陈代谢

细胞和生物体维持、更新和生长所需的一系列生化反应。

Metastasi 转移

癌细胞从其形成的地方扩散到身体的其他部位。

Metilprednisolone 甲基泼尼松龙

一种合成的糖皮质激素，具有抗炎、免疫抑制和抗过敏特性。

Microbiota 微生物群

生活在人体中的微生物群体，不会对人体造成伤害。肠道微生物群由肠道内的微生物组成。

Midollo osseo 骨髓

位于骨骼内腔的软组织，血细胞（红细胞、白细胞、血小板）在此形成，抵抗感染并产生新的血细胞。

Midollo spinale 脊髓

属于中枢神经系统的一个结构，位于椎管内，连接大脑和身体的其他部分。

Mieloma 骨髓瘤

影响白细胞的癌症，而白细胞是产生抗体的关键。

Minerali 矿物质

人体用于调节体液和重要细胞过程的微量营养素，用于骨骼形成和许多代谢过程，包括钙、磷、镁、钾、氯、钠和铁。

Miosteatosi 肌肉脂肪变性

脂肪在肌肉中的浸润或堆积。

Mitocondri 线粒体

细胞器（大多数细胞内的专门结构），产生细胞的生化反应所需的大部分能量。

Molecole reattive dell'ossigeno 活性氧分子

通过激活癌细胞的细胞自杀过程促进细胞凋亡（细胞程序性死亡）的分子。

Mutazioni del gene KRAS *KRAS* 基因突变

与癌症相关的最常见的基因突变，在肺癌、结直肠癌和胰腺癌中经常发生，并能产生转移。在健康细胞中，KRAS 基因起到"开关"的作用，负责调节细胞生长，但如果发生突变，就会卡在"开"的位置，导致细胞繁殖不受控制。

Neoplasia　肿瘤

细胞生长异常，可能是良性的，也可能是恶性的。

Neulasta　培非格司亭

一种刺激白细胞生长的药物，可降低感染的风险。

Neuroblastoma　神经母细胞瘤

起源于神经系统细胞的肿瘤，多见于婴儿和儿童，由神经母细胞形成。神经母细胞是存在于交感神经系统中的未成熟或发育中的神经细胞；交感神经系统由遍布全身的神经组成，控制着身体的非自主功能，如心跳。神经母细胞瘤通常原发于肾上腺，但也可以原发于腹部、胸部或脊柱附近的神经组织。

Neuropatia　神经病变

神经疾病或功能失调。

Neutrofili　中性粒细胞

属于粒细胞类的白细胞，有小囊（颗粒），含有消化微生物的酶。也被称为多形核白细胞或多核细胞。

Neutropenia　中性粒细胞减少症

白细胞的数量异常偏低。

Nevi atipici　非典型痣

不对称的痣，颜色不同，轮廓不规则或不明确。

Nutritecnologia　营养学

一套基于传统人类营养研究的先进技术和分析方法。

Oligoastrocitoma　少突星形细胞瘤

恶性程度低的胶质瘤，由弥漫性星形细胞瘤和少突胶质细胞瘤的肿瘤成分混合而成。

Oligodendrociti　少突胶质细胞

产生髓鞘的胶质细胞，髓鞘是一种包裹和保护神经纤维的物质。

Oligodendroglioma　少突胶质细胞瘤

一种罕见的胶质脑肿瘤，起源于少突胶质细胞，主要发生在大脑半球的皮质和白质中。

Omega-3　Omega-3 脂肪酸

可降低血液中的低密度脂蛋白（LDL，"坏"胆固醇）水平的必需脂肪酸。存在于鱼油和一些植物性食物中，用于防治高甘油三酯、类风湿关节炎、抑郁症、痴呆症和哮喘。

Oncogeni　癌基因

有可能导致癌症的突变基因。是促进正常细胞生长和加速老化的基因（如 Ras、AKT、PKA）的转化版本。

Oncosoppressori　肿瘤抑制基因

健康细胞中的基因，通过一种称为细胞凋亡的机制阻止细胞分裂（即产生更多的细胞）并抑制受损细胞。

Organizzazione Mondiale della Sanità 世界卫生组织（WHO）

联合国的专门机构，负责管理和协调卫生政策。

Ossigenoterapia iperbarica　高压氧治疗

在加压环境（超过一个大气压）中呼吸纯氧的疗法。

Osteopenia 骨量减少

以低于正常骨量或骨矿物质密度为特征的疾病，比骨质疏松症要轻。

Osteoporosi 骨质疏松症

一种以骨组织的数量和厚度减少为特征的疾病，导致骨质脆弱和骨折。

Oxaliplatino 奥沙利铂

一种化疗药物，与 DNA 结合并干扰细胞周期阶段，导致癌细胞死亡。用于治疗结直肠癌等晚期癌症。

- P -

Palbociclib 帕博西尼

一种用于治疗乳腺癌和防止癌细胞生长的药物。

Palliative 安宁疗护

见"支持性护理"（Cure di supporto）。

Penicillina 青霉素

用于治疗多种感染的抗生素。

PET 正电子发射计算机断层扫描

一种诊断技术，向静脉注射放射性药物，然后通过器官追踪。不同药物与某些细胞或物质结合，显示后者的存在。例如，通过注射少量的放射性葡萄糖，有可能检测出体内的癌细胞，因为这些细胞往往会比正常细胞吸收更多的葡萄糖。因此，PET 可用于确诊癌症、监测已确诊的肿瘤或其治疗效果。

Piastrine 血小板

骨髓细胞（巨核细胞）的碎片，位于血液和脾脏中。通过聚集在伤口附近协助凝血过程，以减缓或停止出血。

Policitemia 真性红细胞增多症

一种罕见的血癌，由骨髓细胞的改变导致血细胞的失控生长引起。

Polifenoli 多酚

在植物界中发现的物质，是某些花、水果和蔬菜颜色的来源，并具有抗氧化特性。

Potassio 钾

带正电荷的离子（阳离子），对调节血压和细胞含水量、传递神经冲动、消化、肌肉收缩及心跳至关重要。

Prednisolone 泼尼松龙

类固醇药物，有抗炎和免疫抑制的功能。

Probiotici 益生菌

活的微生物，作为食物补充剂，用于帮助消化和实现正常的肠道功能。最常见的益生菌是酸奶中的嗜酸乳杆菌。

Progesterone 孕酮

由卵巢释放的激素，在月经周期和妊娠初期发挥作用。

Prostatectomia radicale 前列腺根治切除术

部分切除或全部切除前列腺和其周围部分组织，包括精囊（帮助产生精子的腺体）。

Proteina 蛋白质

由氨基酸组成的分子。蛋白质是身体结构的基础，如皮肤和头发；还是人体必需物质的基础，如酶、细胞因子和抗体。

Proteina di morte cellulare programmata 1 (PD-1) 程序性细胞死亡蛋白 –1

一种存在于某些免疫细胞类型表面的蛋白质，有助于控制身体的免疫反应。

Proto-oncogene 原癌基因

参与细胞生长的基因。原癌基因的突变可使其变成癌基因，从而导致癌细胞生长。

- R -

Radicali liberi 自由基

有毒分子，可以破坏 DNA 和细胞的许多其他成分，并导致癌细胞自杀。

Radioterapia (PORT, postoperative radiation therapy) 放疗（术后放疗）

用高能量的电离辐射进行治疗，通常用于破坏癌细胞，防止它们在治疗区域内生长和繁殖。辐射可能来自机器（外部辐射）或来自置于肿瘤内部或肿瘤附近的植入物（内部辐射）。

Rapamicina 雷帕霉素

激酶抑制剂。通过抑制 S6K-mTOR 代谢信号通路，增加体内的葡萄糖水平。

Ras-PKA

加速衰老的主要信号通路，由葡萄糖激活。用低热量、低葡萄糖饮食（如模拟断食饮食）抑制促衰老基因，可能使细胞活得更久。

Rasval19

致癌基因突变样突变。

Recettori 受体

能够与某些激素结合的蛋白质。有些癌细胞有激素受体，需要激素来生长，而有些癌细胞则没有受体，在没有激素的情况下也能生长。知道癌症是激素受体阳性还是激素受体阴性，可以帮助制订治疗方案。

Recettori dell'ormone della crescita (GHR) 生长激素受体

由 GHR 基因编码的蛋白质，可调节生长和衰老，以及调节代谢和各种生理过程。

Resistenza differenziale allo stress (DSR) 差异的应激抵抗

创造条件使健康细胞对治疗方法更有抵抗力。

Risonanza magnetica (MRI) 磁共振成像

一种用于诊断各种疾病的技术，它可以利用磁场生成人体的详细图像，避免手术或 X 射线辐射。

- S -

S6K-mTOR 核糖体 S6K- 哺乳动物雷帕霉素靶蛋白

一种有助于调节各种功能（如细胞分裂和生存）的蛋白质，作为健康细胞代谢和生长的控制中心，整合来自营养物质的信息。S6K-mTOR 在某些类型的癌细胞中可能比在正常细胞中更活跃，阻断 S6K-mTOR 可以破坏癌细胞。

S6K-TOR

加速衰老的主要信号通路，由氨基酸和蛋白质激活。用低热量、低蛋白饮食（如模拟断食饮食）抑制促衰老基因，可帮助延长细胞寿命。

Sarcoma 肉瘤

起源于骨骼或软组织的癌症类型，如软骨、脂肪、肌肉、血管、纤维组织及其他结缔组织或支撑组织。

Sarcopenia 肌肉松弛

与自然老化有关的肌肉量减少。

SCH9 / S6K-TOR

氨基酸和蛋白质代谢通路中的老化基因。

Senescenza replicative 复制性衰老

细胞生成新细胞的能力衰退，可能会阻

止细胞分裂。

Sensibilità differenziale allo stress (DSS) 差异的应激敏感性

创造条件使癌细胞更容易被消灭。

Sindrome di Laron 拉龙综合征

一种以生长激素受体缺乏和低水平的IGF-1为特征的疾病，会导致患者身材矮小。

Sindromi paraneoplastiche 副肿瘤综合征

由肿瘤引发的一系列症状，超出了其对癌变器官的影响，常见于晚期癌症患者中（如肿瘤性恶病质）。

Sistema genito-urinario 泌尿生殖系统

泌尿和生殖器官的集合。

Sistema linfatico 淋巴系统

组织和器官（包括骨髓、脾脏、胸腺和淋巴结）的集合，这些组织和器官产生和储存对抗感染和疾病的细胞。

Sistema nervoso simpatico 交感神经系统

在压力和紧急情况下激活的神经系统（与副交感神经系统相反，副交感神经系统在休息时调节功能）。这两种神经系统都控制着非自主的身体功能。

Sodio 钠

人体内丰富的矿物质，可调节体液平衡，存在于血液、结缔组织、骨和软骨组织中。

Sopravvivenza libera da recidive 无复发生存期

治疗后患者在没有癌症迹象或症状的情况下生存的时间。衡量无复发生存期是评估新疗法有效性的一种方法。

Spirulina 螺旋藻

具有潜在抗癌特性（尚未证实）的微藻。

Stadio tumorale 临床分期

根据肿瘤的程度和扩散情况（局部或远处）对其进行分类。

Studio clinico randomizzato 随机临床试验

临床试验的一种，参与者被随机分配到接受或不接受某种治疗的组别，目的是量化治疗对患者的影响。

Studio multicentrico 多中心临床试验

在几个地方（如医院或大学）依据同一方案开展的研究，由一个单一协调人分析数据得出结果。

Studio pilota 前导研究

对研究方案的初步、小规模应用，以确定试验设计是否合适，确定其可行性或获取信息以确定最终研究的样本量。

Studio pilota a doppio cieco 双盲试验

最初的小规模（试验）研究，受试者和观察者都不知道所实施的治疗（双盲）。

Studio prospettico 前瞻性研究

从研究开始到结束对患者进行监测的研究。它与回顾性研究不同，后者侧重于研究开始前的事件。

- T -

Tamoxifene 他莫昔芬

一种阻断雌激素作用的药物，用于治疗乳腺癌的激素疗法。

Taxolo 紫杉醇

抑制细胞分裂的化疗药物。

Telomerasi 端粒酶

由癌细胞激活的酶，可以使端粒保持足够的长度，让细胞继续生长。

Telomeri 端粒

染色体末端的一小段 DNA。如果端粒足够长，细胞就可以继续生成新的细胞；一旦端粒缩短，细胞就会停止生长，被称为"衰老"或"老化"。

Terapia antiangiogenica 抗血管生成治疗

通过使用抗体抑制肿瘤发出的激活血管生成的信号，减少新血管的生长。

Terapia ormonale 激素治疗

增加、去除或阻断激素的治疗，以减缓癌细胞的生长或破坏癌细胞。这种治疗方法可能涉及使用激素或激素拮抗剂来抑制患者体内已有的激素。

Test del PSA 前列腺特异性抗原检查

一种血液检测，旨在检测由前列腺产生的一种蛋白质，用于早期诊断和控制无症状患者的前列腺癌。

Testosterone 睾酮

主要由睾丸（男性生殖系统的一部分）产生的激素，用于发育和维持男性性征。也可在实验室中合成，用于治疗某些疾病。

Tomografia assiale computerizzata (TAC) o tomografia computerizzata (TC o CT, Computed Tomography) 电子计算机轴向断层扫描（CAT）或电子计算机断层扫描（CT）

在放射学中用于诊断的一种获取详细医学图像的技术。

Tomografia computerizzata con liquido di contrasto 增强计算机断层扫描

CT 扫描的一种，患者接受碘物质的注射（在某些特殊情况下口服），从而有可能观察到血管、淋巴结和某些器官组织的状态。

Tossicità 毒性

化学物质或药物对摄入或接触到它的生物体（动物或植物）造成伤害的能力。

Tossine 毒素

新陈代谢的废物或来自外部环境的物质（如不良饮食或污染）。毒素通常会被人体排出，但如果过量，就会沉积在人体组织中。

Trattamenti citotossici 细胞毒性治疗

对细胞有毒性作用的治疗。

Trigliceridi 甘油三酯

人体主要通过食物摄入的脂肪，一小部分由肝脏产生，占食物和人体脂肪的很大一部分。

Trombocitopenia 血小板减少症

一种以血小板数量少为特征的疾病。血小板对凝血和止血很重要。

Tumore alla mammella triplo negative 三阴性乳腺癌

乳腺癌的一种，癌细胞表面没有雌激素受体、孕激素受体或大量的 HER2 蛋白。

Tumori ematologici (o ematopoietici maligni) 血液肿瘤（或造血系统恶性肿瘤）

影响血液、骨髓和淋巴结的肿瘤，包含几种白血病。

Tumori ginecologici 妇科肿瘤

影响女性生殖系统的肿瘤，特别是子宫和卵巢。

Tumori solidi 实体肿瘤

由结构类似于健康细胞组织的紧密团块形成的肿瘤。实体肿瘤有别于血液肿瘤和淋巴肿瘤，后两者的癌细胞悬浮在液体中。

- U -

Urografia　尿路造影

一种专门用于检查尿路的 X 射线检查。尿路即尿液通过的器官和管道。

- V -

VEGF　血管内皮生长因子

促进新血管生长（血管生成）的信号蛋白。该因子会促进肿瘤的生长，并非被一些抗癌药物所抑制。

Ventricoli cerebrali　脑室

大脑内的 4 个交流腔，脑脊髓液在其中循环。脑脊髓液是一种渗透到中枢神经系统的液体，保护中枢神经系统免受意外伤害。

Vie di segnalazione　信号通路

从细胞外部向细胞内部传递信号的机制。

Vie metaboliche　代谢途径

由酶催化的一系列有序的化学反应，每个反应的产物都参与下一个反应，直到产生最后一个产物。

Vitamina C　维生素 C

身体为保持健康所需的少量营养物质，有助于对抗感染、愈合伤口和维持组织健康。

致　谢
RINGRAZIAMENTI

我要感谢所有的同事，尤其是为我提供宝贵建议和支持的肿瘤学家，没有他们的帮助，这本书不会有这么大的反响。

我要特别感谢亚历山德罗·拉维亚诺教授，他作为肿瘤营养学领域的领头人，完善了本书的每一部分，尤其是关于患者护理和防止患者营养不良的相关部分。

感谢罗米娜·伊内斯·切尔维尼博士，营养学家、生物学家和瓦尔特·隆哥基金会诊所的科学负责人，感谢她协调营养团队为各章节选择所用科研材料，并撰写了部分内容。

感谢瓦尔特·隆哥基金会诊所项目主任克里斯蒂娜·维拉的合作、编辑与协调工作。

感谢吉尔达·纳波（Gilda Nappo）为本书创作配图，感谢插画师和艺术家曼努埃拉·卢皮斯（Manuela Lupis）的工作和她对一些图表的建议。

我还要感谢我们的营养学家弗朗切斯卡·瓦尔代马林、妮科尔·拉巴古尔（Nicole Labaguer）、亚历山德拉·费达托（Alessandra Fedato）、亚历山德罗·乔恰（Alessandro Ciocia）、安杰莉卡·诺比利（Angelica Nobili）、毛拉·博扎利（Maura Bozzali）和埃莉萨·皮埃雷拉（Elisa Pierella），博士伊拉里亚·法吉（Ilaria Faggi），以及我们的学生埃莱奥诺拉·卢瓦拉（Eleonora Luvarà）在搜寻科研材料方面所做的工作及对我的基金会活动的一贯支持。我还要感谢朱莉娅·门特拉斯蒂（Giulia Mentrasti）博士对文稿的最终修改，以及我们那些来自意大利米兰博科尼大学的实习生，他们时刻支持着我们的工作，感谢朱莉娅·甘迪诺（Giulia Gandino）、伊万娜·卡拉乔佐夫（Ioana Caraghiozov）、马蒂亚·德卡利（Mattia De Carli）修订了参考书目，阿妮塔·恰洛（Anita Ciarlo）、朱莉娅·卡拉（Giulia Carra）和伊拉里亚·贾巴尼（Ilaria Giabbani）撰写了词汇表、翻译了图例并进一步修订了参考书目。

感谢瓦尔特·隆哥基金会诊所全体成员，特别是罗米娜·伊内斯·切尔维尼和克里斯蒂娜·维拉，感谢她们对本书写作过程中所有活动的支持。罗米娜和克里斯蒂娜让我们及时完成了本书的写作，且成书水平远高于我独立写作所能达到的水平。感谢安东卢卡·马塔拉佐（Antonluca Matarazzo），他是我在意大利米兰的瓦尔特·隆哥基金会诊所和美国洛杉矶的创新治疗基金会诊所的总负责人。我还要感谢露西·塔托利（Lucy Tattoli），她曾是瓦尔特·隆哥基金会诊所及通讯机构行动社（Action Agency）的筹款、营销和通讯主管。

我还要感谢多年来陪伴我的瓦拉尔迪（Vallardi）出版社团队：总编辑马赛尔·拉梅恰尼（Marcel la Meciani）、编辑弗拉维娅·弗拉蒂尼（Flavia Fratini）、策划编辑克里斯蒂娜·福斯基尼（Cristina Foschini）、主编维托里奥·西尔托里（Vittorio Sirtori）和编辑协调员科拉达·皮基（Corrada Picchi）；翻译劳拉·德托马西（Laura De Tomasi）、负责编辑和绘图工作的阿莱西奥·斯科达马利亚（Alessio Scordamaglia）和西尔维娅·马尔加罗利（Silvia Margaroli）、新闻办公室经理里卡尔多·巴尔巴加洛（Riccardo Barbagallo），以及 The World of DOT 绘图工作室，感谢他们的专业精神、工作质量和热情。我还要再次感谢出版社，合同规定，与之前的书一样，该书的收入将用于基金会和为非传染性疾病（特别是癌症）患者制订治疗方案、开展研究项目及建立为所有患者提供帮助和支持的营养师团队。